DR. MED. FRANZISKA RUBIN

Meine sanfte Medizin für ein

starkes Herz

Herzerkrankungen, Bluthochdruck & Arteriosklerose natürlich behandeln

Unter Mitarbeit
der Medizinjournalistin Gudrun Strigin

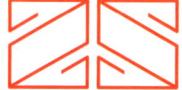

INHALT

ALLE THEMEN AUF EINEN BLICK

Liebe Leserinnen, liebe Leser,

Hand aufs Herz, am Herz zu erkranken, trifft uns mitten in dieses und kann sich sehr bedrohlich anfühlen. In der westlichen Medizin gilt das Herz vor allem als Motor, Pumpe und Taktgeber, aber auch als Sitz unserer Gefühle. In den fernöstlichen Medizinsystemen beherbergt das Herz zudem noch den Geist, es übt die Kontrolle über die Willenskraft, die Konzentrationsfähigkeit und den Intellekt aus.

Vielleicht ist das der Grund, warum uns Herzerkrankungen wie Infarkt, Schwäche oder Rhythmusstörungen so stark beschäftigen. Das Herz sagt: Ich kann nicht mehr so weitermachen, ich habe ein Problem.

Mal abgesehen von den wenigen, bei denen die Ursache hauptsächlich vererbt ist, leidet unser Herz allerdings meistens unter der Art, wie wir bisher gelebt haben. Denn viele unserer Lebensgewohnheiten sind nicht besonders herzfreundlich und machen uns kränker, als uns bewusst ist.

Wir können so viel tun!

Führen Sie mit mir einen spannenden Check Ihres Alltags durch: Was machen Sie falsch und was lässt sich dauerhaft ändern? Welche Nahrungsmittel schaden und welche sollten Sie häufiger essen? Welche Gefühle schädigen unser Herz und was können Sie tun, um glücklicher und „herzlicher" zu leben? Wie viel Bewegung braucht das Herz und wie können Sie eine angemessene Portion davon in den Tag einbauen, ohne überfordert zu sein?

Klar, wir alle sind vielfältig im Alltag gefordert, aber wie kann ein guter Umgang mit Stress aussehen? Was bringt es, wenn wir anders atmen, denken oder lachen?

All diese Fragen sind Bestandteil der aktuellen Forschung, und so manche Ergebnisse werden Sie verblüffen. Hätten Sie vielleicht gedacht, dass ein Apfel am Tag genauso vor Herzinfarkt schützt wie die tägliche Fettsenker-Tablette (Statine)? Oder wussten Sie, dass auf dem letzten amerikanischen Kardiologenkongress die positiven Wirkungen von Yoga und Meditation aufs Herz von Hunderten Universitäts-Herzspezialisten besprochen wurden?

Sanfte Selbsthilfe

Was mir sehr am Herzen liegt: Welche Hausmittel, Naturheilmittel oder Anwendungen aus der Naturheilkunde und anderen Medizinsystemen lindern Beschwerden und helfen dem Körper zu regenerieren oder sich gar zu heilen? Sie werden erstaunt sein, wie viel Sie selbst beeinflussen können.

Egal, ob Sie bereits eine Erkrankung am Herzen haben, unter Bluthochdruck oder Fettstoffwechselstörungen leiden oder diesen Erkrankungen vorbeugen wollen – probieren Sie die vielfältigen Ideen und Rezepte in den auf Sie zutreffenden Kapiteln einmal aus. Und bleiben Sie dann bei dem, was am besten zu Ihnen passt. Viele kleine Veränderungen machen dann eine große!

Wir alle haben unser Herz in der Hand. Das ist eine große Chance für ein langes, gesundes Leben voller Herzlichkeit!

Ihre

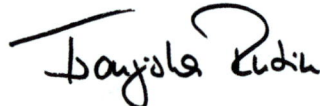

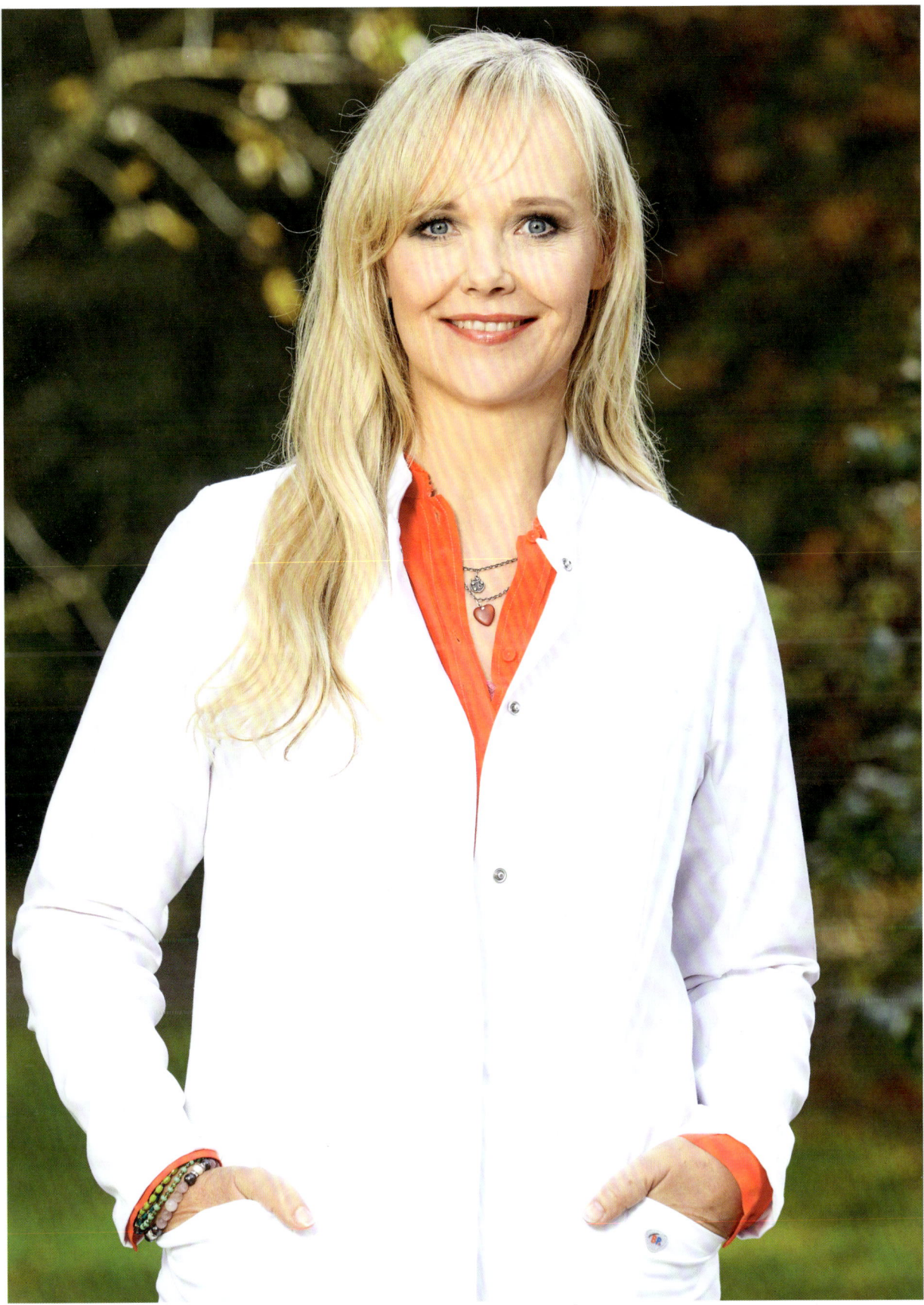

Wie das Herz tickt

Es schlägt Tag und Nacht wie ein verlässliches
Uhrwerk. Mit jedem Herzschlag wird Blut
in die Hauptschlagader gepumpt, um den Körper
mit allen wichtigen Stoffen zu versorgen.
Unser Herz ist mehr als bloß eine Pumpe.
Es verfügt über ein eigenes Nervengeflecht, das
Herzgehirn. Es trifft auch ohne das Kopfgehirn
eigene Entscheidungen. Und in diesem
kleinen Beutel ist viel Platz für große Gefühle.

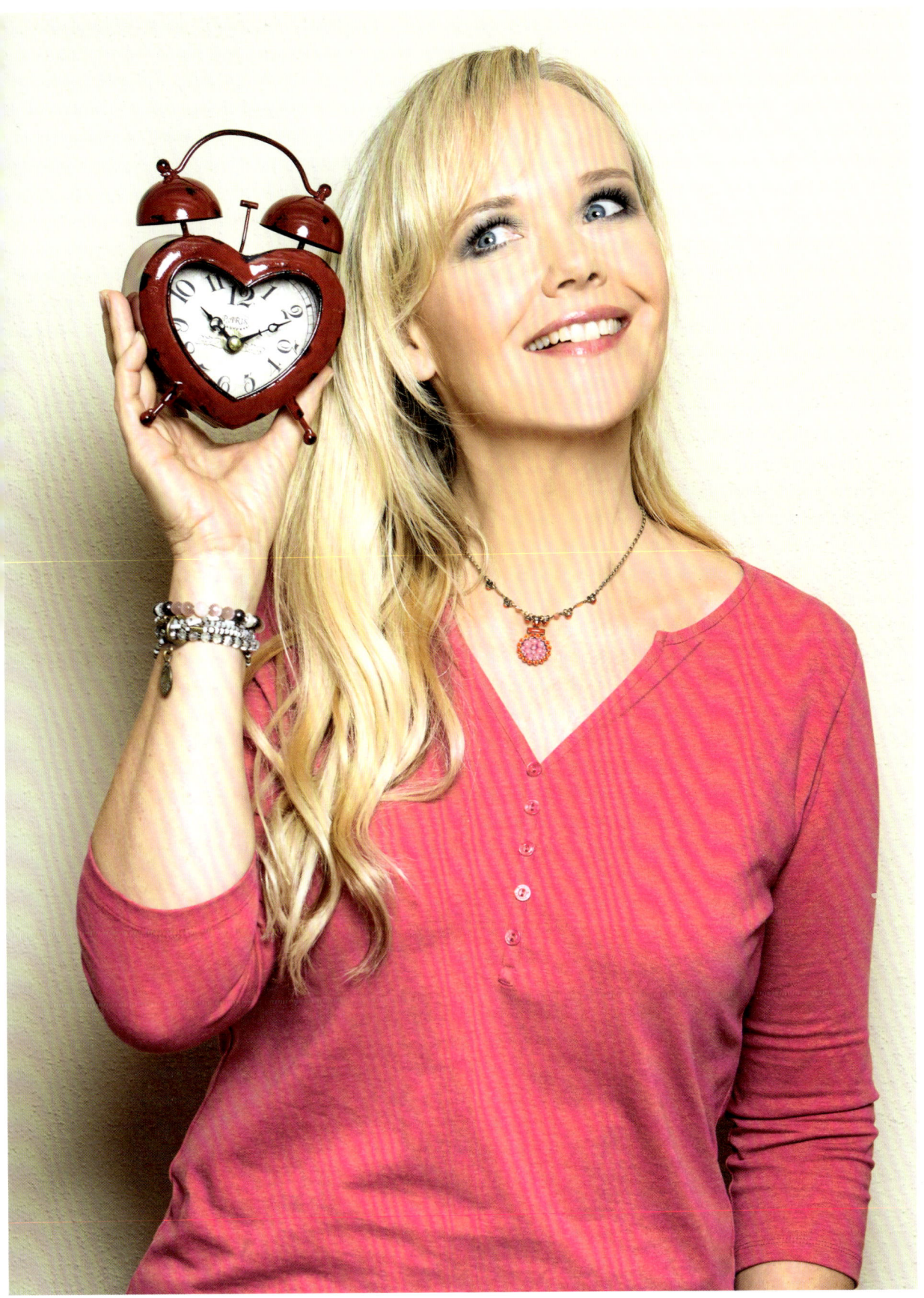

Das Wunderwerk in unserem Brustkorb

Bereits in der fünften Schwangerschaftswoche beginnt es zu schlagen. Das Herz eines Neugeborenen hat die Größe einer Walnuss, das eines Erwachsenen ist etwa so groß wie seine Faust. Es versorgt alle Gefäße mit Blut, indem es sich regelmäßig zusammenzieht und wieder erschlafft, verlässlich ungefähr 100.000 Mal am Tag. In einem durchschnittlichen Leben schlägt es 3,5 Milliarden Mal.

Unser Herz ist ein kleiner Hohlmuskel. Es liegt in der Mitte unseres Brustkorbs und weist mit der Spitze leicht schräg nach links. An beiden Seiten ist es von den Lungenflügeln umgeben, unten findet das Herz Halt auf dem Zwerchfell. Übrigens kann man unser Herz mit einer bewussten Zwerchfellatmung unterstützen. In diesem Buch finden Sie dazu ein paar einfache Atemübungen (siehe S. 146, 165).

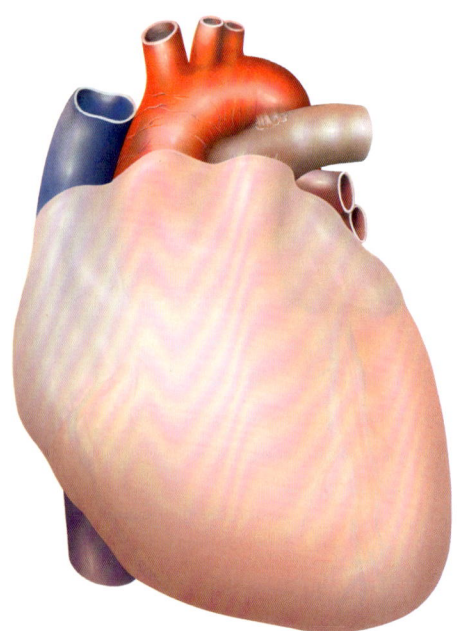

Das Herz ist von einem Beutel aus Bindegewebe umschlossen, dem Perikard.

Unsere „Pumpe" besteht aus einer speziellen Muskulatur, die so nur im Herzen zu finden ist. Die besondere Kombination verschiedener Muskelfasern garantiert die unglaubliche Leistungsfähigkeit dieser Saug- und Druckpumpe. Unvorstellbare 100.000 Kilometer Gefäße müssen in einem erwachsenen Körper regelmäßig mit Blut versorgt werden.

Die Oberfläche des Herzens wird vom Epikard, einer hauchdünnen Schicht, bedeckt. Umschlossen wird das Herz fast vollständig von einem Sack aus Bindegewebe, dem Herzbeutel oder Perikard (siehe Abbildung links). Den winzigen Raum zwischen Epikard und Perikard füllt ein dünner Film aus Blutserum. Es ermöglicht das Gleiten des Herzens im Herzbeutel während des Pumpvorgangs.

Effektives Höhlensystem

Das Innere unseres Herzens kann man sich wie ein Höhlensystem vorstellen (siehe Abbildung rechts). Es besteht aus vier Räumen, die durch eine dicke Scheidewand getrennt sind. Auf der linken und rechten Seite gibt es jeweils einen Vorhof und eine Kammer. Wie Schleusenwärter wachen vier Klappen an diesen Hohlräumen darüber, dass das Blut auf dem richtigen Weg bleibt und nicht zurückfließt.
Der rechte Vorhof nimmt das sauerstoffarme Blut aus dem Körperkreislauf auf, das über die Venen dorthin transportiert wird. Dann fließt

es durch die erste Klappe (Trikuspidalklappe) in die rechte Herzkammer – durch Schließen wird der Rückfluss verhindert. Dort wird es zur Anreicherung mit Sauerstoff über die Pulmonalklappe in die Lunge weitergeleitet.

Das in der Lunge angereicherte Blut gelangt über die Lungenvenen in den linken Vorhof zum Herzen zurück. Durch die geöffnete Mitralklappe erreicht das Blut die linke Herzkammer und passiert dann die vierte Klappe, die Aortenklappe. Nun gelangt das sauerstoffreiche Blut in die Hauptschlagader (Aorta) und kann seinen Weg bis zu den kleinsten Blutgefäßen nehmen. Da aus der linken Herzkammer

der kraftvolle Ausstoß des Bluts erfolgt, ist ihre Muskelwand am stärksten und benötigt mehr Sauerstoff als die rechte Kammer.

Die Blutversorgung des Herzens

Einer Krone (lat. corona) gleich winden sich zwei Arterien, die Koronararterien, mit zahlreichen Verästelungen um den Herzmuskel. Die linke Arterie teilt sich in zwei starke Stämme, weshalb in der Medizin von drei Koronararterien die Rede ist. Kommt es zu arteriosklerotischen Ablagerungen in einem oder mehreren Gefäßen, führt das zur Unterversorgung (Ischämie) der betroffenen Gewebe. Die Diagnose

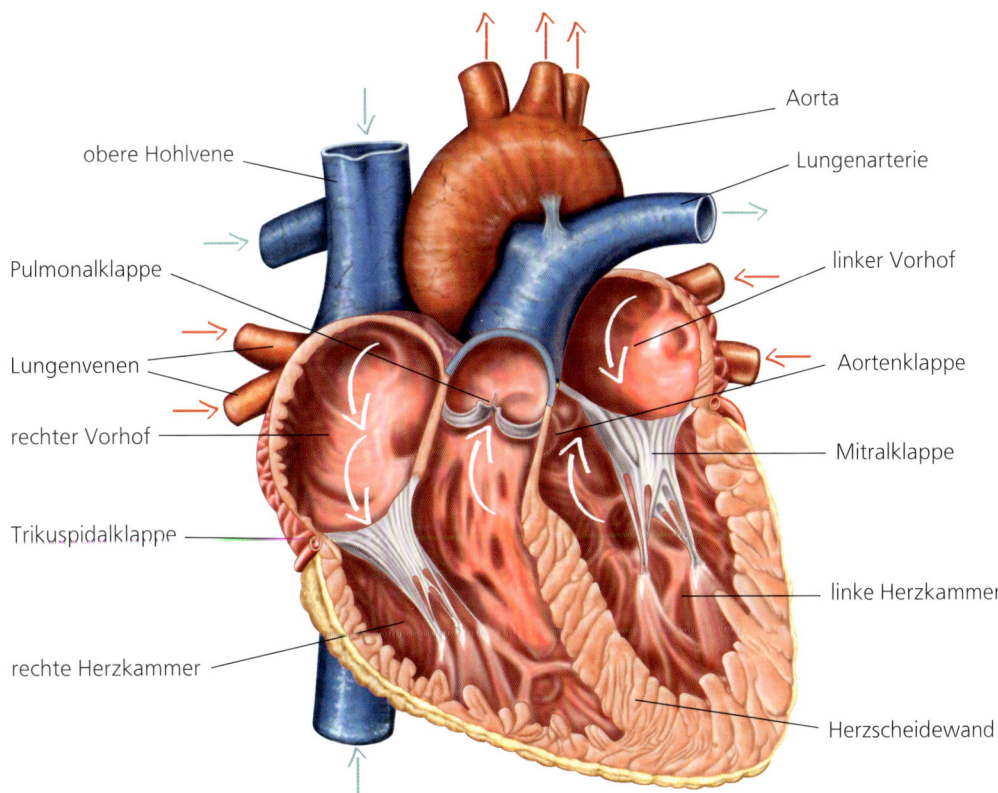

Umschlagplatz Herz: Das Herz pumpt das Blut zur Sauerstoffanreicherung zuerst in die Lunge, dann in den Kreislauf des Körpers und versorgt so alle Zellen mit Sauerstoff.

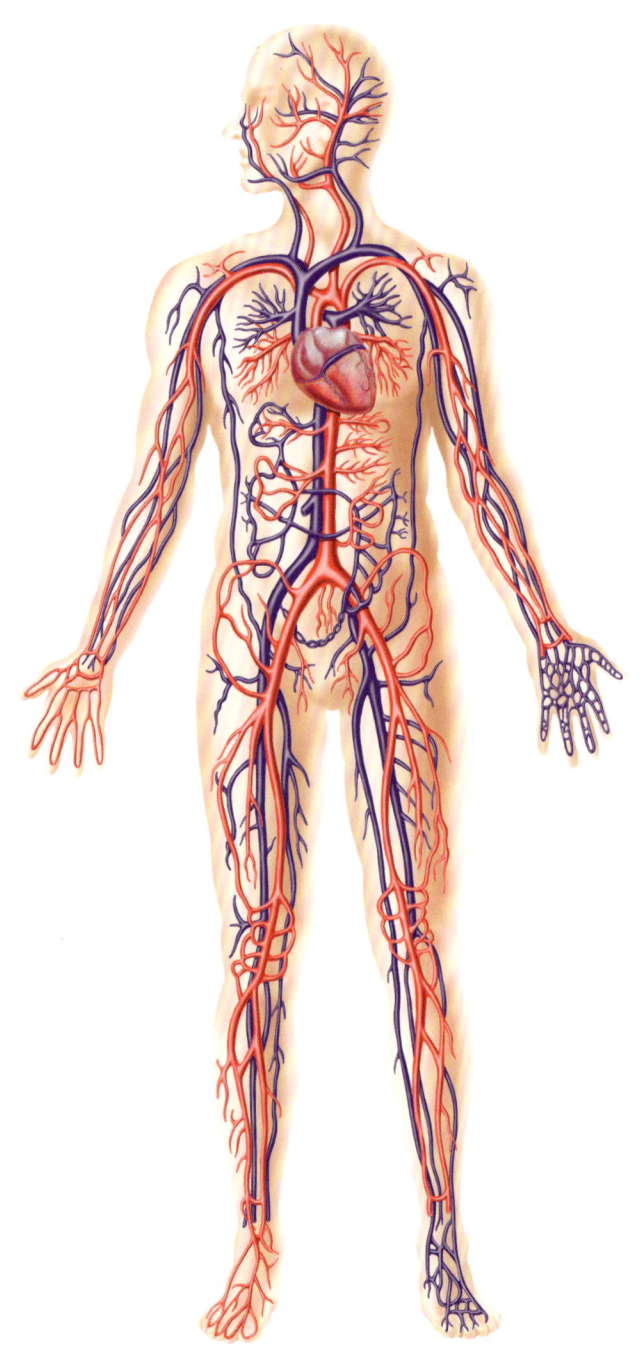

Der Herz-Lungen-Kreislauf: Das rote Netz zeigt den Weg des sauerstoffreichen Bluts von der Hauptschlagader in das Arteriennetz. Der Rücktransport über das Venensystem ist blau gekennzeichnet.

lautet dann koronare Herzkrankheit (KHK, siehe ab S. 136) oder, wenn die Gefäße ganz verschlossen sind, Herzinfarkt.

Ohne Druck geht nichts

Während die linke Herzkammer jeweils 50 bis 60 Milliliter Blut mit einer Geschwindigkeit von 20 bis 25 Zentimetern pro Sekunde kraftvoll in die Hauptschlagader pumpt, steigt der Druck in den Arterien. Das ist notwendig, damit alle Stoffe bis in die letzte Zehenspitze oder Haarwurzel gelangen. Man spricht dabei vom oberen Blutdruckwert, der Systole. Nach dem Auswurf entspannt sich die Herzkammer und wird neu befüllt, das ist der untere Wert, die Diastole. Wegen des hohen Drucks, dem Arterien in der Auswurfphase standhalten müssen, sind diese dicker und elastischer als Venen.

Großer und kleiner Kreislauf

Das Blut transportiert über das arterielle System, auch großer Kreislauf genannt, nicht nur Sauerstoff in die Zellen, sondern auch alle Stoffe, die im Körper selbst gebildet werden, etwa Hormone, Cholesterin und Abwehrstoffe (siehe Abbildung links). Im Netzwerk der Venen, dem kleinen Kreislauf, werden Abfallprodukte zu den entsprechenden Entsorgungsstellen wie Darm, Nieren oder Leber gebracht. Über die Lunge selbst wird beim Ausatmen Kohlendioxid entsorgt.

Schlagzeug mit Elektromotor

Spezielle Muskelzellen des Herzens besitzen die Fähigkeit, sich spontan zu entladen und dabei elektrische Impulse auszusenden beziehungsweise weiterzuleiten. Dadurch wird das Zusammenziehen und Erschlaffen der Vorhöfe und Kammern ermöglicht. Der wichtigste Dirigent dieser Reizleitung ist der Sinusknoten, der eng mit dem vegetativen Nervensystem verknüpft ist. Dieser einflussreiche Schrittmacher ist nur etwa 5 Millimeter groß und befindet sich im rechten Vorhof.

Der Herzschlag als Todesbote

Bereits vor 1.700 Jahren postulierte der chinesische Arzt Wang Shue: „Ist der Herzschlag so regelmäßig wie das Klopfen des Spechts oder das Tröpfeln des Regens auf dem Dach, wird der Patient innerhalb von vier Tagen sterben." Tatsächlich hat die moderne Medizin bestätigt: Vor dem Tod ist der Herzschlag so gleichmäßig wie sonst nie.

Unregelmäßig ist gut

Das Herz muss sich ständig wechselnden Belastungen anpassen und reagiert darauf mit manchmal sehr spürbaren, in der Regel aber minimalen Veränderungen des Herzschlags. Diese Varianzfähigkeit ist ein Zeichen für Vitalität. Man kann sie auch willentlich über das Gehirn beeinflussen, was bei vielen Entspannungsverfahren geschieht (siehe S. 146).
Die Fähigkeit des Herzens, den zeitlichen Abstand von einem Herzschlag zum nächsten belastungsabhängig zu verändern, nennt man Herzratenvariabilität (HRV) oder Herzfrequenzvariabilität. Ein Puls – auch Herzfrequenz oder Herzrate genannt – von 60 Schlägen pro Minute bedeutet nicht, dass der Abstand zwischen aufeinanderfolgenden Herzschlägen immer exakt 1 Sekunde beträgt. Er ist mal nur 0,840 Sekunden lang, dann wieder 0,745 Sekunden, gefolgt von vielleicht 1,2 Sekunden. Je stärker diese Intervalle um Ihren persönlichen Mittelwert (Ruhepuls) schwanken, desto besser können Sie sich an körperliche und seelische Belastungen anpassen. Ein nicht gleichmäßiger Herzschlag, also eine hohe HRV, ist bei einem gesunden Herz ein deutliches Zeichen dafür, dass Sie fit sind.

Häufige Herzerkrankungen

Nach wie vor sind Herzkrankheiten Todesursache Nummer eins. Dabei wären sie weitgehend vermeidbar. Denn der Lebensstil spielt die fast alles entscheidende Rolle bei der Herzgesundheit. Zu 90 Prozent erkrankt unser Herz durch Risikofaktoren wie Rauchen, Fehl- und Überernährung, Stress und Bewegungsmangel. Natürlich können aber auch Krankheiten oder Infektionen das Herz schädigen.

Alter, Geschlecht und die Gene sind Risikofaktoren, die man nicht beeinflussen kann. So steigt das Risiko für einen Herzinfarkt, wenn in der Familie Verwandte ersten Grades daran erkrankt oder verstorben sind. Die allgemeine Erkrankungshäufigkeit steigt bei Männern ab dem 45. Lebensjahr, bei Frauen nach den Wechseljahren.

Angeborene Herzfehler

Etwa 8.000 Kinder werden jedes Jahr mit einem Herzfehler geboren. Manche Defekte sind harmlos, andere lebensbedrohlich. Besonders häufig sind Löcher zwischen der linken und rechten Herzkammer. Viele verschließen sich von selbst, manche müssen jedoch operiert werden. Die meisten Herzfehler können sehr gut behandelt werden. Da angeborene Defekte im späteren Leben zu unterschiedlichen Herzproblemen führen können, sind oft weitere Operationen und Nachbehandlungen erforderlich. Die meisten Betroffenen (90 Prozent) können jedoch bei guter Lebensqualität sehr alt werden.

Die häufigsten Herzkrankheiten

Koronare Herzkrankheit (KHK): Die Herzkranzgefäße sind verengt, sodass der Herzmuskel vorübergehend schlecht mit Blut versorgt wird. Das typische Symptom ist die anfallartig auftretende Angina pectoris, ein Gefühl von beklemmender und beängstigender Brustenge. Infolge der koronaren Herzerkrankung kann es aufgrund der Engstellen auch zum gefürchteten Herzinfarkt kommen.

Herzinfarkt: Durch den plötzlichen, vollständigen Verschluss eines oder mehrerer Herzkranzgefäße wird der Herzmuskel nicht mehr mit Sauerstoff versorgt. Es besteht Lebensgefahr!

Herzschwäche: Der Herzmuskel ist nicht mehr imstande, die benötigte Blutmenge in den Körper zu pumpen – anfangs nur unter Belastung, später sogar in Ruhe.

Herzrhythmusstörungen: Die Erregungsleitung im Herzen ist gestört, betroffen sind meist die Vorhöfe, manchmal aber auch die Kammern selbst. Der Herzschlag kann zu schnell, zu langsam oder ungleichmäßig sein.

Herzklappenerkrankungen: Eine oder auch mehrere Herzklappen sind verengt oder schließen nicht mehr richtig. Die Folge ist ein gestörter Blutfluss.

Herzmuskelentzündung: Meistens sind es Viren, manchmal aber auch Bakterien, die den Herzmuskel befallen können. Das Herz wird dadurch extrem geschwächt.

Periphere arterielle Verschlusskrankheit (PAVK): Die Arterien der Beine (selten der Arme) sind von Arteriosklerose betroffen, und es kann wie beim Herzinfarkt zu Minderdurchblutungen (Schaufensterkrankheit) oder einem akuten Verschluss kommen.

Weitere Herzerkrankungen

Es gibt eine Reihe von Krankheiten, die nicht direkt das Herz betreffen, aber trotzdem das Herz schädigen können.

Das metabolische Syndrom: Dieses Quartett von Krankheiten ist weitverbreitet und besonders gefährlich, weil es das Herz sozusagen aus vier Richtungen überfällt. Bluthochdruck, Diabetes mellitus Typ 2, Fettstoffwechselstörungen und Übergewicht bilden eine unheilvolle Allianz (siehe S. 70). Jede einzelne dieser Krankheiten ist eine Belastung fürs Herz, im Verbund sind sie noch viel gefährlicher, denn sie schädigen Herzgefäße, Halsschlagader und große Arm- und Beinarterien nachhaltig.

Schätzungsweise 25 Prozent der Deutschen haben mit dem metabolischen Syndrom zu tun, eine hohe Dunkelziffer nicht eingerechnet. Aber auch immer mehr Kinder sind betroffen. Der Wohlstand zeigt sich hier von seiner gefährlichen Seite. Jedes fünfte Kind ist übergewichtig. Wenn wir unseren Kindern ein langes und gesundes Leben ermöglichen wollen, sollten wir sie vor den Gefäßkillern des metabolischen Quartetts bewahren. Die besten Strategien dagegen sind eine gesunde Ernährung (siehe ab S. 34) und ausreichend Bewegung. Mehr braucht es nicht.

Schilddrüsenstörung: Nicht selten ist die Schilddrüse der Grund für Herzrhythmusstörungen. Bei einer Schilddrüsenüberfunktion ist der Herzrhythmus in der Regel gesteigert, bei einer Unterfunktion ist er verlangsamt.

Rheuma: Menschen, die unter entzündlichem Rheuma leiden, haben ein erhöhtes Risiko für Herzinfarkt und Schlaganfall. Abhilfe schafft die weitgehende Eindämmung der Entzündungen mit Medikamenten und eine überwiegend vegetarische Ernährung.

Infektionen aller Art (insbesondere das rheumatische Fieber), ausgelöst durch Viren oder

Die Mundgesundheit ist wichtig

Zu den häufigsten Erkrankungen im Mundraum gehört die Parodontitis (früher auch Parodontose genannt). Es handelt sich dabei um eine durch Bakterien verursachte Entzündung des Zahnbetts, die lange Zeit keine Schmerzen verursacht. Schreitet der Prozess voran, lockern sich die Zähne. Dadurch kann eine vermehrte Anzahl von Bakterien aus dem Mundraum über die Blutbahn in den Körper eindringen und an anderen Stellen Entzündungsprozesse auslösen. Menschen mit Parodontitis haben deshalb ein erhöhtes Risiko für Herzinfarkt und Schlaganfall. Neben regelmäßiger Zahnpflege ist zweimal jährlich eine professionelle Zahnreinigung dringend angeraten – zum Schutz vor Parodontitis und damit auch des Herzens.

Bakterien, können die Herzinnenhaut schädigen. Dadurch entstehen Vernarbungen oder Schäden an den Herzklappen, dem Herzmuskel oder dem Herzbeutel. Unbehandelt führen Infektionen zu massiven Einschränkungen der Herzfunktion. Manchmal geht auch eine Entzündung der benachbarten Organe, etwa der Lunge, auf den Herzbeutel über. Ebenso erhöhen offene Operationen am Herzen die Entzündungsgefahr. Auch der Herzmuskel selbst kann durch verschiedene Erreger infiziert werden. Die daraufhin einsetzende Entzündungsreaktion zerstört nach und nach Herzmuskelzellen, das umliegende Gewebe und die darin eingebetteten kleinen Gefäße.

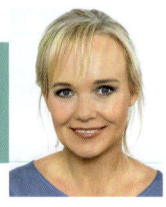
Nicht alles „runterschlucken"!

Wer alles in sich hineinfrisst, gefährdet langfristig sein Herz. Eine Studie zeigt, dass Menschen, die negative Emotionen unterdrücken, ein viermal so großes Risiko für eine koronare Herzerkrankung beziehungsweise für einen Herzinfarkt haben. Verschaffen Sie deshalb Ihrem Ärger Luft oder lernen Sie, besser mit negativen Gefühlen umzugehen. Therapeutische Gespräche wirken Wunder!

Krebs am Herzen: Er ist äußerst selten und glücklicherweise in 75 Prozent der Fälle gutartig. Am häufigsten sind Myxome, also Tumore, die reich an weichem Bindegewebe sind. Sie breiten sich meistens im linken Vorhof aus, können aber überall vorkommen. Fibroelastome bestehen aus festerem Bindegewebe und sind ebenfalls gutartig. Sie entstehen häufig an der Aortenklappe.

Bösartige Tumore werden von entarteten Herzmuskelzellen (Rhabdomyosarkome) oder Gefäßzellen (Angiosarkome) gebildet. Neben den im Herzen selbst entstandenen Tumoren können auch Metastasen, vor allem von Lungen- und Brusttumoren, das Herz besiedeln.

Die Therapie besteht üblicherweise in der Entfernung der Geschwulst, selten wird Chemotherapie und Bestrahlung eingesetzt. Auch gutartige Tumore müssen entfernt werden, da Teile der Geschwulst oder aufsitzende Blutgerinnsel in den Kreislauf gelangen und zu Herzinfarkt oder Schlaganfall führen können.

Von der Depression zum Infarkt

Negative Gedanken und Gefühle, wie sie das Leben depressiver Menschen prägen, wirken auf das Herz wie ein Stressfaktor (siehe S. 113, 114). Dementsprechend reagiert es auch mit den typischen Stressantworten. Depressive Störungen erhöhen das Risiko einer Herzerkrankung oder eines Herzinfarkts langfristig um das 1,7- bis 2,1-Fache.

Besonders alarmierend ist, dass Patienten, die zum Zeitpunkt eines Herzinfarkts unter einer Depression leiden, ein dreimal so großes Risiko haben, innerhalb der nächsten zwei Jahre zu sterben, wie Patienten ohne Depression. Die der Krankheit innewohnende Antriebslosigkeit wirkt sich insgesamt negativ auf die Genesung aus, da die Betroffenen weniger auf sich achten, also schlechter essen, sich wenig bewegen und kaum soziale Kontakte haben. Auch die korrekte Einnahme von Medikamenten kann darunter leiden.

Vom Infarkt zur Depression

Umgekehrt kann auch eine Herzerkrankung eine Depression auslösen. Dieser Zusammenhang ist erst in den letzten Jahren besser untersucht worden. Etwa jeder fünfte Patient, der wegen eines Herzinfarkts stationär im Krankenhaus behandelt wurde, erkrankt anschließend an einer behandlungsbedürftigen Depression. Manchmal beeinträchtigt diese noch fünf Jahre nach einem Herzinfarkt das seelische und körperliche Wohlbefinden.

Weitaus mehr Menschen zeigen nach einem Herzinfarkt leichte depressive Symptome, die mehrere Monate anhalten können. Deshalb ist eine psychologische und eventuell auch eine medikamentöse Behandlung wichtig. Und es ist viel Geduld erforderlich. Beim Info-Telefon Depression (0800/334 45 33) können Sie Anlaufstellen im Versorgungssystem erfragen.

Test: Sind Sie nur „schlecht drauf" – oder schon depressiv?

Selbsttest Depression

Bitte beantworten Sie die folgenden Fragen: Kreuzen Sie „Ja" an,
wenn einer der Zustände seit mehr als zwei Wochen auf Sie zutrifft.

Leiden Sie seit mehr als zwei Wochen unter	Ja	Nein
1. gedrückter Stimmung?	○	○
2. Interesselosigkeit und/oder Freudlosigkeit auch bei sonst angenehmen Ereignissen?	○	○
3. Schwunglosigkeit und/oder bleierner Müdigkeit und/oder innerer Unruhe?	○	○
4. fehlendem Selbstvertrauen und/oder fehlendem Selbstwertgefühl?	○	○
5. verminderter Konzentrationsfähigkeit und/oder starker Grübelneigung und/oder Unsicherheit beim Treffen von Entscheidungen?	○	○
6. starken Schuldgefühlen und/oder vermehrter Selbstkritik?	○	○
7. negativen Zukunftsperspektiven und/oder Hoffnungslosigkeit?	○	○
8. hartnäckigen Schlafstörungen?	○	○
9. vermindertem Appetit?	○	○
10. tiefer Verzweiflung und/oder Todesgedanken?*	○	○

Wenn Sie zwei der Aussagen Nr.1 bis Nr.3 mit „Ja" oder insgesamt drei oder mehr Fragen mit „Ja" beantwortet haben, könnte dies ein Zeichen für eine Depression sein
Bitte beachten Sie aber, dass mit diesem Test keine Diagnose gestellt werden kann. Hierfür ist ein Gespräch mit einem Arzt oder Psychologen notwendig.

* Wichtig: Wenn Sie Frage 10 mit „Ja" beantwortet haben, suchen Sie bitte – unabhängig von Ihrem sonstigen Testergebnis – in jedem Fall ärztliche Hilfe (Facharzt für Psychiatrie und Psychotherapie oder Nervenheilkunde, psychiatrische Institutsambulanz, Hausarzt oder Notarzt).

Frauenherzen schlagen anders

**„Wie kann ich meinem Gatten helfen, mit seiner Herzkrankheit umzugehen?"
So lautete im Jahr 1960 der Titel einer Konferenz der American Heart Association.
Dass Herzerkrankungen ein typisches Männerproblem sind, war die
damalige Sichtweise und ist ein zum Teil bis heute anhaltender Irrglaube.
Herz-Kreislauf-Erkrankungen sind auch bei Frauen die Todesursache Nummer eins.
Nur werden Frauenherzen anders krank.**

Die Unterschiede bei Herzerkrankungen fallen überraschend deutlich aus. Haben Frauen ein Herzleiden, scheint es sie schlimmer zu treffen. Fast doppelt so viele Frauen wie Männer sterben an einer Herzschwäche, und auch an Herzrhythmusstörungen und Herzklappenerkrankungen sterben mehr Frauen als Männer. Zudem liegen Frauen auch länger auf der Intensivstation, und doppelt so viele Frauen überleben eine Herzoperation nicht.

Auf der anderen Seite erkranken Männer häufiger am Herzen. Doppelt so viele Männer müssen wegen einer koronaren Herzerkrankung (KHK) im Krankenhaus behandelt werden. Sie erleiden etwa doppelt so häufig einen Herzinfarkt. Und deutlich mehr Männer haben Herzrhythmusstörungen und eine Erkrankung an der Herzklappe.

Hormoneller Herzschutz

So weit die Fakten. Aber warum sind die Unterschiede so gravierend? Warum ticken die Geschlechter in Sachen Herz so verschieden? Vieles ist für Forscher heute noch ein Rätsel. Fest steht aber, dass Frauen anfangs einen hormonell bedingten Gefäßschutz haben. Ändert sich

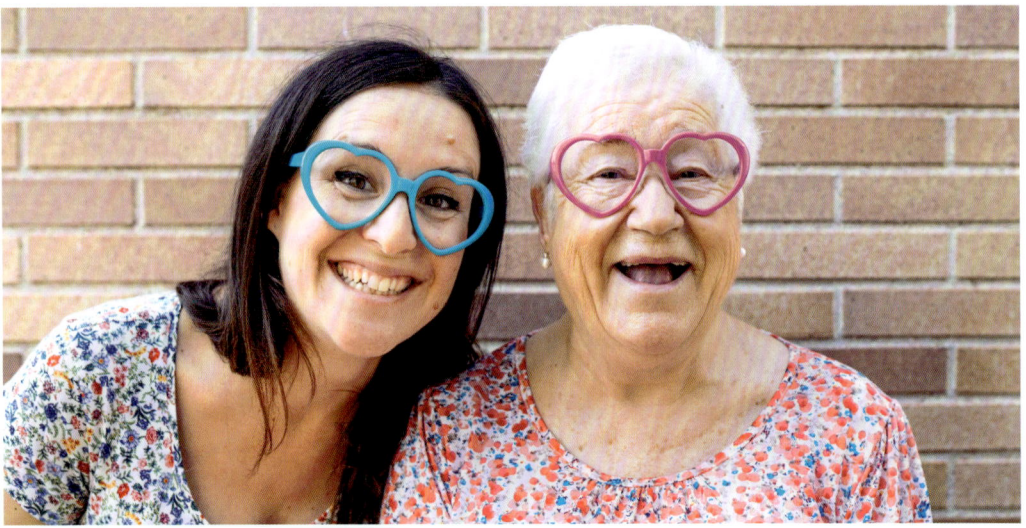

Der kleine Unterschied: Bei Frauen verlaufen Krankheiten oft anders als bei Männern.

der Hormonhaushalt nach den Wechseljahren, fällt dieser Schutz weg. Dies ist der Grund dafür, dass Frauen rund zehn Jahre älter sind, wenn sie am Herzen erkranken. Im höheren Alter hat der Mensch jedoch häufiger noch andere Erkrankungen, die wiederum die Überlebenschancen verringern können.

Warnsignale bei Frauen

Frauen sind in der Regel Verdrängungskünstler. Sie gehen später zum Arzt, weil sie die Warnsignale des Körpers nicht ernst genug nehmen. Die klassischen Anzeichen für einen Herzinfarkt mit Schmerzen in der Brust und Ausstrahlen in den Arm werden von Frauen seltener wahrgenommen. Sie empfinden eher starke Übelkeit und Schwäche. Das könnte der Grund sein, warum sie keinen Notarzt rufen. Das Problem wird dadurch verstärkt, dass Frauen im Alter häufig allein leben. Es gibt keinen Lebenspartner mehr, der sie darin bestärkt, sofort zum Arzt zu gehen. Der spätere Behandlungsbeginn kann fatale Folgen haben.

Schlechtere Behandlung

Bei der Behandlung von Herzerkrankungen gelten für Männer und Frauen eigentlich dieselben Maßstäbe. Dennoch belegen mehrere Studien, dass Herz-Kreislauf-Erkrankungen bei Frauen nicht so konsequent behandelt wurden wie bei Männern. So bekamen Frauen seltener lebensrettende Maßnahmen wie eine Herzkatheteruntersuchung oder eine Bypassoperation. Hinzu kommt ein weiteres Problem: Medikamente werden in der Regel an Männern getestet. Die Dosierung wird dann auf Frauen übertragen. Das kann gut sein, muss es aber nicht. Erfreulicherweise gibt es erste „getrennte" Behandlungsansätze. Einige Kliniken bieten Herzsprechstunden speziell für Frauen und geschlechterspezifische Rehaprogramme an.

Kleine, aber feine Unterschiede

Die Herzgröße: Ein Männerherz ist durchschnittlich etwa 15 Zentimeter lang. Ein Frauenherz nur etwa 12 Zentimeter. Männerherzen wiegen rund 300 Gramm, Frauenherzen etwa 250 Gramm. Frauenherzen sind also kleiner, sogar wenn man die Größe in Bezug zur Körpergröße der Frauen umrechnet.

Der Herzschlag: Frauenherzen schlagen schneller. Durchschnittlich 70- statt 60-mal pro Minute. Das sind zehn Schläge mehr als bei Männern. Das liegt daran, dass Frauenherzen etwas kleiner sind, aber die gleiche Leistung bringen müssen.

Die Herzkranzgefäße: Sie sind bei Frauen kleiner. Am Männerherz sind diese Adern, die den Herzmuskel versorgen, bis zu 4,5 Millimeter weit, bei Frauen 3,5 Millimeter. Das heißt: Herzmediziner haben es bei Eingriffen hier schwerer.

Der Blutfluss im Herzen: Bei Männerherzen gibt es in den Blutgefäßen, die das Herz versorgen, mehr Verwirbelungen. Das heißt, das Blut fließt schlechter als bei Frauen. Diese Strudel bergen ein höheres Risiko für Erkrankungen.

Das Altern: Unser Herz wird mit zunehmendem Alter etwas kleiner und dadurch auch schwächer. Bei Frauen ist die Veränderung größer als bei Männern. Diese Entdeckung machten amerikanische Wissenschaftler, als sie rund 3.000 Probanden im Abstand von zehn Jahren einer Magnetresonanztomografie unterzogen. Die Forscher konnten sozusagen den Herzen beim Altern zusehen.

Zudem zeigte sich, dass die Pumpfunktion des Herzens bei älteren Männern leicht abnimmt, bei Frauen nach der Menopause jedoch zunimmt. Für die Wissenschaftler ist das ein weiterer Hinweis darauf, dass ein Frauenherz ein etwas anderes Behandlungskonzept braucht als ein Männerherz.

Gift für unsere Pumpe

Von Alkohol bis Zigarettenqualm reichen die schädlichen Stoffe, mit denen das Herz fertig werden soll. Allerdings gehen etwa 80 Prozent der Herzinfarkte vor dem 50. Lebensjahr auf das Konto des Rauchens. Dazu kommen Feinstaub, Lärm oder Schwermetalle. Nicht jeder Belastung kann man aus dem Weg gehen, aber einen vernünftigen Umgang mit einigen schädlichen Stoffen und den Abschied vom Tabak haben Sie selbst in der Hand.

Lärmbelastung

Mehr als die Hälfte der deutschen Bevölkerung fühlt sich durch Straßenverkehrslärm gestört oder belästigt, so eine repräsentative Umfrage unter 2.000 Teilnehmern zum „Umweltbewusstsein in Deutschland 2012". Etwa 26 Prozent der Bevölkerung sind dauerhaft Straßenverkehrslärm mit mehr als 55 Dezibel ausgesetzt.

Lärm macht krank

Selbst wenn wir Straßenlärm kaum noch bewusst wahrnehmen, reagiert das vegetative Nervensystem bereits auf scheinbar moderate Dauerbeschallung mit Stressreaktionen, besonders im Schlaf. In einer Studie des Bundesumweltamtes konnte nachgewiesen werden, dass Menschen, die nachts vor ihrem Schlafzimmerfenster einen mittleren Schallpegel von 55 Dezibel (dB) oder mehr haben, ein fast doppelt so hohes Risiko hatten, Bluthochdruck zu entwickeln, wie diejenigen, bei denen der Pegel unter 50 Dezibel lag.

Die Weltgesundheitsorganisation (WHO) reagierte auf diverse Studien zur Lärmbelästigung und empfiehlt, dass die nächtliche Lärmbelastung 40 Dezibel nicht überschreiten sollte, um nachteilige Auswirkungen auf die Gesundheit zu vermeiden. Allerdings ist dieses Ziel bei der wachsenden Verkehrsdichte in den meisten Regionen nur schwer zu erreichen.

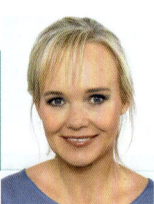

Mein besonderer Tipp

Erholsamer Schlaf

Wohnen Sie in einer verkehrsreichen Gegend, sollten Sie abends ausgiebig lüften und anschließend die Fenster wieder schließen. Falls sich im Sommer die Hitze in Ihrem Schlafzimmer staut, können Sie für ein kühleres Klima ein nasses Laken oder die noch feuchte Wäsche neben dem Bett aufhängen.

Lärmstärken im Vergleich

Flüstern oder Blätterrauschen	20 Dezibel
Wohnviertel ohne Straßenverkehr	45 Dezibel
Unterhaltung (Einzelgespräch)	60 Dezibel
Großraumbüro	70 Dezibel
mittlerer Straßenverkehr	80 Dezibel
Rasenmäher	80 Dezibel
Schwerlastverkehr	244 Dezibel

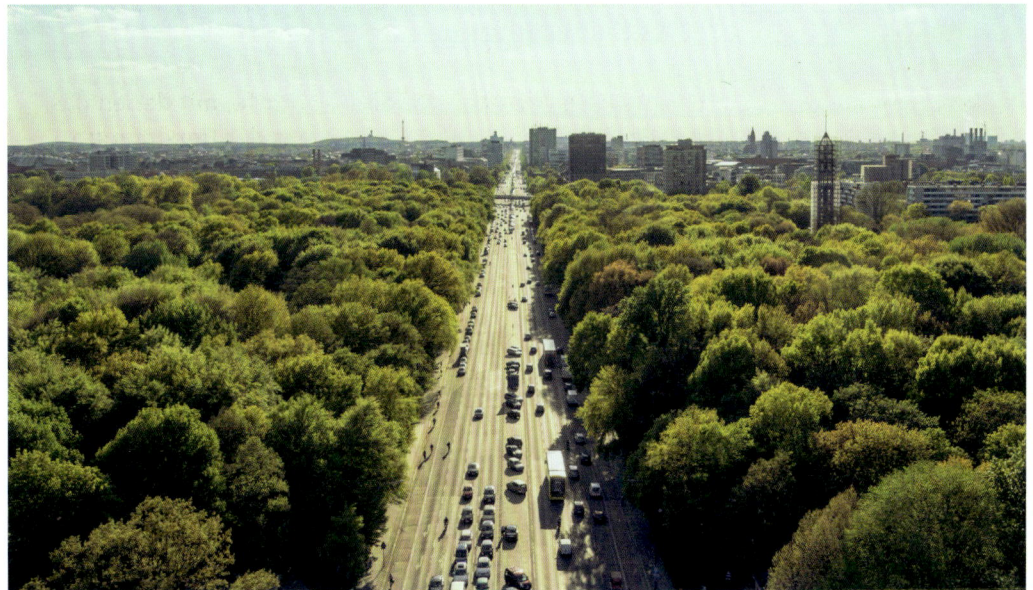

Straßenverkehr und Luftverschmutzung sind für das Herz genauso gefährlich wie Stress, Rauchen oder übermäßiger Alkoholgenuss.

Feinstaubattacken

Feinstaubpartikel in der Luft sind winzig, aber äußerst gefährlich für Lunge und Herz. Die größten Luftverschmutzer sind Autoabgase (fast ein Drittel), gefolgt von Aufwirbelungen und Bremsabrieb. Diese drei Übeltäter machen fast 50 Prozent der Feinstaubbelastung aus.

In einer Leipziger Studie wurde ein direkter Zusammenhang zwischen der Feinstaubbelastung und vermehrten Notfalleinsätzen wegen Lungen- und Herz-Kreislauf-Problemen sowie Blutdruckkrisen festgestellt. Lange war unklar, wie diese feinsten Staubpartikel ihre verheerende Wirkung entfalten. Dem Mechanismus auf die Spur sind nun Mediziner der Universität Freiburg um Dr. Dennis Wolf gekommen. Sie konnten nachweisen, dass eine Belastung mit Feinstaub bestimmte Immunzellen in der Lunge auf den Plan ruft, die einen entzündlichen Prozess in Gang setzen. Das führt auch dazu, dass diese Immunzellen vermehrt im Herzen und in den Gefäßen auftreten und dort ebenfalls entzündliche Prozesse auslösen. Damit nicht genug: Kommt es zum Infarkt, wird mehr Muskelgewebe geschädigt als gewöhnlich, und nach überstandenem Herzinfarkt ist häufiger eine Herzschwäche zu beobachten.

Alkoholgenuss

Nichts gegen ein Glas Wein zum Feierabend, zum Essen oder bei einer Feier auch mal etwas mehr. Doch bei dem einen Glas scheint es bei vielen nicht zu bleiben. Der durchschnittliche Verbrauch liegt bei rund 10 Liter reinem Alkohol pro Kopf (das sind etwa 125 Liter Wein oder 250 Liter Bier) im Jahr in Deutschland. Da sind Babys, Kinder, Ältere und sehr Alte (jeweils mit keinem bis sehr geringem Konsum) mit eingerechnet. Das heißt, in Wirklichkeit ist der Verbrauch bei Erwachsenen viel höher.

Die Menge macht's

Alkohol ist ein Zellgift, das in größeren Mengen den ganzen Organismus schädigt, insbesondere das Herz. In Maßen genossen – so belegen zahlreiche Studien – hat Alkohol aber wohl eine herzschützende Wirkung. Für Frauen werden nicht mehr als 10 Gramm und Männer nicht mehr als 25 Gramm Alkohol als moderat eingestuft. Das bedeutet für Frauen nur 125 Milliliter Wein oder 0,3 Liter Bier und für Männer maximal das Doppelte. Vermutlich hängt der positive Effekt auf die Herzgesundheit mit der HDL-steigernden Wirkung („gutes" Cholesterin) von Alkohol beziehungsweise einer verminderten Neigung zur Bildung von Gerinnseln zusammen. Empfohlen wird jedoch zur Entlastung der Leber, mindestens einen Tag in der Woche gänzlich auf Alkohol zu verzichten. Ständiger riskanter Genuss von alkoholischen Getränken erhöht hingegen das Risiko für Herz-Kreislauf-Erkrankungen. Vor allem der

Blutdruck reagiert mit einem gefährlichen Anstieg, was zu Rhythmusstörungen führt. Damit wird das Risiko für einen Schlaganfall gesteigert. Auch der Herzmuskel selbst wird beeinträchtigt. Er verliert mehr und mehr die Fähigkeit, sich zusammenzuziehen, was zu einer Abnahme der Pumpleistung, einer allmählichen Vergrößerung des Herzens und damit zu einer Herzschwäche führt.

Das „Münchner Bierherz"

Ende des 19. Jahrhunderts kam es in München gehäuft zu unerklärlichen Herzvergrößerungen bei jungen Männern, in der Regel mit Todesfolge. Das Phänomen wurde wissenschaftlich untersucht. Was stellte sich heraus? Die jungen kräftigen Männer arbeiteten vorwiegend im Bau- und Gaststättengewerbe. Ihr Bierkonsum betrug täglich bis zu 15 Liter.

Der Zigarettenkonsum

Erfreulicherweise ist der Zigarettenkonsum in den letzten Jahren gesunken. Doch etwa ein Drittel der Erwachsenen (33 Prozent der Männer, 27 Prozent der Frauen) hängt noch immer am Glimmstängel. Von ihm loszukommen ist schwer, denn das im Tabak enthaltene Nikotin macht süchtig. Bei 20 Zigaretten mit je 10 Zügen pro Tag wird das Gehirn 73.000 Mal im Jahr diesem süchtig machenden Gift ausgesetzt. Schädlich fürs Herz sind die etwa 4.000 chemischen Verbindungen in Zigaretten.

Die Zigarettenschadstoffe

Der Rauch von Zigaretten enthält ein ganzes Bündel an giftigen Substanzen:
Nikotin ist ein Alkaloid, das in der Tabakpflanze gebildet wird, und in großen Mengen tödlich wirkt. Das Gift schädigt vor allem die Lunge, die Gefäße und den Herzmuskel. Es verursacht einen schnelleren Herzschlag.

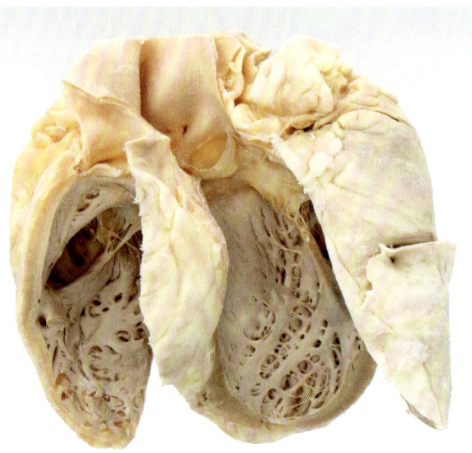

Das sogenannte Münchner Bierherz (im Haus der Bayerischen Geschichte in Augsburg) ist in die Geschichte der Medizin eingegangen. Es ist fast doppelt so groß wie ein gesundes Herz.

Kohlenmonoxid ist ein giftiges Gas, das beim Abbrennen jeder Zigarette entsteht – übrigens auch beim Verbrennen von Benzin, weshalb es Bestandteil von Autoabgasen ist. Im menschlichen Körper bindet es sich leicht an die roten Blutkörperchen und verhindert so die notwendige Anreicherung des Bluts mit Sauerstoff.

Teer ist ein schwarzbraunes Kohlenwasserstoffgemisch. Er reichert sich in der Lunge an und verklebt die Flimmerhärchen, sodass Staub nicht mehr abgehustet werden kann. Täglich eine Schachtel Zigaretten bedeutet pro Jahr eine Tasse Teer für die Lunge!

Sonstige Gifte: Schwermetalle wie Blei und Quecksilber, Polonium, Stickoxide, Benzol, Formaldehyd, Zyanid, Blausäure und viele mehr. Kaum zu glauben, dass so viele Menschen freiwillig täglich so viele Gifte zu sich nehmen und dafür auch noch bezahlen!

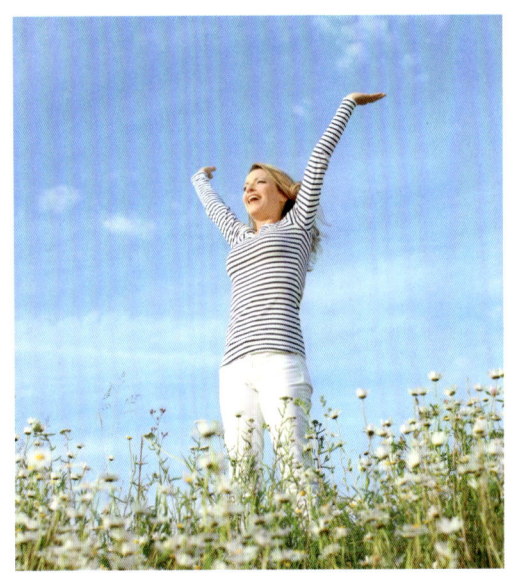

Bereits nach zwei rauchfreien Wochen ist die Lunge kräftiger und der Kreislauf stabiler.

Auswirkungen des Zigarettengifts

Nicht nur das Portemonnaie leidet durch den Zigarettenkonsum – wer 20 Jahre lang durchschnittlich 20 Zigaretten pro Tag raucht, erleichtert sein Konto um rund 36.500 Euro. Von den Giften im Zigarettenrauch wird das Herz direkt und indirekt angegriffen:

- Die Blutgefäße werden geschädigt, was im Lauf der Zeit auch zu hohem Blutdruck führt.
- Das Blut wird dickflüssiger.
- Die Blutplättchen verklumpen, die Gefahr für Gerinnsel steigt.
- Der Herzmuskel wird übermäßig belastet.

Rauchstopp: Es ist nie zu spät!

Mit dem Rauchen aufzuhören lohnt sich zu jedem Zeitpunkt (siehe S. 22). Ihr Körper dankt es Ihnen bereits nach kurzer Zeit.

Nach 12 Stunden: Der Kohlenmonoxidspiegel im Blut sinkt, der Sauerstoffspiegel steigt auf normale Höhe. Alle Organe werden besser mit Sauerstoff versorgt, die körperliche Leistungsfähigkeit steigt.

Nach 2 Wochen bis 3 Monaten: Der Kreislauf stabilisiert sich. Die Lungenfunktion verbessert sich.

Nach 1 Jahr: Das Risiko für eine koronare Herzkrankheit sinkt auf die Hälfte des Risikos eines Rauchenden.

Nach 5 Jahren: Das Risiko für eine Krebserkrankung in Mundhöhle, Rachen, Speiseröhre und Harnblase sinkt auf die Hälfte; das Risiko für Gebärmutterhalskrebs ist gleich hoch wie bei Nichtrauchern. Das Schlaganfallrisiko ist nach 2 bis 5 Jahren das eines Nichtrauchers.

Nach 10 Jahren: Das Risiko, an Lungenkrebs zu sterben, verringert sich etwa um die Hälfte. Die Risiken für Krebserkrankungen an Kehlkopf und Bauchspeicheldrüse gehen zurück.

Nach 15 Jahren: Das Risiko für eine koronare Herzkrankheit ist nicht mehr höher als bei einem lebenslangen Nichtraucher.

Meine 10 besten Tipps zum Rauchstopp

Es gibt sie natürlich, die Kettenraucher, die uralt geworden sind. Aber es sind die wenigsten. Im statistischen Durchschnitt kosten mehr als 10 Zigaretten täglich Männer fast 10 Lebensjahre und Frauen immerhin 7 Jahre. Da starkes Rauchen eine Sucht ist, die sich nicht einfach ablegen lässt, ignorieren viele, was dagegenspricht: stinkender Qualm, Mundgeruch, schnellere Hautalterung sowie gesundheitliche Risiken wie Krebs und Herzinfarkt. Zugegeben, das Aufhören ist eine Aufgabe, aber sie lohnt sich!

1. Der **Wille zum Nichtrauchen** beginnt im Kopf. Besetzen Sie nicht das Rauchen mit positiven Argumenten, sondern das Nichtrauchen. Stellen Sie die Vorteile zusammen, die der Verzicht auf das Rauchen bringt, also Geld- und Zeitersparnis, besserer Geruch, Gesundheit …

3. Für starke Raucher können **Nikotinersatzpräparate** hilfreich sein, bis die Abhängigkeit abgebaut ist. Je nachdem, wie viel Sie täglich geraucht haben, sollten Sie die Stärke wählen. Lassen Sie sich von Ihrem Arzt oder Apotheker beraten.

2. Die **Schlusspunkt-Methode** ist die erfolgreichste Methode, die auch die Bundeszentrale für gesundheitliche Aufklärung (BZgA) empfiehlt. Das bedeutet, der Raucher bestimmt einen Tag, an dem er mit dem Rauchen aufhört. Für starke Raucher ist allerdings eine Vorbereitungsphase zu empfehlen: Die BZgA bietet zahlreiche Angebote zur Rauchstoppunterstützung. Dazu gehören neben telefonischer Beratung ein Online-Ausstiegsprogramm (www.rauchfrei-info.de) und ein kostenloses „Startpaket zum Nichtrauchen" mit Infos und weiteren Materialien.

4. Die **Reduktions-methode** ist ein all-mählicher Ausstieg: Reduzieren Sie die An-zahl der gerauchten Zigaretten, bis Sie bei null angelangt sind.

5. Ein **Entwöhnungs-kurs** in einer Gruppe macht das Aufhören leichter. Zahl-reiche Krankenkassen finanzieren oder bezuschussen Kurse mit Qua-litätsstandards oder bieten Un-terstützung mit eigenen Trai-ningsprogrammen an.

6. Massieren Sie die Ohrmuschel innen einige Minuten mit sanft kreisenden Bewegungen von Daumen und Zeigefinger. Das hilft gegen das Verlangen.

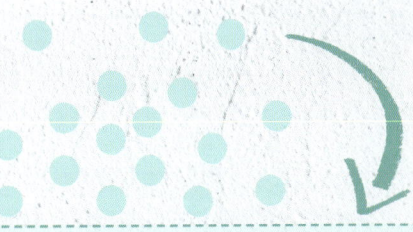

7. Zur Unterstützung bei der Raucherent-wöhnung eignet sich das **homöopathische Arzneimittel** Plantago major D4 oder D6. Nehmen Sie 5 Globuli ein, wenn Sie das Ver-langen nach einer Zigarette haben.

8. **Hypnose** hilft vielen Menschen, mit dem Rauchen aufzuhö-ren. Fragen Sie bei Ihrer Krankenkasse an, ob sie die Kosten übernimmt.

9. Akupunktur erleichtert den Weg zum Nichtrauchen ebenfalls. Gleich-zeitig unterstützt sie die Regenerati-on des Körpers.

10. Entwerfen Sie ein „Herzblatt", auf dem Sie alle Vorteile für Ihre Herz-gesundheit zusammenschreiben. Hängen Sie es in der Wohnung auf, so haben Sie die Pluspunkte stets im Blick.

Auch das Wetter kann aufs Herz schlagen

**Beißende Kälte, glühende Hitze und plötzliche Wetterumschwünge –
unser Herz-Kreislauf-System mag solche Extreme überhaupt nicht.
Sie sind eine erhebliche Zusatzbelastung für das Herz, treiben den Blutdruck
in die Höhe oder lassen ihn absacken. Für Herzpatienten
können plötzliche Wetterextreme sogar lebensgefährlich werden.**

Die Folgen des Wetters auf die Gesundheit wurden schon vor mehr als 2.000 Jahren beschrieben. Bereits Hippokrates (460–370 v. Chr.) war überzeugt davon, dass Krankheiten beim Wechsel der Jahreszeiten häufiger auftreten. Im 9. Jahrhundert tauchte der Begriff „Wetterfühligkeit" erstmals in einem Gesetzestext der Friesen auf. Darin wurde angeordnet, dass der Verursacher einer Wunde eine höhere Strafe bekommt, wenn diese nach der Heilung eine wetterempfindliche Narbe hinterließ.

In zahlreichen wissenschaftlichen Studien wurde mittlerweile nachgewiesen, dass bestimmte Wetterlagen Kopfschmerzen und Müdigkeit hervorrufen sowie Herz- oder Rheumabeschwerden verschlimmern.

So funktioniert das Wetterradar

Ob kalt oder heiß, wir spüren das ohne Wetterbericht. Verantwortlich dafür sind Thermorezeptoren. Insgesamt gibt es im Körper etwa 30.000 Wärme- und 300.000 Kältefühler. Melden sie Kälte, reagieren wir mit Gänsehaut und Muskelzittern, die Gefäße verengen sich. Ist es draußen heiß, wirft unser Körper seine eigene Klimaanlage an. Wir fangen an zu schwitzen,

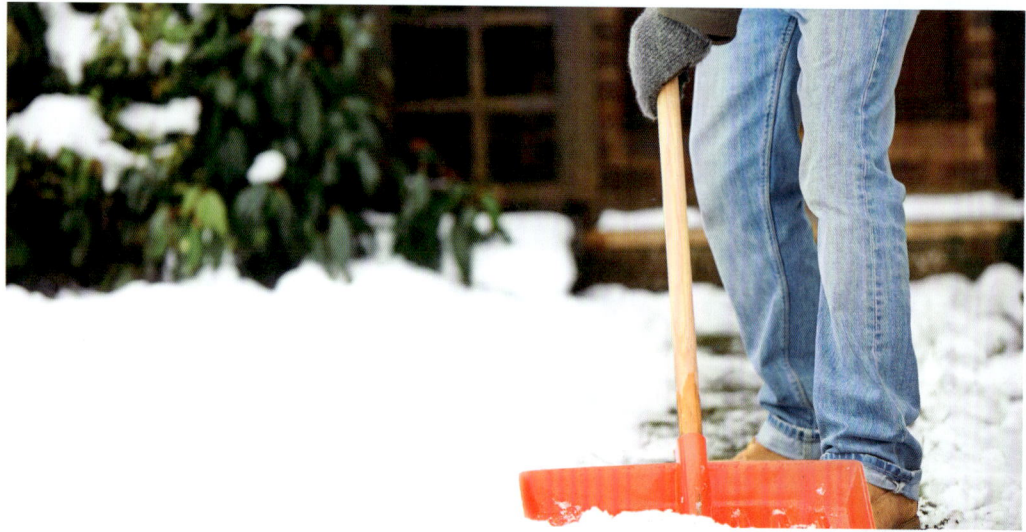

Herzpatienten sollten es beim Schneeschippen ganz langsam angehen lassen. Kälte und abrupte körperliche Belastung sind ein Risiko fürs Herz.

die Blutgefäße weiten sich. Mittels der sogenannten Barorezeptoren in den Halsgefäßen wird nicht nur unser Blutdruck reguliert, vermutlich können wir damit auch die Druckverhältnisse bei Hoch- oder Tiefdruckwetterlagen registrieren.

Bei Kälte mehr Infarkte

Im Winter haben Herzinfarkte Hauptsaison. Auch Herzrhythmusstörungen treten an kalten Tagen häufiger auf. Zudem sterben bei Kälte überdurchschnittlich viele Patienten mit chronischer Herzschwäche. Die Zahlen schnellen insbesondere dann in die Höhe, wenn es einen plötzlichen Temperaturabfall gibt.

Das liegt unter anderem daran, dass sich die Gefäße durch Kälte zusammenziehen. In der Folge geht der Blutdruck nach oben. Studien zufolge liegt der Blutdruck im Winter durchschnittlich etwa 5 mmHg höher als im Sommer. Und mit einem höheren Blutdruck muss das Herz gegen mehr Widerstand pumpen – Dauerstress für die Gefäße und den Herzmuskel. Wer dann nach Tagen in der gut beheizten Wohnung einen Sondereinsatz im Schneeschippen hinlegt, gefährdet sein Herz gleich doppelt. Solche Aktivitäten also besser langsam angehen!

Hitze belastet das Herz

Extreme Hitze belastet das Herz ebenfalls. Starkes Schwitzen kann den Flüssigkeits- und Elektrolythaushalt durcheinanderbringen. Kreislaufprobleme und Herzrhythmusstörungen können die Folge sein.

Im Auge behalten sollten Herzpatienten die Dosierung ihrer Medikamente. Wenn große Hitze den Blutdruck sinken lässt, muss die Dosierung von blutdrucksenkenden Medikamenten eventuell reduziert werden. Patienten mit Herzschwäche sollten mit ihrem Arzt bespre-

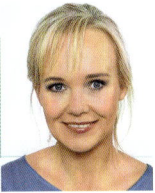

Mein besonderer Tipp

Abhärten macht das Herz stark

Wer seine Gefäße und sein gesamtes Regulationssystem trainiert, kann Temperaturschwankungen besser tolerieren. Wechselduschen, Arm- und Fußbäder nach Kneipp sowie Bürstenmassagen härten ab. Patienten mit starken Herzproblemen wird empfohlen, dass sie sich bei extremen Wetterlagen nicht allzu lange im Freien aufhalten. Bei normaler Witterung sind Bewegung an der frischen Luft und leichte Kneipp-Anwendungen jedoch auch für diese Patienten eine sehr gute Medizin.

chen, ob die Dosierung der Diuretika (Entwässerungsmittel) bei hohen Außentemperaturen angepasst werden muss.

Höhere Sterblichkeit im Winter

Jahreszeit und Klima haben sogar Einfluss auf Leben und Tod. Die Studie Eurowinter hat gezeigt, dass die Zahl der Todesfälle in Europa im Winter deutlich ansteigt. In der Bevölkerungsgruppe zwischen 65 und 74 Jahren sterben 10-mal mehr Menschen durch Kälte als durch Hitze. Insgesamt wird kaltes Wetter mit 250.000 zusätzlichen Todesfällen verbunden. Diese winterlichen Todesfälle sind zur Hälfte auf den Verschluss eines Herzkranzgefäßes und zur anderen Hälfte auf Atemwegserkrankungen zurückzuführen. Die wenigsten Sterbefälle in Deutschland gibt es bei mittleren Tagestemperaturen zwischen 19 und 20 °C.

Ein kleiner Beutel für große Gefühle

Sie sind ein Herz und eine Seele, so spricht man oft über verliebte Paare. Wie treffend die Redewendung tatsächliche Körpervorgänge beschreibt, hat eine ungewöhnliche Studie zutage gebracht. Forscher untersuchten den Herzschlag von Paaren, nachdem sie sich drei Minuten lang in die Augen geschaut hatten. Das Ergebnis: Die Herzen schlugen synchron.

Wir spüren das Herz vor Freude höherschlagen, vor Liebe brennen und sind im Liebesrausch sogar bereit, es zu verschenken. Liebe gehört zu den mächtigsten Gefühlen, das weiß jeder aus Erfahrung. Wie stark positive oder negative Gefühle den Körper erfassen, ermittelten Emotionsforscher in einer Studie.

Landkarte der Gefühle

Auf der „Landkarte der Gefühle" (siehe Abbildung rechts), die durch die Studie entstand, erkennt man, dass Glück und Liebe zu den Emotionen gehören, die intensive Reaktionen im Körper bewirken. Traurigkeit, Angst und Wut hingegen sind stark in der Brust und insbesondere in der Herzregion lokalisiert. Kein Wunder, dass anhaltende Angst oder Traurigkeit durch die Trennung von einem geliebten Menschen eine starke körperliche Reaktion in diesem Bereich hervorruft und bisweilen sogar im sprichwörtlich gebrochenen Herzen mündet. In seltenen Fällen kann das Broken-Heart-Syndrom sogar tödlich enden (siehe S. 148).
Die Reaktionen auf unterschiedliche Bild- und Wortreize fielen bei den Probanden aus Nordeuropa und Ostasien ähnlich aus, waren also unabhängig vom Kulturkreis. Das zeigt, wie universell Gefühle bestimmte Körperregionen erfassen. Fast immer sind Kopf- und Herzzonen betroffen. Verständlich, denn ein schnelles Zusammenspiel ist für die Beurteilung des Gefühls und die Reaktion darauf überlebenswichtig.

Einflussreich und anziehend

Das Herz tauscht ständig Informationen mit dem Gehirn aus. Dies geschieht über Reizleitungen wie das vegetative Nervensystem, über Hormone und Druckwellen (Puls). Dachte man noch vor Kurzem, das Gehirn sei der Chef im Körper, deuten neuere Erkenntnisse in eine andere Richtung. Das Herz hat offensichtlich mehr Einfluss als bisher angenommen.
Herzgehirn: Um den rechten Herzvorhof entdeckte man rund 40.000 Nervenzellen, das sind etwa genauso viele wie in manchen Bereichen unterhalb der Großhirnrinde. Man spricht deshalb vom kleinen Herzgehirn. Es empfindet, erinnert, lernt und trifft unabhängig vom Kopfhirn Entscheidungen. Es gehen mehr Nerven vom Herzen zum Gehirn als umgekehrt.
Hormonproduktion: Das Herz selbst erzeugt Hormone. Diese natriuretischen Peptide beeinflussen die Nieren, senken den Blutdruck und regen den Stoffwechsel an. Künftig könnten sie bei der Behandlung von Übergewicht, Diabetes Typ 2 und Herzschwäche wichtig sein.
Elektromagnetisch: Das elektromagnetische Feld des Herzens ist das stärkste im Körper. Es ist 5.000-mal stärker als das des Gehirns. Mit Magnetometern (HeartMath®) wurde es bis zu 3 Meter außerhalb des Körpers gemessen. Die elektromagnetischen Informationsmuster des Herzens sind in den Hirnwellen einer zweiten Person messbar. So erklärt sich vielleicht, warum die Herzen Liebender synchron schlagen.

Gefühle und Herzfrequenz

Unser Herz schlägt nicht exakt wie ein Metronom, auch nicht, wenn wir entspannt im Sessel sitzen. Es gibt kleine Varianzen in der Herzfrequenz, innerhalb derer es aber gleichmäßig auf- und abschwingt (Herzfrequenzvariabilität, HFV). Die Herzfrequenz registriert das Gehirn über das vegetative Nervensystem. Spüren wir Ärger, Wut oder Druck, wird der Herzschlag chaotisch – für das Gehirn das Signal, Stresshormone auszuschütten. Sind wir ausgeglichen, ist es auch die Herzfrequenz. Dann weiß das Gehirn: Alles in Ordnung, dem Herzen und damit auch allen anderen Systemen geht es gut!

Das Herz beeinflussen

Wir glauben, vernunftgesteuert zu sein. Aber haben Sie schon mal erlebt, dass Sie Ärger oder Wut auf Knopfdruck abstellen können? Da ist das Gehirn restlos überfordert. Nicht so das Herz, das kann man mit ein paar Tricks dazu anregen, die Herzfrequenz wieder in den Normbereich zu bringen – mit verschiedenen Atem- und „Gedanken"-techniken. Der normalisierte Herzschlag gibt dem Nerven-, Hormon- und Immunsystem dann das Signal: Herz okay, Stressreaktion runterfahren. Mit dem Wissen um diese Rückkopplung kann man den Blutdruck senken und das Herz stärken.

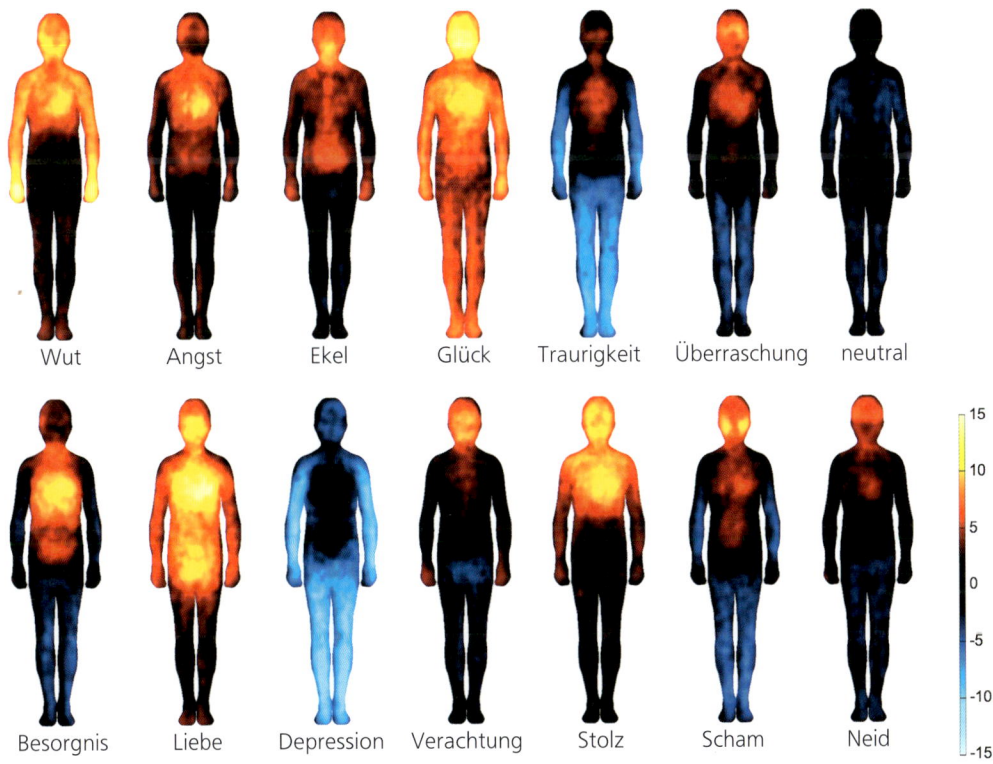

Wut Angst Ekel Glück Traurigkeit Überraschung neutral

Besorgnis Liebe Depression Verachtung Stolz Scham Neid

15
10
5
0
-5
-10
-15

Landkarte der Gefühle: Glück durchströmt den Körper noch mehr als Liebe, von den Haarwurzeln bis zu den Zehenspitzen. Die Farben Gelb und Rot zeigen besonders intensive positive Gefühle an, Schwarz bedeutet keine Gefühle, in Blau sind negative Gefühle dargestellt.

Mehr Ruhe und Entspannung fürs Herz

Wenn das Herz in die Hose rutscht oder bis zum Hals schlägt, ist man voller Sorge, Angst oder gar Panik. Fällt einem ein Stein vom Herzen, hat man eine belastende Situation überstanden und Erleichterung macht sich breit. Schüttet man jemandem sein Herz aus, befreit man sich von einer Last, die irgendwie auf das Herz gedrückt hat. Das Problem vieler Menschen heute ist zu viel Stress, zu wenig Entspannung.

Ein schneller Herzschlag ist in gefährlichen Situationen ein Überlebensvorteil. Er befähigt uns zu Kampf oder Flucht, indem mehr Blut und damit mehr Sauerstoff in die Zellen gepumpt wird. Dieses uralte Programm läuft auch heute noch ab, egal, ob wir in der Dunkelheit erschrecken, in eine gefährliche Verkehrssituation geraten oder zum Chef gerufen werden.

Urmenschliche Reaktionen

Gesteuert wird dieses Notfallsystem vom ältesten Teil unseres Gehirns, dem limbischen System. Es lässt uns Situationen blitzschnell beurteilen – angenehm oder gefährlich? – und notwendige Reaktionen einleiten. Emotionen und Triebe haben hier ihre anatomische Basis, aber auch Lernvorgänge sind mit dem limbi-

Sympathikus

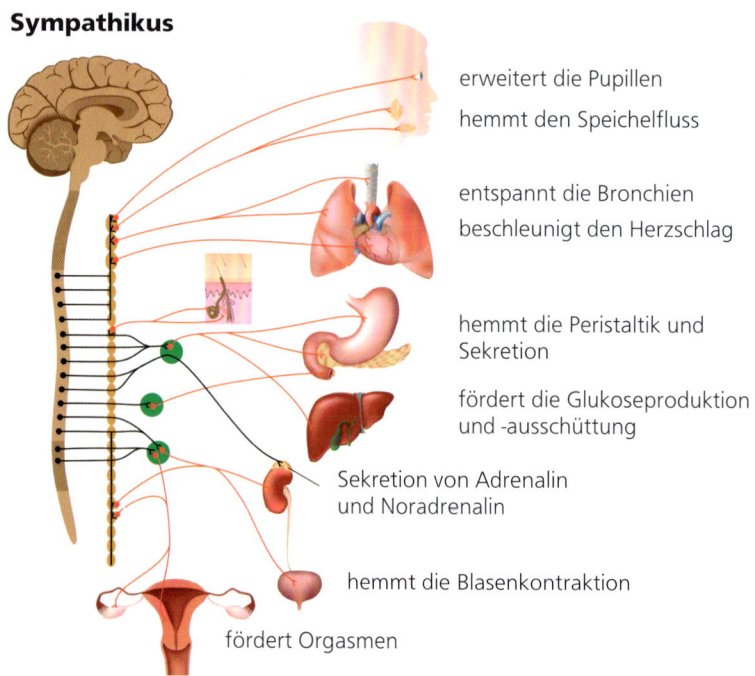

erweitert die Pupillen

hemmt den Speichelfluss

entspannt die Bronchien

beschleunigt den Herzschlag

hemmt die Peristaltik und Sekretion

fördert die Glukoseproduktion und -ausschüttung

Sekretion von Adrenalin und Noradrenalin

hemmt die Blasenkontraktion

fördert Orgasmen

Der Sympathikus löst all jene Körperreaktionen aus, die früher einmal das Überleben in der Wildnis sicherten. Diese Kampf- oder Fluchtmechanismen machen uns körperlich und geistig leistungsfähig.

schen System verknüpft. Wie ein General wacht es über Blutdruck, Herzrhythmus, Schlaf sowie das Hormon- und Immunsystem.

Ist Gefahr im Verzug, bekommen die jeweiligen Systeme entsprechende Befehle, sich der Situation anzupassen: Stresshormone werden ausgeschüttet, sodass der Blutdruck steigt. Der Herzschlag und die Atmung werden schneller und damit bereit für Höchstleistungen. Ist die Gefahr vorbei, kommt der Befehl zum Rückzug, der Körper entspannt sich.

Steinzeit trifft Moderne

Die Informationen dieses Notprogramms laufen über die beiden „Standleitungen" des vegetativen Nervensystems, die Nervenstränge Sympathikus und Parasympathikus. Ersterer macht uns leistungsbereit, mobilisiert Reserven und vertreibt Müdigkeit. Der andere ist für die Erholung und den Aufbau von Reserven zuständig. Im Normalfall ist der Sympathikus tagsüber in Aktion und der Parasympathikus sorgt nachts für Entspannung. Bei unseren Vorfahren löste nur gelegentlich ein Raubtier Stressmechanismen aus. Das Problem heute ist der tägliche Leistungsdruck: sei es der Spagat zwischen Familie und Beruf, die ständige Verfügbarkeit im Job auch nach Feierabend oder die Pflege eines Angehörigen. Hinzu kommt unterschwelliger Stress wie Reizüberflutung. Anhaltende Erregungszustände lassen ständig Stresshormone ins Blut ausschütten. Die Arterien sind verengt, um den Blutdruck zu erhöhen. Dadurch muss das Herz mehr pumpen. Auf Dauer führt dieser Mechanismus zu Gefäßschäden. Um eventuell Blutungen durch Tigerzähne schnell stillen zu können, steigt die Blutgerinnung (Thrombosegefahr), außerdem kursieren vermehrt Zucker und Cholesterin, um den hohen Anforderungen gerecht zu werden. Dies ist auf Dauer fatal für Herz und Gefäße.

Risikofaktor Stress

Eine weltweite Studie (Interheart) untersuchte die Risikofaktoren für Herzinfarkte – unabhängig von Alter, Geschlecht und ethnischer Gruppe. Ganz vorn rangieren erhöhte Blutfette, Rauchen, Diabetes und psychosozialer Stress (zu Hause, im Beruf, finanzielle Nöte). Stress hat also einen erheblichen Einfluss auf unsere Herzgesundheit. Weitere Faktoren sind Bluthochdruck, Übergewicht (vor allem am Bauch), mangelnde körperliche Aktivität und zu wenig Obst und Gemüse auf dem Speiseplan.

Epidemie der Neuzeit

Der Gesundheitsreport 2016 der Techniker Krankenkasse (TK) belegt den zunehmenden Stresslevel im Job durch hohe Arbeitsbelastung, Termindruck, geringe Wertschätzung und unsichere Arbeitsverhältnisse. Psychisch bedingte Fehlzeiten machen mittlerweile über 17 Prozent aller Fehlzeiten aus. Stimmt jedoch das Arbeitsklima, fällt auch der Stresspegel.

Bei Frauen macht sich Stress überwiegend durch Herz-Kreislauf-Beschwerden und Schmerzen bemerkbar, Männer fühlen sich eher angespannt und matt. Der moderne Mensch ist weit davon entfernt, in der Hängematte zu liegen. Das Gleichgewicht von Anspannung und Entspannung ist für viele eindeutig in Richtung Anspannung verschoben. Im schlimmsten Fall kommt es zu einem stressbedingten Herzinfarkt oder einer Herzmuskelschwäche.

Ihren persönlichen Stresslevel können Sie mehr beeinflussen, als Sie vielleicht denken. Oft hilft die veränderte Sicht auf Dinge, das Entdecken neuer Handlungsspielräume. Sehr hilfreich sind Achtsamkeits- oder Entspannungsübungen sowie naturheilkundliche Therapien, die das vegetative Nervensystem in Balance bringen. In diesem Buch finden Sie dazu viele Ideen und Übungen (siehe S. 114, 115, 155).

Bewegung wirkt wie ein Medikament ...

Wir wurden nicht für ein Leben auf Stühlen und Sofas geschaffen, sondern sind genetisch fürs Jagen und Sammeln ausgestattet. Eine motorische Unterforderung macht irgendwann unweigerlich krank. Ob Diabetes, Bluthochdruck, Übergewicht oder Osteoporose – bei allen sogenannten Zivilisationskrankheiten spielt Bewegungsmangel eine entscheidende Rolle. Die beste Jäger- und Sammlerstrategie und das wirksamste Medikament sind mehr Bewegung im Alltag oder milder Ausdauersport.

... auf unsere Gefäße

Bewegung verbessert den Blutfluss, weil auch kleinste Gefäße, die Kapillaren, beansprucht werden. Im Ruhezustand sind nur 3 bis 5 Prozent von ihnen aktiv. Beim Ausdauertraining spielen alle Kapillaren mit. Sie erweitern sich durch Verlängerung oder Vergrößerung des Durchmessers, zudem werden neue gebildet.

Wirkung: Organe und Gewebe werden besser versorgt und Abfallprodukte abtransportiert. Der Blutdruck in den großen Adern sinkt durch die enorme Oberflächenvergrößerung des gesamten Blutversorgungssystems. Der erhöhte Trainingszustand der Muskulatur erhöht zudem die allgemeine Belastbarkeit.

... auf unseren Stoffwechsel

Regelmäßige Bewegung führt zu einer Steigerung des Grundumsatzes. Das heißt, wir verbrauchen selbst im Schlaf mehr Energie als ein Mensch, der sich wenig bewegt. Außerdem reagieren durch Bewegung die Türöffner für Insulin (Insulinrezeptoren) in Muskulatur und Bindegewebe besser. So kann mehr Zucker aus dem Blut in die Zellen geschleust werden.

Wirkung: Der Zuckerspiegel im Blut sinkt. So kann man Typ-2-Diabetes vorbeugen oder eine bereits vorhandene Zuckerkrankheit in den Griff bekommen. Auch der Fettstoffwechsel normalisiert sich.

... auf unser Herz

Unser Organismus passt sich an die Belastung an, und unser Herz arbeitet mit der Zeit ökonomischer. Ein trainiertes Herz pumpt 25 Prozent mehr Blut.

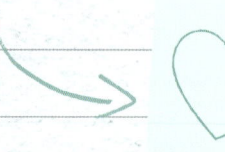

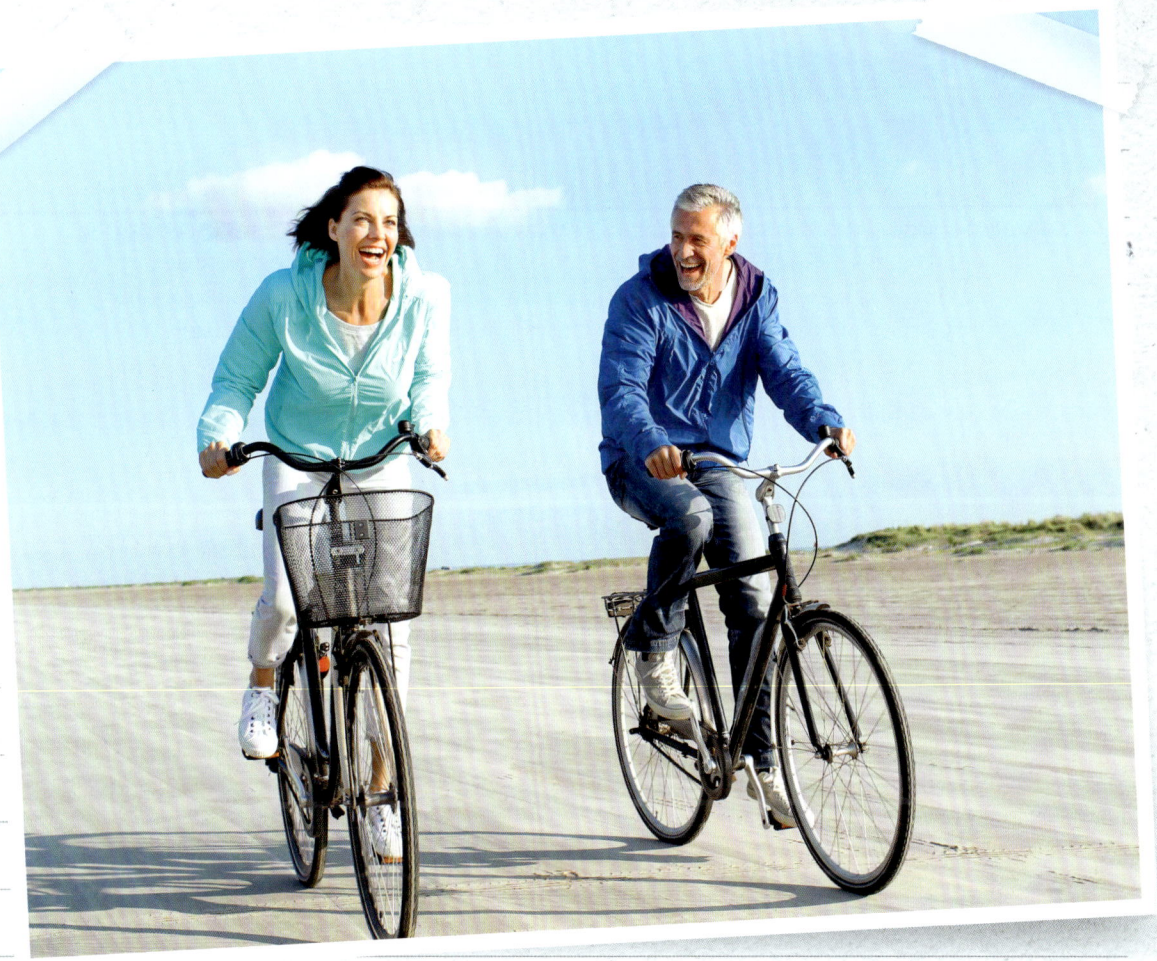

Wirkung: Glückshormone sind Stimmungsaufheller und erhöhen die Antriebskraft. Blutdrucksteigernde Hormone wie Adrenalin werden gesenkt und damit Stress reduziert. Ausdauersport ist auch Bestandteil bei der Therapie von Depressionen.

Wirkung: Die Herzfrequenz und der Sauerstoffverbrauch des Herzmuskels nehmen sowohl bei Belastung als auch im Ruhezustand ab. Das schont das Herz.

... auf Geist und Seele

Auch unsere Psyche profitiert von Bewegung. Die Durchblutung des Gehirns steigt um etwa ein Drittel, was auch zu einer besseren Gedächtnisleistung führen kann. Nicht zu unterschätzen ist, dass Sport das Gedankenkarussell unterbricht und glücklich macht, weil die Ausschüttung der Glückshormone Serotonin und Dopamin erhöht wird.

Test: Wie leistungsfähig ist Ihr Herz?

Vielleicht ist es Zeit, mal wieder eine Bewegungsbilanz zu erstellen und zu überlegen, wie Sie mehr Schwung in den Alltag bringen können. Das hängt natürlich von vielen Faktoren ab, etwa der familiären und beruflichen Belastung. Aber mehr ist bei uns allen drin. Denn ein besseres Medikament als Bewegung gibt es für ein gesundes Herz nicht.

Überprüfen Sie Ihre Kondition mit dem folgenden kurzen Test. Er dauert nur 3 Minuten und zeigt Ihnen, wie schnell sich Ihr Puls nach Belastung wieder erholt. Bei einem Menschen mit guter Kondition geht das relativ zügig. Bleibt der Puls dagegen längere Zeit erhöht, ist das ein Zeichen für weniger gute Leistungsfähigkeit (normaler Ruhepuls zwischen 60 bis 80 Schlägen pro Minute). Mit regelmäßigem Training können Sie Ihre Fitness aber deutlich verbessern. Die Devise ist: Lieber öfter am Tag ein wenig Bewegung in den Alltag einbauen, als auf ein Zeitfenster für eine größere Sportaktion zu hoffen.

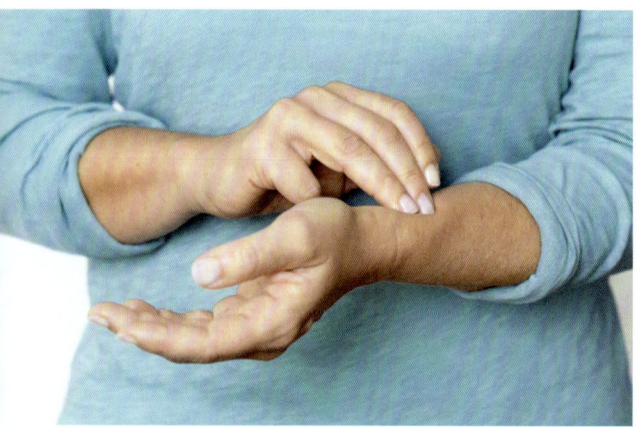

Ertasten Sie hinter dem Handgelenk des linken Arms die Speichenarterie. Zählen Sie die Pulsschläge 15 Sekunden lang. Multiplizieren Sie das Ergebnis mit 4 – das ist Ihr Puls pro Minute.

Los geht's!

Steigen Sie 24-mal pro Minute 1 Treppenstufe hoch und wieder runter. Die Arme schlenkern dabei leicht mit. Halten Sie die Übung 3 Minuten durch. Wenn Sie keine Treppe haben, nehmen Sie eine 25 bis 30 Zentimeter hohe stabile, rutschfeste Kiste, eine Fußbank oder Ähnliches. Messen Sie nach dieser Belastung den Puls (siehe Foto links). Gehen Sie anschließend ruhig umher und atmen Sie dabei tief.

Wie gut ist Ihre Kondition?

Aus der folgenden Tabelle können Sie ersehen, wie es um Ihre Kondition steht (Angaben für Männer 50+). Bei Frauen dürfen die Werte etwa 10 Schläge höher sein (siehe S. 17).

Puls pro Minute	Kondition
100–105	sehr gut
105–110	gut
115–120	befriedigend
120–130	ausreichend
über 130	schlecht

Messen Sie erneut den Puls. Je eher Sie wieder den Ruhepuls erreichen, desto fitter sind Sie. **Wichtig:** Der Test ist nicht aussagefähig für Menschen, die Medikamente zur Beeinflussung der Herztätigkeit einnehmen (insbesondere Betablocker), da diese das Herz bremsen.

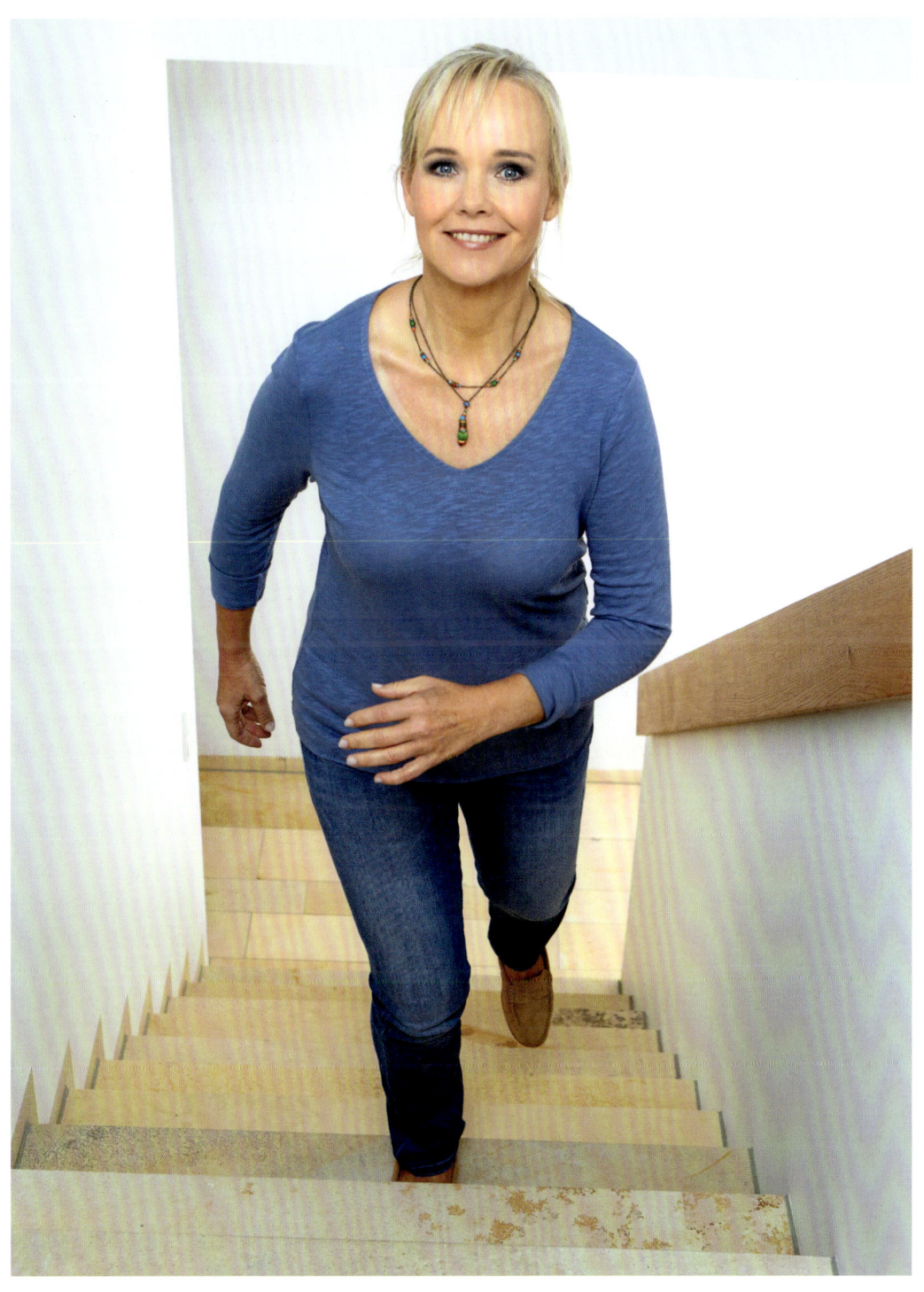

„Herz"-haft und gesund essen

Noch nie wurde so viel über Essen geforscht, noch nie wurden so viele Empfehlungen gegeben und wieder verworfen wie in den letzten Jahrzehnten. Mal machen uns die Fette krank, mal die Kohlenhydrate und ein anderes Mal das Eiweiß im Fleisch. Der Blick auf die Einzelstoffe übersieht, wie vielfältig oder durchaus auch einseitig sich Menschen weltweit ernähren, ohne einen Bluthochdruck oder eine Fettstoffwechselstörung zu entwickeln. Welches Essen macht uns also wirklich krank?

Schaut man etwas über den Tellerrand, stellt sich Erstaunliches heraus: Die grönländischen Inuit verzehren sehr viel Fett, ihre Hauptnahrungsquelle sind Robben. Die Indianer Südamerikas ernähren sich vorrangig von Kohlenhydraten in Form von Mais und die afrikanischen Massai bevorzugen tierisches Eiweiß. Die sogenannten Zivilisationskrankheiten sind bei keiner dieser Gruppen verbreitet. Allen gemeinsam ist allerdings, dass sie sich viel bewegen.

100 Jahre alt werden

Auch andere traditionelle Ernährungsweisen, die weniger extrem sind, scheinen für die Menschen gesünder zu sein als unsere westliche. Ein beeindruckendes Beispiel sind die Alten der japanischen Insel Okinawa. Dort leben besonders viele 100-Jährige. Der Kardiologe Makoto Suzuki stellte fest, dass sie trotz ihres Alters niedrige Cholesterin- und Homocysteinwerte haben und ihre Arterien frei von Ablagerungen sind. Herzinfarkt oder Schlaganfall haben Seltenheitswert.

Das traditionelle Essen der 100-Jährigen besteht vorrangig aus Obst und Gemüse, wenig Fleisch, Fisch und Ei. Außerdem gilt die Regel: Man möge mit dem Essen aufhören, sobald der Magen zu 80 Prozent gefüllt ist. Eine interessante Tatsache ist auch, dass die Bewohner von Okinawa bis ins hohe Alter arbeiten und häufig einen Garten beackern.

Zuverlässiger Krankmacher

Immer wieder konnte in Studien beobachtet werden: Sobald die sehr verschiedenen traditionellen Ernährungsformen gegen die westliche ausgetauscht wurden, dauerte es nicht lange, bis sich typische Krankheiten wie Diabetes, Arteriosklerose, Bluthochdruck und eine deutliche Gewichtszunahme einstellen.

Auch Darmkrebs tritt häufiger auf. Eine große amerikanische Studie zeigte, wie in die USA eingewanderte Japaner, die ihre ballaststofffreie, überwiegend vegetarische Ernährung gegen Fast Food tauschten, nach 20 bis 30 Jahren viermal so häufig an Darmkrebs erkrankten wie ihre Verwandten in Japan.

Zu viel des Schlechten

Also liegt es offensichtlich nicht an dem einen „schlechten" Nährstoff, sondern das Ganze ist komplexer. Der Mensch ist äußerst anpassungsfähig, aber offensichtlich nicht an unsere westliche Ernährung. Der hohe Anteil an Fett, Zucker, Salz und (leeren) Kohlenhydraten in unserem Essen macht die Nährstoffe für den Körper schnell verfügbar, was sich nachteilig auf den Insulin- und Fettstoffwechsel auswirkt. Die unzähligen Zusatzstoffe zur Konservierung, Stabilisierung, Aromatisierung, Färbung und so weiter verwandeln diese Lebensmittel in einen chemischen Cocktail, der seinesgleichen sucht. Gesund essen ist etwas anderes.

Die fünf besten Ernährungs-
tipps fürs Herz

Diverse Studien belegen eindrucksvoll, dass man bereits mit kleinen Ess- und Lebensstilveränderungen sein Risiko für Diabetes und Herz-Kreislauf-Erkrankungen drastisch senken kann. Dazu gehören vor allem regelmäßige Bewegung und der Verzicht aufs Rauchen (siehe ab S. 22). Doch wie sieht eine herzgesunde Ernährung konkret aus?

1. Fleisch reduzieren

Wir essen zu viel Fleisch, sagen die Ernährungsmediziner einhellig, vor allem zu viel rotes Fleisch. Nicht nur, dass wir damit eine Gewichtszunahme riskieren, wir nehmen damit auch zu viel Cholesterin auf. Das wiederum begünstigt die Bildung von Plaques in den Gefäßinnenwänden (siehe S. 119). Vor allem in Wurst wie Salami und Streichwurst ist der Fettanteil extrem hoch. Der hohe Salzgehalt in geräucherten Waren ist ein weiterer Risikofaktor, denn Salz kann den Blutdruck in die Höhe treiben (siehe S. 78). Pro Woche werden 150 bis 300 Gramm Fleischwaren empfohlen. Abgesehen von den gesundheitlichen Folgen für den Menschen, ist die Massentierhaltung auch für die Umwelt eine Gefahr. Sie ist unter anderem eine Ursache des Klimawandels.

Setzen Sie ein- bis zweimal pro Woche Fisch auf Ihren Speiseplan. Fisch hat einen hohen Gehalt an mehrfach ungesättigten Omega-3-Fettsäuren. Diese zählen zu den essenziellen Fettsäuren, die bei der Vorbeugung und Behandlung von Herz-Kreislauf-Erkrankungen eine große Rolle spielen. Der Mensch kann Omega-3-Fettsäuren nur über die Nahrung aufnehmen. Sie werden direkt in die Zellen eingebaut und sind somit ein lebenswichtiger Bestandteil. Je höher der relative Gehalt an essenziellen Fettsäuren ist, desto geringer auch das Herz-Kreislauf-Risiko. Fettsäuren sind nicht nur chemisch, sondern auch physikalisch unterschiedlich. Mehrfach ungesättigte Fettsäuren sind weicher und

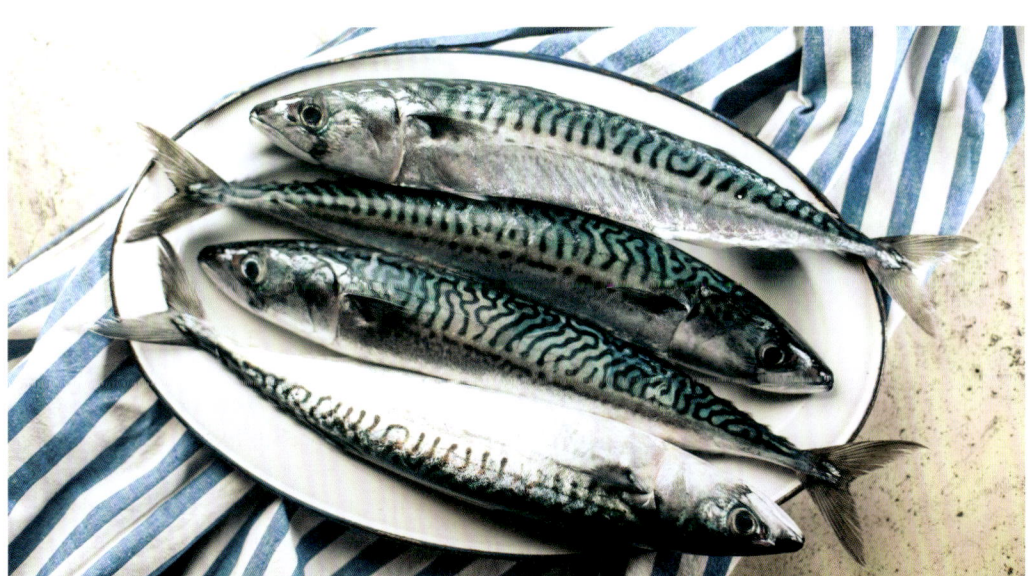

Ob frisch oder aus der Konserve – Makrelen, Heringe und Sardinen sind reich an Omega-3-Fettsäuren.

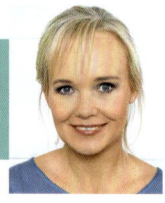
Wildfang oder Leinöl

Kaltwasserfische wie Lachs bilden die Omega-3-Fettsäuren aus Algen, die Teil ihrer Nahrung sind. Lachse aus Massenzucht bekommen keine Algen, ihr Futter besteht aus Eiweißen und Fischresten. Greifen Sie also lieber zu Wildlachs, Makrele, Hering und Grönland-Heilbutt – oder steigen Sie gleich auf Leinöl um.

geschmeidiger als gesättigte. Werden die essenziellen Fettsäuren in die Zellwände eingebaut, wirkt sich das auch auf deren Spannkraft aus. Leinöl ist übrigens ebenfalls ein hervorragender Omega-3-Lieferant (siehe S. 79).

Die Zellen, die die Gefäßinnenwand auskleiden, das Endothel, bleiben durch essenzielle Fettsäuren ebenfalls elastischer. Dadurch werden Entzündungen und die Bildung von arteriosklerotischen Ablagerungen erschwert. Das Endothel kann seine Schutzfunktion besser aufrechterhalten (siehe auch S. 118). Zudem wird das Zusammenkleben von Blutplättchen durch die größere Elastizität der Zellen verringert, was das Entstehen von Blutgerinnseln und damit Thrombosen erschwert. Es gibt also gute Gründe, essenzielle Fettsäuren regelmäßig in die Ernährung einzubauen.

2. Die richtigen Kohlenhydrate

Kohlenhydrate machen den größten Teil unserer Nahrung aus und sind damit der Hauptenergielieferant des Körpers. Unser Organismus benötigt sie rund um die Uhr, denn auch im Schlaf verbrauchen wir Energie. Doch Kohlenhydrate sind nicht gleich Kohlenhydrate. Sie bestehen aus Zuckermolekülen und kommen in zwei verschiedenen Formen vor:

- Einfach- und Zweifachzucker werden schnell aufgespalten und ins Blut abgegeben. Zu ihnen zählen (Trauben-)Zucker, Honig, Obst oder weiße Mehle.
- Mehrfachzucker sind Verbindungen, die erst in einem längeren Verdauungsprozess aufgespalten werden, bevor sie ins Blut gelangen. Zu ihnen zählen alle Gemüse, aber auch Vollkorngetreide, Kartoffeln, Hülsenfrüchte.

Die langsame Abgabe der Nährstoffe ins Blut entlastet den Zuckerstoffwechsel und scheint auch das Endothel zu schützen (siehe S. 35). Außerdem enthalten Lebensmittel mit Mehrfachverbindungen in der Regel besonders viele Vitamine, Mineralien, sekundäre Pflanzenstoffe sowie Ballaststoffe. Letztere können auch den Cholesterinspiegel senken. Also lautet die Devise: Wenig einfache und viele komplexe Kohlenhydrate essen.

3. Essen Sie bunt!

Rot, Grün, Lila, Orange – Farben schützen die Pflanzen und damit auch uns. Die chemische Struktur der Farbstoffe in Obst, Gemüse oder Gewürzen ist unterschiedlich, je nachdem, welche Funktion sie für die Pflanze haben. Mal sollen sie beispielsweise Fressfeinde abschrecken, mal Krankheiten abwehren, mal Düfte verströmen. Seit Längerem sind diese sekundären Pflanzenstoffe im Fokus der Ernährungswissenschaft. Als gesichert gilt heute, dass bestimmte chemische Verbindungen die Gefäße besonders gut schützen und dazu beitragen, das Risiko für Herz-Kreislauf-Krankheiten zu senken. Dazu zählen die Flavonoide, Carotinoide, Sulfide, Phytoöstrogene und die Phytosterole (siehe Tabelle rechts).

4. Vitamine und Mineralien im Blick

Vitamine wirken antioxidativ, sorgen also dafür, dass die Arterien nicht durch aggressive Sauerstoffradikale geschädigt werden. Unter den Mineralien sind besonders Kalium und Magnesium wichtig für das Herz. Kalium findet sich in fast allen Lebensmitteln, besonders reichlich in Bananen, Gemüse und Hülsenfrüchten. Magnesium ist nicht nur für die Muskulatur, sondern auch für einen stabilen Herzrhythmus wichtig. Die besten Lieferanten sind Hirse, Vollkornmehle, -reis, Hafer, Nüsse und Samen, gefolgt von Fleisch und Milchprodukten.

5. Ausreichend trinken

Wir sollten etwa 1,5 Liter pro Tag trinken. Bei Hitze oder sportlicher Betätigung ist der Flüssigkeitsbedarf höher, dann muss man entsprechend mehr trinken. Zu wenig Flüssigkeit wirkt sich direkt aufs Herz aus, da das Blutvolumen sinkt und das Blut dick wird. Das Herz muss mehr pumpen.

Vorsicht Herzkiller!

Es ist wie bei so vielen Dingen: Die Dosis macht das Gift. Von manchen Lebensmitteln kann man reichlich essen, andere wiederum sind nur in Maßen gesund. Fleisch zum Beispiel. Es enthält wertvolles Eiweiß, B-Vitamine und viele Mineralien. Doch mit etwa 60 Kilogramm Fleisch- und Wurstwaren pro Kopf und Jahr in Deutschland ist der Anteil an tierischen Fetten zu hoch. Männer essen knapp 1,1 Kilogramm pro Woche, Frauen etwa die Hälfte. 85 Prozent der Deutschen essen täglich Fleisch und Wurst, was auch das Krebsrisiko erhöht.

Natürliche Gesundmacher in unserer Nahrung

Sekundäre Pflanzenstoffe	Wirkung auf das Herz
Flavonoide Äpfel, Birnen, Trauben, Kirschen, Pflaumen, Beerenobst, Zwiebeln, Grünkohl, Auberginen, Soja, Tee	antioxidativ, blutverdünnend, blutdrucksenkend, entzündungshemmend
Carotinoide Karotten, Tomaten, Paprika, grünes Gemüse, Grapefruit, Aprikosen, Melonen, Kürbis	antioxidativ, entzündungshemmend
Sulfide Zwiebeln, Knoblauch, Schnittlauch	antioxidativ, antithrombotisch, blutdrucksenkend, cholesterinsenkend
Phytoöstrogene Leinsamen, Getreide, Hülsenfrüchte	antioxidativ, verbessern Funktion der Blutgefäße und den Blutdruck
Phytosterole Nüsse, Pflanzensamen, Hülsenfrüchte	cholesterinsenkend

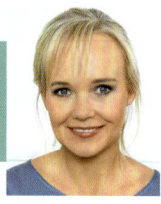

Schnelles Brot mit wenig Salz

Gekauftes Brot enthält häufig sehr viel Salz. Backen Sie ab und zu mal dieses schnelle Brot, dann können Sie den Salzgehalt selbst steuern und Sie wissen, was Sie essen.

Zutaten für 1 Brot (ca. 1 kg)

1 Würfel Hefe (42 g)
500 g Vollkornweizenmehl
50 g geschroteter Leinsamen
50 g Sesamsamen
50 g Kürbiskerne
2 EL Apfelessig
1 gestr. TL Salz
Butter für die Form
1 Kastenform (25 cm)

- In einer Schüssel die Hefe mit 450 ml lauwarmem Wasser verrühren.
- Die übrigen Zutaten dazugeben und alles mit den Knethaken des Rührgeräts zu einem Teig verkneten.
- Den Teig in eine mit wenig Butter eingefettete Kastenform geben und in den kalten Backofen (Mitte) stellen. Die Temperatur auf 180 °C einstellen und das Brot ca. 60 Minuten backen.
- Das Brot aus der Form stürzen. Machen Sie den Klopftest, ob es fertig gebacken ist: Dafür mit dem Finger auf die Unterseite des Brots klopfen – klingt es hohl, ist es fertig, wenn nicht, einfach noch 5 bis 10 Minuten ohne Form im Ofen nachbacken.

Transfette meiden

Transfette verändern den Fettstoffwechsel, indem sie das „schlechte" LDL-Cholesterin erhöhen und das „gute" herzschützende HDL-Cholesterin senken (siehe ab S. 94). Sie kommen in natürlichen Produkten tierischer Herkunft vor und entstehen durch starkes Erhitzen von Pflanzenölen. Das große Problem sind jedoch die künstlich hergestellten Transfette, die Bestandteil vieler verarbeiteter Lebensmittel sind. Weil diese Fette nicht ranzig werden, kann die Haltbarkeit der Produkte enorm gesteigert werden. Ihre massenhafte Verwendung hat einen erheblichen Einfluss auf unseren Stoffwechsel und die Gefäße. Ein erhöhter LDL-Spiegel schädigt die Zellen der Gefäßinnenwand. Dadurch steigt das Risiko für Arteriosklerose. Auch der Zuckerstoffwechsel wird negativ beeinflusst.

Die versteckten Transfette

Ob Tütensuppe, Frühstücksflocken, Kekse oder Tiefkühlpizza – Transfette sind überall drin. Und nicht immer sind sie deklariert. Croissants, Donuts und Spritzkuchen am Backstand haben beispielsweise keine Aufkleber mit Inhaltsstoffen. Essen Sie so selten wie möglich Fast Food, Fertiggerichte, Frittiertes und industriell hergestellte Backwaren.

Etliche Länder haben Obergrenzen für den Gehalt von Transfettsäuren in Lebensmitteln eingeführt. In den USA plant man beispielsweise, sie in Nahrungsmitteln gänzlich zu verbieten.

In Deutschland ist es weiterhin schwierig zu erkennen, ob gehärtete Fette verwendet wurden. Bei verpackten Lebensmitteln weist der Hinweis „... öl, zum Teil gehärtet" in der Zutatenliste auf eine Verwendung von Transfettsäuren hin. Allerdings sagt er nichts über die Menge aus. Eine Initiative der deutschen Lebensmittelwirtschaft mit dem Ernährungsministerium hat daran bislang nicht viel geändert.

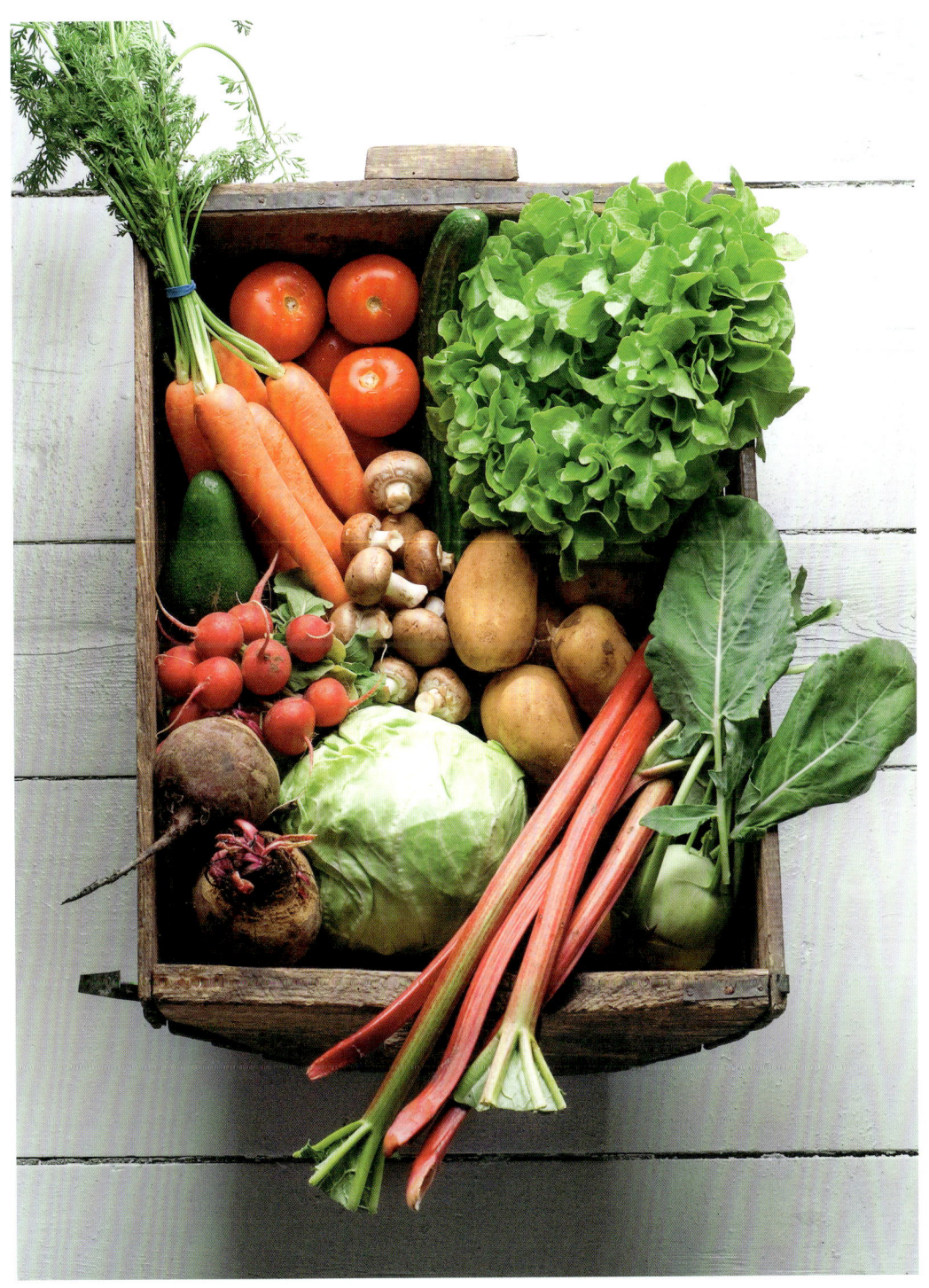

Sanft
die Selbstheilungs-
kräfte aktivieren

Die Naturheilkunde bietet eine große Vielfalt an unterschiedlichen Therapien. Ob Entspannungstechniken, Bewegung,
Pflanzenheilmittel, gezielte Ernährung, Heilfasten, Osteopathie oder Akupunktur – alle verfolgen ein Ziel: die gestörten
Regulationsmechanismen des Körpers auszugleichen und so
die Selbstheilungskräfte zu stärken. Auch die aus dem Takt
geratenen Funktionen des Herz-Kreislauf-Systems können
Sie mit Naturheilkunde wieder in Balance bringen oder die
Beschwerden zumindest deutlich lindern.

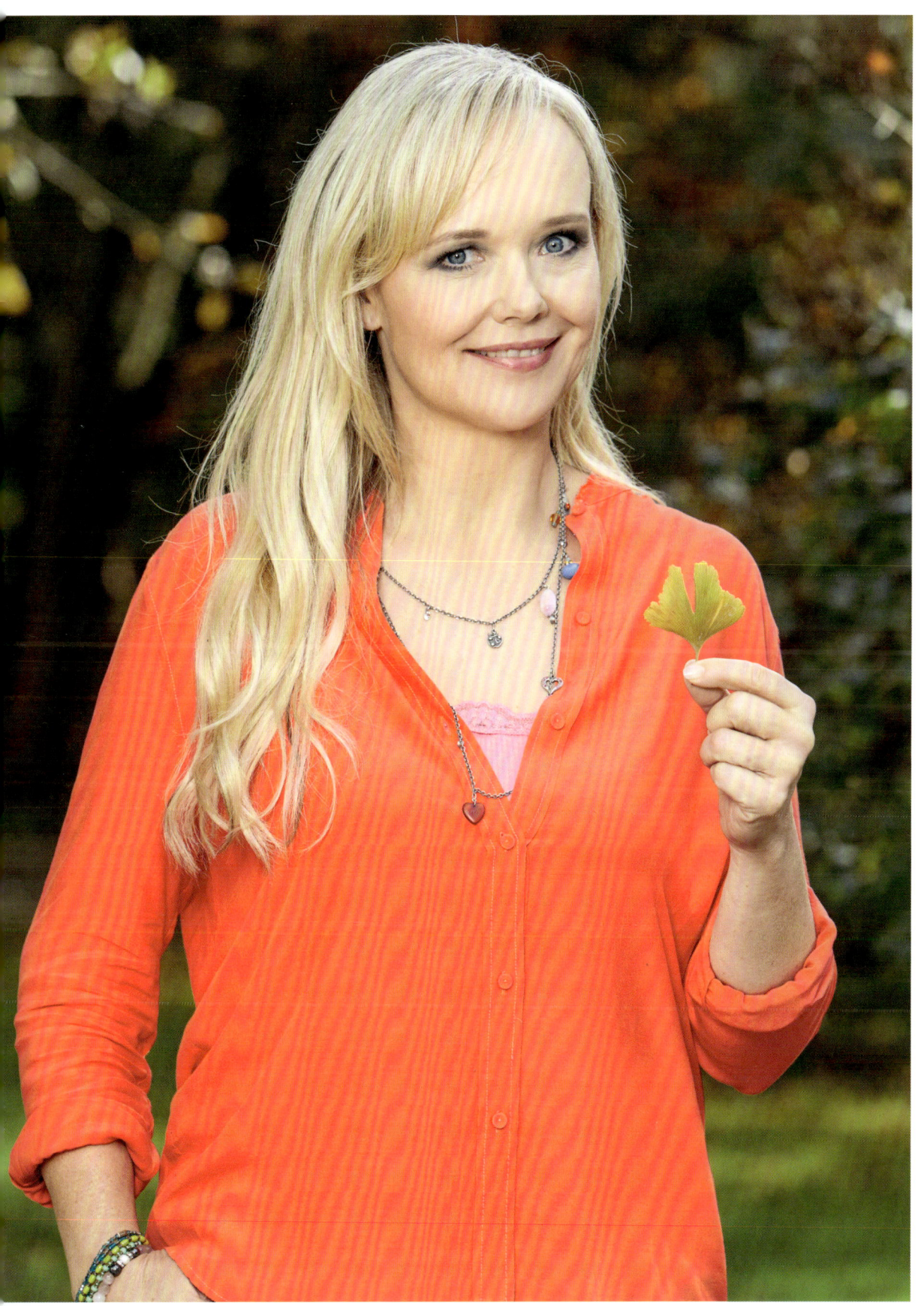

Den inneren Arzt stärken

„Nicht der Arzt heilt, sondern die Natur. Der Arzt kann nur ihr getreuer Helfer und Diener sein. Er wird von ihr, niemals aber die Natur von ihm lernen." Was der griechische Arzt Hippokrates von Kos (um 460–377 v. Chr.) damit treffend zum Ausdruck gebracht hat, nennen wir heute Selbstheilungskräfte. Und der berühmteste Arzt des Altertums wusste auch schon: Vorbeugen ist besser als heilen!

Ob Weißdorntee zur Stärkung des Herzens, ein kalter Kniesguss bei Bluthochdruck oder Knoblauch gegen Arteriosklerose – viele Hausmittel sind selbst nach den strengen Kriterien der Schulmedizin als wirksam eingestuft. Zwei Drittel der Deutschen setzen regelmäßig auf naturheilkundliche Behandlungen. Doch welche Therapiemethoden gehören zur Naturheilkunde? Was kann man von den traditionellen Verfahren in Sachen Herz erwarten? Wo sind die Grenzen? Wie kann man sich selbst behandeln? Und was muss man dabei beachten?

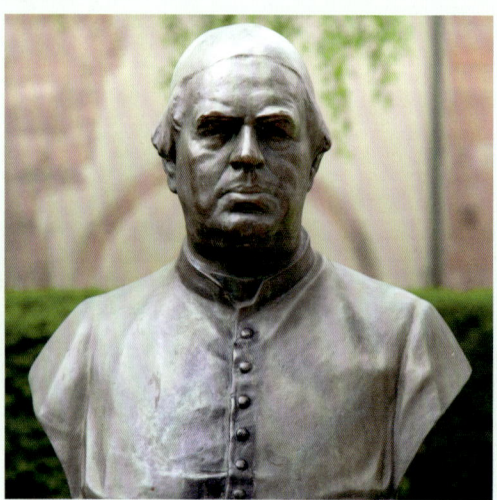

Ab 1852 behandelte Sebastian Kneipp Menschen mit seiner Wasserkur. Ärzte und Apotheker verklagten den „Wasserdoktor" wegen Kurpfuscherei.

Wegbereiter und Pioniere

Ein wichtiger Wegbereiter der Naturheilkunde war Christoph Wilhelm Hufeland (1762–1836). Der Leibarzt des preußischen Königs behandelte auch Goethe und Schiller. Er plädierte für eine gesunde Lebensführung, um eine bestmögliche Lebensqualität zu erlangen. Die Wiederentdeckung des Wassers als Heilmittel, das schon in der Antike zu therapeutischen Zwecken genutzt wurde, verdanken wir Siegmund Hahn (1664–1742), Vincenz Prießnitz (1799–1851) und nicht zuletzt dem „Wasserdoktor" Sebastian Kneipp (1821–1897).

Ein folgenreicher Selbstversuch

Der 25-jährige Sebastian Kneipp erkrankte an Tuberkulose. Er machte Abitur und studierte Theologie, doch sein Gesundheitszustand verschlechterte sich und sein Arzt gab ihm keine Hoffnung mehr. Da fiel dem jungen Mann ein Buch über die Heilkraft des Wassers in die Hände, das 1738 von einem Sohn Siegmund Hahns, nämlich Johann Siegmund Hahn, veröffentlicht worden war.

Beeindruckt von den darin beschriebenen Erkenntnissen, begann Kneipp einen Selbstversuch. Er hatte nichts mehr zu verlieren. Morgens nahm er regelmäßig kurze Bäder (nur wenige Sekunden) in der kalten Donau, und erwärmte sich anschließend wieder durch einen kleinen Sprint. Diese „Donautherapie" ergänzte er um Halbbäder und Güsse. Sein Gesundheitszustand besserte sich daraufhin stetig. Der Todgeweihte hatte sich selbst geheilt. Aufgrund dieser Erfahrungen entwickelte Kneipp ein ganzheitliches Gesundheitskonzept auf fünf Säulen: Wasser-, Pflanzen-, Bewegungs-, Ernährungs- und Ordnungstherapie (gesunde Lebensführung). Es hat bis heute nichts von seiner Bedeutung eingebüßt.

Naturheilkunde heute

Immer mehr niedergelassene Ärzte, Krankenhäuser und Kliniken bieten integrative Behandlungskonzepte an. Aber vor allem in die Forschung ist Bewegung gekommen. Die Berliner Charité, eine der renommiertesten Kliniken in Deutschland (siehe auch S. 231), gründete vor fast 20 Jahren eine naturheilkundliche Hochschulambulanz. Neben der Behandlung von Patienten wurden viele Forschungsprojekte in Angriff genommen. In einer Studie konnte beispielsweise nachgewiesen werden, dass Wasseranwendungen über sechs Wochen die Beschwerden und die Lebensqualität von Patienten mit Herzschwäche verbessern.

Methoden der Naturheilkunde

Die Naturheilkunde kennt diverse Methoden, um die Selbstheilungskräfte des Körpers anzuregen. Dies geschieht in erster Linie mithilfe natürlicher Mittel wie Sonne, Licht, Luft und Wasser sowie Temperaturreizen. Zu den erweiterten Verfahren gehören auch ausleitende Therapien (Schröpfen, Blutegel, Aderlass), Neuraltherapie, Manuelle Medizin/Osteopathie und Mikrobiologische Therapie. Aber auch Bewegung, einschließlich Physiotherapie, sowie Massagen sind ein wichtiger Bestandteil. Die Mind-Body-Medizin bekommt eine zunehmende Bedeutung für Patienten mit Herzerkrankungen – als moderner Begriff für das, was

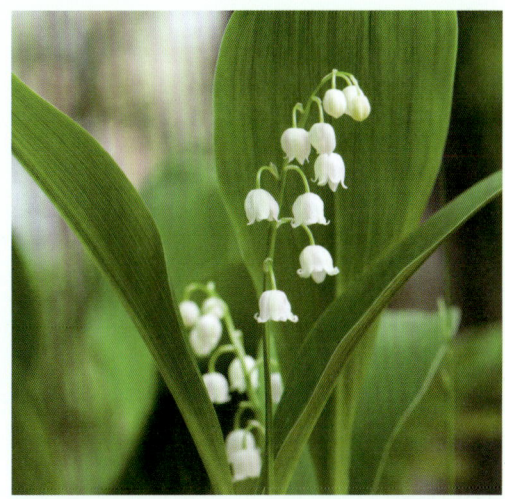

Die giftigen Maiglöckchen enthalten wirksame Herzglykoside. Fertigarzneien daraus sind vor allem bei leichter Herzschwäche und Altersherz wirksam.

Kneipp unter Ordnungstherapie verstand. Dabei geht es darum, mit diversen Entspannungsverfahren Patienten dazu zu befähigen, Körper, Geist und Seele in Einklang zu bringen. Das Ziel ist es, dass die Menschen mehr Selbstfürsorge entwickeln und einen gesünderen Lebensstil in den Alltag integrieren. Ernährung sowie therapeutisches Fasten sind ebenfalls wichtige Säulen der Naturheilkunde. Und natürlich der gezielte Einsatz von Heilpflanzen, die Phytotherapie.

Zu den traditionellen Verfahren zählt man Traditionelle Europäische Medizin (TEM), Traditionelle Indische Medizin (TIM; Ayurveda), Traditionelle Chinesische Medizin (TCM) sowie Anthroposophie und Homöopathie.

Die Kraft der Selbstheilung

Wir alle haben schon Selbstheilung erlebt, ohne uns darüber im Klaren zu sein, dass es sich dabei um Selbstheilung handelt: die Wundheilung. Kaum haben wir eine kleine Verletzung an der

Haut, schon reagiert der Körper. Die Blutgerinnung verändert sich und „dickeres" Blut verklebt zunächst die offene Wunde. Nach kurzer Zeit bildet sich Grind, der verhindert, dass Keime eindringen. Unter dem natürlichen „Pflaster" kann ungestört neue Haut wachsen und die Wunde schließen.

Bei Infektionen setzt das Immunsystem seine Abwehrtruppen in Gang, um die Eindringlinge unschädlich zu machen. Auch Husten, Schnupfen und Fieber sind nur Reaktionen des Körpers, um die ungebetenen Gäste wieder loszuwerden. Selbstheilung ist also nichts anderes als die Fähigkeit des Körpers sich zu regenerieren und seine Funktionsfähigkeit wiederherzustellen. Manchmal braucht es einen therapeutischen Impuls von außen oder innen, um die heilende Kraft zu entfalten. Naturheilkundliche Verfahren sind sehr gut geeignet, solche Impulse zu setzen und so die Selbstheilungskräfte wieder zu aktivieren.

Gesunde Reize setzen

Ein gemeinsames Ziel aller Naturheilverfahren ist es, die Selbstheilungskräfte des Körpers anzuregen. Häufig werden Reize gesetzt – wie Wärme oder Kälte, körperliche Aktivität oder immunstimulierende Substanzen der Heilpflanzen –, auf die der Körper, aber auch der Geist und die Psyche mit einer gesund machenden Antwort reagieren. Der „innere Arzt" wird angeregt, wieder regulierend in alle Prozesse des Körpers einzugreifen. Das betrifft beispielsweise seine Regenerations- oder Kompensationsfähigkeit.

Dieses Buch bietet eine Fülle an einfachen, aber wirksamen naturheilkundlichen Methoden und Hausmitteln zur Selbstbehandlung bei Erkrankungen des Herz-Kreislauf-Systems sowie der oftmals einhergehenden Erkrankungen Diabetes, Bluthochdruck, Fettstoffwechselstörungen und Übergewicht. Besonderes Augenmerk liegt dabei auf dem Umgang mit Stress. Er spielt bei allen Erkrankungen eine erhebliche Rolle. Umgekehrt kann der Abbau von inneren Spannungen wesentlich zur Heilung von Herzerkrankungen oder zur Besserung von Beschwerden beitragen. Es lohnt sich also, die persönlichen Stressfaktoren zu erkennen und diese entsprechend zu reduzieren.

Das Herz natürlich stärken

Bei der Prävention typischer Wohlstandskrankheiten wie Übergewicht, Diabetes und koronarer Herzerkrankung (KHK) hat die Naturheilkunde einen großes Potenzial. Ausreichend Bewegung, eine vernünftige Ernährung und Stressabbau können einer frühzeitigen Alterung der Gefäße und damit Erkrankungen des Herzens effektiv vorbeugen.

Bei schon bestehenden Krankheiten kann man die konventionelle Therapie mit naturheilkundlichen Mitteln unterstützen und so oftmals eine Verschlimmerung vermeiden. Der amerikanische Arzt Dean Ornish ist sogar davon überzeugt, dass man mit einem gesunden Lebensstil und einer überwiegend veganen sowie fettarmen Ernährung die Uhr bei Krankheiten wie Diabetes oder Arteriosklerose zurückdrehen kann (siehe S. 142).

Hohem Blutdruck gegensteuern

Das Gefährliche an Bluthochdruck (Hypertonie) ist, dass man ihn sehr lange nicht bemerkt. Dennoch schädigt er lebenswichtige Organe wie Herz, Nieren und Gehirn und kann so zum Tod führen. Das Herz schafft es über einen langen Zeitraum, den Druck auf seine Gefäße auszugleichen, irgendwann ist es durch diese Belastung jedoch erschöpft und wird krank. Dann lassen sich oft nur noch die Spätfolgen lindern, verhindern lassen sie sich nicht mehr.

So weit muss es nicht kommen. Eine gesunde Lebensführung, die den Bedürfnissen von Körper und Seele entspricht, wirkt Bluthochdruck entgegen. Entspannungstechniken helfen, Stress abzubauen. Eine gesunde Ernährung und regelmäßige Bewegung tragen dazu bei, Übergewicht – ein häufiger Risikofaktor von Bluthochdruck – zu reduzieren. Zur Prävention hat sich auch das Training der Blutgefäße mittels Wasseranwendungen (siehe S.48) bewährt. Sinnvoll ist es natürlich, mit den Lebensstiländerungen bereits zu beginnen, wenn die Werte noch nicht oder nur leicht erhöht sind.

Optimismus als Medizin

Amerikanische Forscher fanden heraus, dass optimistische Menschen eine doppelt so hohe Wahrscheinlichkeit für ein gesundes Herz haben wie pessimistische. Rosalba Hernandez und ihr Team kamen zu dieser Erkenntnis, indem sie elf Jahre lang Daten von Tausenden Amerikanern im Alter von 45 bis 84 Jahren auswerteten.

Das richtige Mittel finden

Anfangs müssen Sie vielleicht diverse Methoden ausprobieren, um herauszufinden, was Ihnen am besten hilft oder in Ihren Alltag passt. Bei den Krankheitsbildern in diesem Buch wird auch jeweils darauf hingewiesen, in welchem Stadium eine Selbstbehandlung möglich ist, welche Therapien nur der naturheilkundlich ausgebildete Arzt durchführen kann und was in der Hochschulmedizin als Standardtherapie angeboten wird.

Falls Sie bereits regelmäßig Medikamente einnehmen, beraten Sie sich zunächst mit Ihrem Arzt, um eventuelle Wechselwirkungen zu vermeiden. Da naturheilkundliche Anwendungen die gesunden Ressourcen des Körpers stärken, kann die Einnahme von Medikamenten eventuell reduziert werden. Grundsätzlich gilt jedoch: Verändern Sie nicht eigenmächtig die Dosierungen, halten Sie unbedingt mit Ihrem behandelnden Arzt Rücksprache. Informieren Sie ihn zudem über die zusätzlichen Therapien.

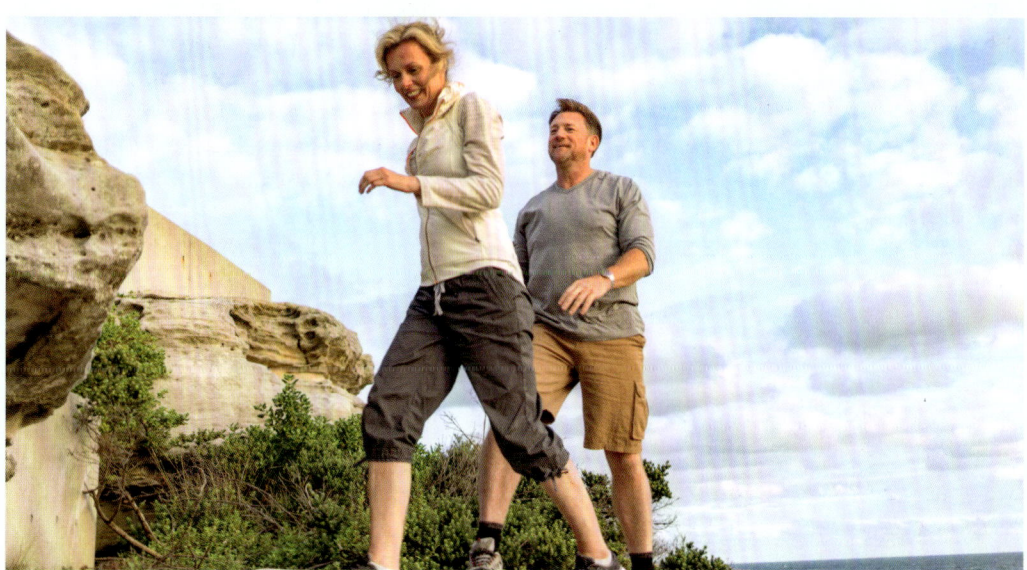

Regelmäßige Bewegung und eine optimistische Lebenseinstellung sind die beste Medizin fürs Herz.

Pflanzenheilkunde

Pflanzen spielen eine große Rolle für den Menschen. Sie nähren uns, produzieren Sauerstoff und viele von ihnen besitzen zudem Heilkräfte. So verwundert es nicht, dass die Pflanzenheilkunde oder Phytotherapie (griech. phyton = Pflanze) zu den ältesten medizinischen Therapien gehört. Und die Suche nach heilsamen Stoffen in Pflanzen hält bis heute an.

Frühe Wurzeln

Die wohl umfangreichste Auflistung von heilsamen Inhaltsstoffen enthält ein ägyptischer Papyrus aus dem 16. Jahrhundert v. Chr. Dort sind etwa 700 tierische und pflanzliche Wirkstoffe dokumentiert. Von den Ägyptern ist bekannt, dass sie die antibakterielle Wirkung von Knoblauch und Zwiebeln nutzten, um den massiven Ausbruch von Infektionskrankheiten beim Bau der Pyramiden zu verhindern. Einer der berühmtesten Pharmakologen des Altertums, der römische Militärarzt Dioskurides, verfasste im Jahr 60 n. Chr. die aus fünf Büchern bestehende „Materia medica" (Über Heilmittel). Sie gilt mit über 1.000 Heilmitteln als das wichtigste antike Werk und bildete bis ins 16. Jahrhundert die Grundlage für die Behandlung mit pflanzlichen, tierischen und mineralischen Arzneimitteln.

Im Mittelalter war der Orden der Benediktiner wegweisend für die Verbreitung medizinischen Wissens, das zu einem großen Teil auf

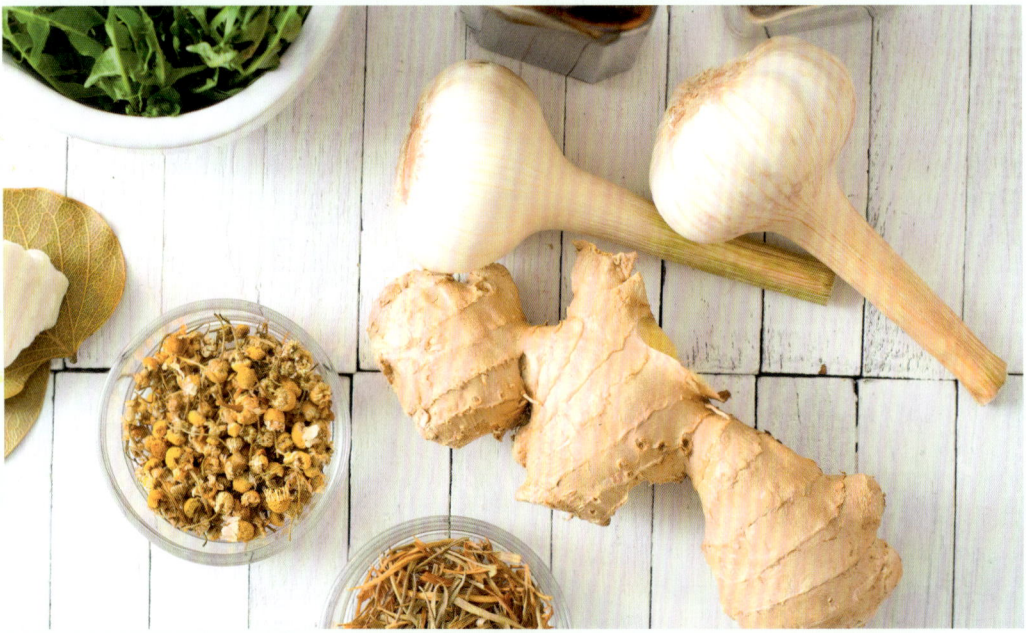

Knoblauch wirkt antibakteriell und schützt die Gefäße, Ingwer hilft, die Blutfettwerte zu verbessern.

der Heilwirkung von Kräutern des Klostergartens beruhte. Die Beobachtungen und Beschreibungen der Benediktinerin Hildegard von Bingen (1098–1179) über die Heilkräfte der Pflanzen sind bis heute von Nutzen. Paracelsus (1493–1541) schließlich systematisierte in seinem Werk „Herbarius" die heimische Heilpflanzenkunde. Dadurch entwickelte sich die Pflanzenheilkunde zu einer Erfahrungswissenschaft, die im Laufe der Zeit zunehmend naturwissenschaftlich vorging.

Wirksame Bestandteile

Die Weltgesundheitsorganisation (WHO) definiert Phytopharmaka (pflanzliche Heilmittel) als „Arzneimittel, deren wirksame Bestandteile ausschließlich aus pflanzlichem Material bestehen, wie beispielsweise Pflanzenpulver, Pflanzensekrete, ätherische Öle oder Pflanzenextrakte". In der Pflanzenheilkunde werden somit nur ganze Pflanzen oder Pflanzenteile (Blüten, Blätter, Samen, Rinden, Wurzeln) genutzt. Sie werden frisch, als Aufguss (Tee), Abkochung, Auszug, Saft, Tinktur, Extrakt oder als Pulver angewendet. Etliche Arzneimittel auf der Basis von Einzelextrakten aus Pflanzen, wie Digitalis aus dem Fingerhut, fallen nicht unter die Bezeichnung Phytopharmaka. Auch homöopathische Mittel gehören nicht dazu.

Wirkung und Anwendung

Bei vielen Pflanzen weiß man durch die jahrtausendealte Erfahrung, dass sie wirken. Aber erst durch relativ neue Untersuchungen versteht man auch, wie sie wirken. Heilpflanzen entfalten ihre Eigenschaften meist als Vielstoffgemische. Obwohl häufig ein bestimmter Inhaltsstoff festlegt, wofür die Pflanze im Krankheitsfall genutzt wird, wirkt sie beziehungsweise wirken Teile davon als Ganzes. Von 1976 bis 1994 unterzog die Kommission E, ein Expertengremium des ehemaligen Bundesgesundheitsamts, rund 600 der gebräuchlichsten Heilpflanzen einer kritischen Untersuchung und begutachtete bereits existierende Studien und Erfahrungen. Ziel war es, die Unbedenklichkeit und Wirksamkeit von Pflanzenstoffen zu systematisieren und gesetzlich festzuhalten. Dabei fiel etwa ein Drittel der Heilpflanzen wegen zu geringer Wirksamkeit oder zu hohen Nebenwirkungen aus dem bestehenden Katalog. Bis auf Ginkgo bei Demenz, Johanniskraut bei leichten bis mittelschweren Depressionen, Flohsamenschalen bei Colitis ulcerosa (chronisch entzündliche Darmerkrankung) und Mistel bei unheilbaren Krebserkrankungen, können alle anderen Heilpflanzen seitdem nur noch auf einem „grünen Rezept" vom Arzt verschrieben werden. Es lohnt sich dennoch, bei den Krankenkassen nachzufragen.

Pflanzliche Herzmittel

Die Phytotherapie kennt eine Reihe von Pflanzen, die speziell bei Herzkrankheiten wirksam sind. Zu den bekanntesten gehört der Weißdorn. Tees oder Fertigarzneien daraus steigern unter anderem die Herzdurchblutung. Herzgespannkraut hilft bei nervösen Herzbeschwerden, und Besenginsterkraut leistet vor allem bei funktionellen Herzrhythmusstörungen gute Dienste. Weniger bekannt ist dagegen die herzstärkende und durchblutungsfördernde Wirkung von Arnika. Überliefert ist, dass Johann Wolfgang von Goethe (1749–1832) noch auf dem Sterbebett nach seinem Arnikatee verlangte. Auch Pfarrer Kneipp schätzte diese Pflanze und meinte, sie sei nicht mit Gold aufzuwiegen. Ingwer und Kurkuma wiederum helfen, die Blutfette zu senken, und Olivenblätter beeinflussen den Blutdruck günstig. Mehr zu heilsamen Pflanzen rund ums Herz finden Sie bei den jeweiligen Krankheitsbildern.

Hydrotherapie

In der Hydrotherapie nach Kneipp kommen hauptsächlich Güsse, Wechselduschen und Teilbäder zum Einsatz. Aber auch Vollbäder, Wechselbäder, Waschungen sowie Wickel und Auflagen gehören zu seiner Wassertherapie. Viele dieser Anwendungen sind ein besonders effektives Gefäßtraining und wirken zudem entspannend auf das vegetative Nervensystem. Viel Nutzen für wenig Geld!

Hydrotherapie ist so einfach wie wirksam: Sie brauchen dafür lediglich Wasser, Wannen oder Schüsseln, einen Duschschlauch, Leinen- oder Baumwolltücher und eine Wolldecke.

Güsse

Das Besondere an Kneipp-Güssen ist, dass durch einen gebundenen (nicht spritzenden), fast drucklosen Wasserstrahl ein Temperatur-

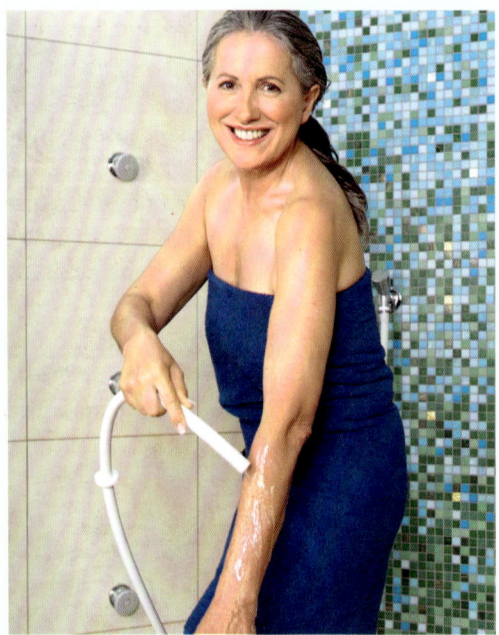

Der kalte Armguss beruhigt das Herz und vertieft die Atmung.

reiz auf die Haut ausgeübt wird. Die Druckrezeptoren der Haut werden dabei nur sanft stimuliert. Die Wassertemperatur der Güsse wird je nach Konstitution und Erkrankung gewählt. Typische Güsse sind der kalte Guss – wie kalter Armguss (siehe S. 152) und kalter Knieguss (siehe S. 74) – und der Wechselguss (warm oder kalt; siehe rechts). Temperiertes Wasser wird bei Güssen nicht verwendet.

Wirkung: Durch das fließende Wasser nähert sich die Hauttemperatur der Wassertemperatur an. Bei einem warmen Guss kommt es sofort zu einer verstärkten Durchblutung. Bei einem kalten Guss ist die verstärkte Durchblutung eine Folgereaktion der Blutgefäßerweiterung. Güsse verbessern die gesamte Regulation des Wärmehaushalts. Über die Haut entfalten sie ihre Wirkungen auf den Kreislauf, das Nervensystem, den Stoffwechsel und die Ausscheidung. Güsse sind ein wirksames Gefäßtraining für die Venen.

Anwendung: Güsse kann man ganz einfach zu Hause ausführen. Dabei hat sich der original Kneipp-Duschkopf bewährt, der im Handel erhältlich ist. Moderne Standard-Duschköpfe haben in der Regel ebenfalls verschiedene Strahleinstellungen und sind deshalb auch gut geeignet. Wählen Sie den kräftigen, gebundenen Strahl oder schrauben Sie den Duschkopf für die Wasseranwendung komplett ab und verwenden nur den Schlauch.

Wechselgüsse

Typische Kneipp-Wechselgüsse sind der Wechselschenkel- oder der Wechselknieguss. Dabei wird 3-mal zwischen warmem (36 bis 38 °C) und kaltem Wasser (bis 18 °C) gewechselt. Beim Schenkelguss behandelt man die Beine vom Fußrücken bis zur Leiste, beim Knieguss führt man den Wasserstrahl vom Fußrücken bis eine Handbreit über die Knie.

Wirkung: Wechselgüsse trainieren die Gefäße, sich schnell zu erweitern und wieder zusammenzuziehen – Gefäßtraining pur. Die Durchblutung der Haut und der Muskulatur wird gesteigert.

Anwendung: Man beginnt mit warmem Wasser (36 bis 38 °C) und führt den Wasserstrahl so lange über die bestimmte Körperregion, bis man sich richtig aufgewärmt fühlt. Dann folgt der kalte Guss (0 bis 18 °C), anschließend noch 2-mal je ein warmer und ein kalter Guss. Man beendet die Wechselgüsse also kalt.

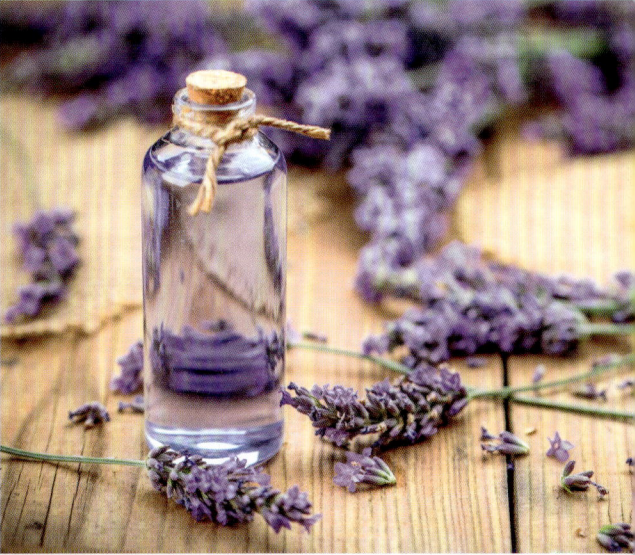

Badezusätze, die vor allem beruhigend wirken, sind Baldrian, Hopfen und Lavendel.

Gut zu wissen

Kaltes Wasser und warmer Körper

Grundsätzlich gilt: Kalte Wasseranwendungen dürfen nur dann gemacht werden, wenn der Körper warm ist. Bei allen Güssen beginnt man „herzfern", das heißt rechts und an der Außenseite des Körpers oder der Gliedmaßen. Nach einem Guss trocknet man die Haut nicht ab, sondern streift das Wasser mit den Händen gut ab. Anschließend muss der Körper wieder warm werden. Man zieht sich also an, bewegt sich, etwa bei einem zügigen Spaziergang, oder schlüpft noch einmal unter die Bettdecke.

Bäder

Bei den Kneipp-Bädern werden kalte, warme, heiße, temperaturansteigende und Wechselbäder unterschieden. Die Temperatur bedingt jeweils die Wirkung, die durch Badezusätze noch verstärkt werden kann.

Entweder werden Körperteile oder der ganze Körper in Wasser getaucht. Die Teilbäder können an Armen, Füßen oder als Kopfdampfbad erfolgen. Obwohl bei Teilbädern nur bestimmte Körperzonen mit dem Wasser in Berührung kommen, wirken sie über die Reflexbögen auf den ganzen Organismus. Bei Wannenbädern unterscheidet man:

Vollbad: Das Wasser reicht bis zum Hals.
Dreiviertelbad: Das Wasser geht bis zur Brust.
Halbbad: Das Wasser reicht bis zu den unteren Rippenbögen.
Sitzbad: Das Wasser bedeckt hinten und seitlich die Nierengegend und reicht vorn bis zur Mitte der Oberschenkel.

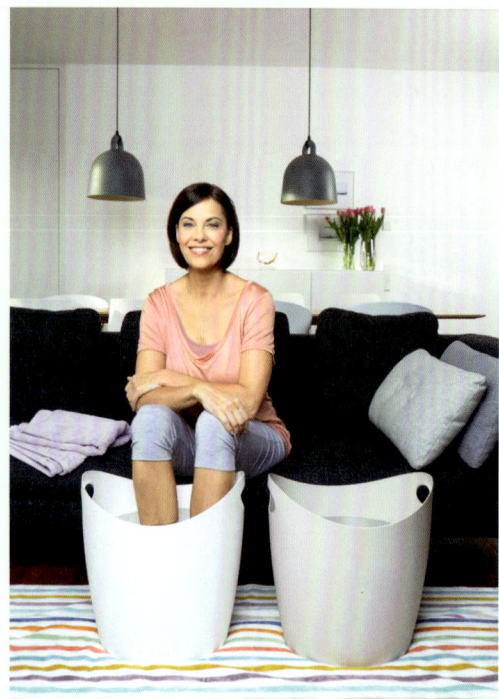

Wechselfußbäder regen die Durchblutung an.

Temperaturen für Bäder und Teilbäder

kalt	0–18 °C
temperiert	19–22 °C
kühl	23–32 °C
warm	36–38 °C
heiß	39–41 °C

Kalte Bäder

Das Wasser hat eine Temperatur von maximal 18 °C. Kalte Bäder beeinflussen die Zirkulation des Bluts, den Stoffwechsel und das Nervensystem. Das Gefäßsystem reagiert auf den Kältereiz mit Gefäßerweiterung und Durchblutungssteigerung. Dies setzt sich in die Tiefe des

Körpers fort: Das Herz wird angeregt, was zu einer vorübergehenden Blutdrucksteigerung führt. Es folgen mehrere wellenförmige rhythmische Verengungen und Erweiterungen der feinen Hautgefäße. Kalte Teilbäder (Arm- oder Fußbad) haben eine ableitende Wirkung und stärken die Venen. Das kalte Armbad wird auch als „Tasse Kaffee der Naturheilkunde" bezeichnet. Es wirkt beruhigend auf das Herz und anregend auf den Geist.
Dauer: 10 bis 30 Sekunden

Warme Bäder

Das 36 bis 38 °C warme Badewasser soll zum einen die Körpertemperatur erhöhen, zum anderen den Organismus anregen. Die gesteigerte Durchblutung von Haut, Gewebe und Muskulatur erleichtert es dem Körper, Krankheitskeime zu vernichten. Diese werden beschleunigt durch die Lymph- und Blutbahnen zu den Ausscheidungsorganen abtransportiert. Warme Bäder eignen sich auch zur Blutdrucksenkung. Außerdem beruhigen sie das Nervensystem. Vor allem in Form von Teilbädern wirken sie als Schlafmittel.
Dauer: bis zu 20 Minuten

Heiße Bäder

Das Badewasser ist 38 bis 42 °C heiß. Je höher die Temperatur, desto mehr arbeitet das Herz. Es muss sich häufiger zusammenziehen, um der Haut die zur Wärmeabgabe benötigten Blutmengen zu liefern. Heiße Bäder wirken ähnlich wie warme Bäder, jedoch intensiver. Sie steigern den Stoffwechsel und die Verbrennungsvorgänge im Körper. Für Personen mit Herzschwäche und fortgeschrittener Arteriosklerose sind heiße Bäder nicht geeignet.
Um das Herz- und das Kreislaufsystem zu entlasten, wird am Ende eines heißen Bads der Körper (bei Teilbädern die Arme oder Beine)

kalt abgespült. Nach einem längeren Vollbad sollte man unbedingt etwas nachruhen. Für Menschen mit Herzerkrankungen empfiehlt sich maximal ein Halbbad.

Dauer: bis zu 15 Minuten

Temperaturansteigende Bäder

Die Temperatur des Wassers wird während des Bads allmählich gesteigert. Innerhalb von 12 bis 15 Minuten heißes Wasser zugießen, sodass die Temperatur auf 39 bis 41°C gesteigert wird (je nach Verträglichkeit). Dabei kommt es ohne vorhergehende Gefäßkontraktion langsam zu einer Erweiterung der Hautgefäße. Der Kreislauf wird dabei entlastet, die Herzleistung durch die vertiefte Atmung gesteigert.

Temperaturansteigende Fußbäder helfen bei arteriellen Zirkulationsstörungen. Ansteigende Armbäder wirken krampflösend auf die Herzkranzgefäße. Vorsicht bei Angina pectoris!

Dauer: 10 bis 15 Minuten

Wechselbäder

Wechselbäder werden in der Regel als Teilbäder angewendet. Sie wirken durch den raschen, dreimaligen Wechsel von Wasser mit erheblich unterschiedlichen Temperaturen. Das warme Wasser hat 36 bis 38°C, das kalte maximal 18°C (je kälter, desto besser). Man beginnt stets warm und endet kalt. Die starken Temperaturunterschiede verursachen eine intensive Reizwirkung. Zur kurzfristigen Kreislaufanregung ist ein Wechselarmbad (siehe unten) besonders zu empfehlen. Regelmäßig angewendet, hilft es bei Durchblutungsstörungen in Armen und Beinen. Außerdem wirkt es ausgleichend bei leichtem Bluthochdruck.

Wechselvollbäder werden wegen ihrer hohen Belastung von Kreislauf, Atmung und Nervensystem nur von kräftigen Menschen vertragen.

Dauer: 5 bis 10 Minuten in warmem, 5 bis 10 Sekunden in kaltem Wasser. Ingesamt 3-mal unmittelbar hintereinander wiederholen.

Wechselarmbad

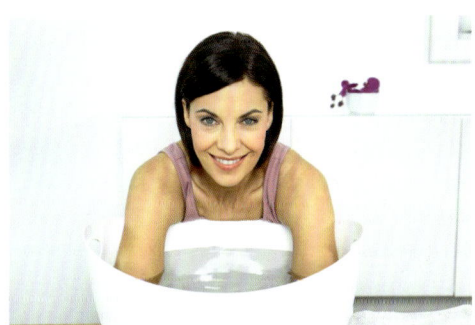 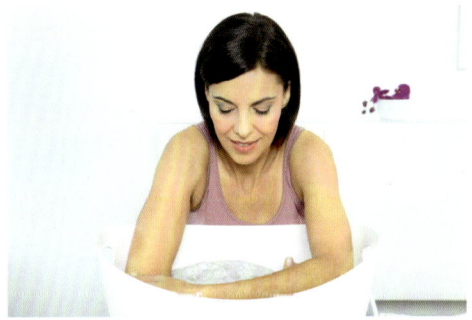

1. Füllen Sie 2 tiefe Wannen mit Wasser: die eine mit kaltem (maximal 18°C), die andere mit warmem Wasser (36 bis 38°C). Tauchen Sie die abgewinkelten Arme in das warme Wasser und baden Sie 5 bis 10 Minuten darin.

2. Tauchen Sie anschließend Ihre Arme 5 bis 10 Sekunden in das kalte Wasser. Wiederholen Sie diesen Wechsel 2-mal. Beginnen Sie stets mit dem warmen und enden Sie mit dem kalten Armbad.

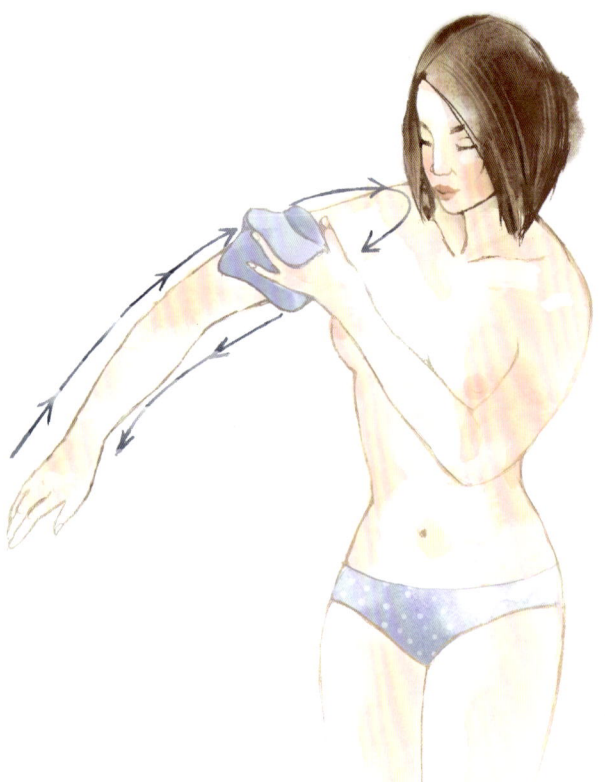

Wasseranwendungen wird die Hautdurchblutung gesteigert. Waschungen sind ein probates Mittel, um Herz und Kreislauf zu entlasten. In den ersten Minuten sind sie angenehm erfrischend, da der Wasserfilm auf der Haut durch die Körperwärme verdunstet. Sie eignen sich deshalb auch als Morgenritual. Abends angewendet, fördern Waschungen den Schlaf.

Anwendung: Man taucht ein Leinen- oder Baumwolltuch in kaltes Wasser (maximal 18 °C) und drückt es gut aus. Bei einer Ganzkörperwaschung beginnt man an der Armaußenseite des rechten Handgelenks und führt das Tuch zügig bis zur Schulter, dann streicht man über die Achselhöhle an der Arminnenseite zurück zum Handgelenk. Das Tuch erneut ins Wasser tauchen, ausdrücken und die Waschung am linken Arm wiederholen. Dann folgen Hals, Brust, Bauch und Rücken, dabei das Tuch zwischendurch immer wieder ins Wasser tauchen und ausdrücken. Zum Schluss folgen die Beine: außen, vorne, innen und hinten vom Gesäß abwärts. Anschließend ruht man in warmen Handtüchern noch mindestens 30 Minuten.

Dauer: Die Waschung erfolgt zügig, eine Ganzwaschung dauert maximal 2 Minuten.

Wichtig: Vor einer Waschung soll der Körper warm und die Raumtemperatur angenehm sein. Nur so viel entkleiden wie nötig. Nach der Waschung nicht abtrocknen. Wenn Sie die Waschung morgens vornehmen, können Sie sich danach kurz im Bett aufwärmen oder Sie ziehen sich an und bringen den Körper in Schwung.

Das Wasser für die Waschung sollte möglichst kalt sein, nur für geschwächte und fiebrige Menschen temperiertes Wasser (19 bis 22 °C) verwenden.

Kalte Waschungen

Waschungen sind milde, aber sehr wirksame Anwendungen. Sie können als Ganzkörper- oder Teilwaschungen erfolgen. Das Vorgehen ist das gleiche wie bei Bädern oder Güssen. Nur dass hier mit einem Tuch ein dünner Wasserfilm gleichmäßig über den Körper oder einzelne Körperteile aufgetragen wird. Verwendet man temperiertes Wasser (19 bis 22 °C), ist dieses Kneipp-Verfahren auch für ältere und geschwächte Menschen sehr verträglich.

Wirkung: Regelmäßige Waschungen wirken beruhigend und nervenstärkend. Wie bei allen

Wickel

Wickel sind altbewährte Hausmittel. Unter dem Begriff „Wickel" fasst man nicht nur echte Wickel, sondern auch Auflagen, Kompressen und Packungen zusammen. Sie können mit feuchten und/oder trockenen Tüchern ausgeführt werden (siehe Foto rechts).

Wirkung: Wickel wirken entweder nur über den Kälte- oder Wärmereiz oder werden durch zugesetzte Substanzen noch verstärkt, beispielsweise durch beruhigendes Lavendelöl. Warme Wickel sind vor allem entspannend und entkrampfend, etwa der Lavendelölwickelbei Herzrhythmusstörungen (siehe S. 173).

Bei den kalten Wickeln hängt die Wirkung von der Dauer ab: Ein kurz aufliegender Wadenwickel (zur Fiebersenkung) entzieht Wärme, was zu einer Senkung der Körpertemperatur führt. Kalte Wickel, die 30 Minuten bis 1 ½ Stunden angewendet werden, entziehen zunächst ebenfalls Wärme. Durch die Unterkühlung verengen sich die Gefäße, der Körper reagiert gegen diesen Reiz mit gesteigerter Durchblutung, die Temperatur steigt. Gleichzeitig werden vermehrt Sauerstoff und Nährstoffe zugeführt. Das kurbelt den Stoffwechsel an, Herz und Kreislauf werden entlastet (siehe S. 171). In der Kneipp-Therapie werden kalte Wickel bevorzugt angewendet.

Wickel stärken auch das Immunsystem. Sie lindern Schmerzen und wirken Unruhezuständen entgegen. Darüber hinaus lockern sie Verspannungen und wirken schweißtreibend.

Anwendung: Vorbereitend sorgt man für eine angenehm warme Raumtemperatur und Ruhe. Der Körper (vor allem die Füße) sollte vor dem Anlegen eines kalten Wickels warm sein. Sorgen Sie dafür, dass das feuchte Innentuch gut ausgedrückt, faltenfrei und möglichst straff gewickelt ist. Das darüber liegende Zwischentuch sollte unbedingt ein paar Zentimeter größer sein, damit die Feuchtigkeit aus dem unteren Tuch an den Rändern nicht verdunstet. Als dritte Lage verwendet man ein dickeres Flanell- oder Wolltuch.

Dauer: Wickel liegen üblicherweise 30 Minuten bis 1 ½ Stunden auf. (Einen kalten Wickel zur Fiebersenkung nimmt man ab, sobald er warm ist.) Nachdem der Wickel entfernt ist, unbedingt noch 30 Minuten ruhen, damit die Körperreaktionen langsam abklingen können.

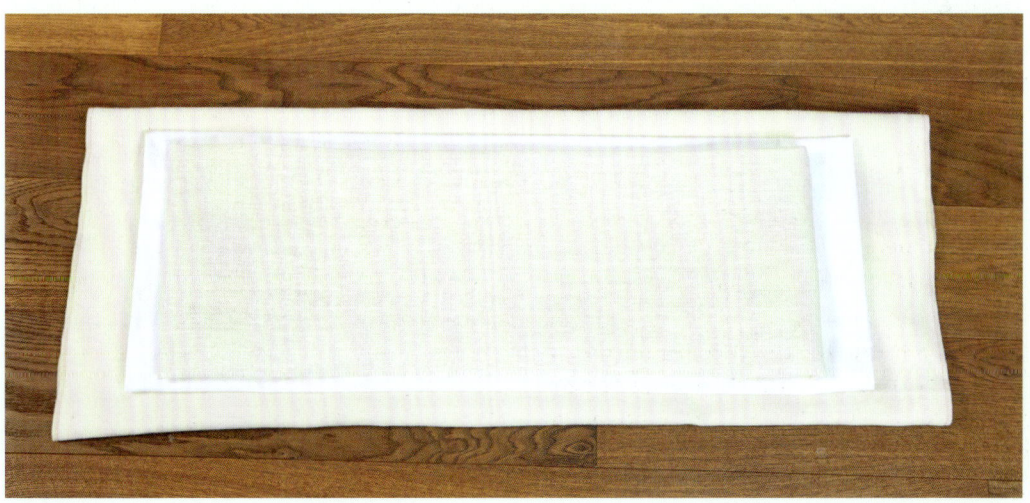

Für einen Wickel brauchen Sie 3 Tücher: Als Innentuch eignet sich ein Leinen- oder Baumwolltuch. Darüber kommt ein trockenes Zwischentuch aus Baumwolle, das jeweils 3 bis 4 Zentimeter über das Innentuch hinausragt. Das wärmende Außentuch sollte aus Flanell oder Wolle sein.

Traditionelle Chinesische Medizin

Ein Leben mit der Natur und in Harmonie mit allen Dingen, das ist das Prinzip der Traditionellen Chinesischen Medizin (TCM). Alles hängt mit allem zusammen und steuert auf seine Weise das Geschehen im Körper. Jedes Organ hat einen speziellen Bezug zu Qi (der Lebensenergie) und Blut. Das Herz nimmt in der TCM eine zentrale Stellung ein. Es wird oft als Kaiser und damit als Herrscher über die inneren Organe bezeichnet.

Als chinesische Medizin wird eine Heilkunde bezeichnet, die in China vor über 2.000 Jahren begründet und anschließend weiterentwickelt wurde. Im 2. Jahrhundert v. Chr. entstand das Standardwerk „Medizin des Gelben Kaisers", das bis heute eine der Grundlagen der chinesischen Medizin ist. Dort steht etwa: „Die spezifischen Funktionen des Herzens sind eng verbunden mit den Blutgefäßen, die Quintessenz davon ist die Hautfarbe … " Eine Erkenntnis, die auch heute niemand infrage stellt.

Die Theorie der TCM

Der Begriff „TCM" stammt aus den 1950er-Jahren. Die Idee beruht auf dem Taoismus und seiner Vorstellung der ineinander verschlunge-

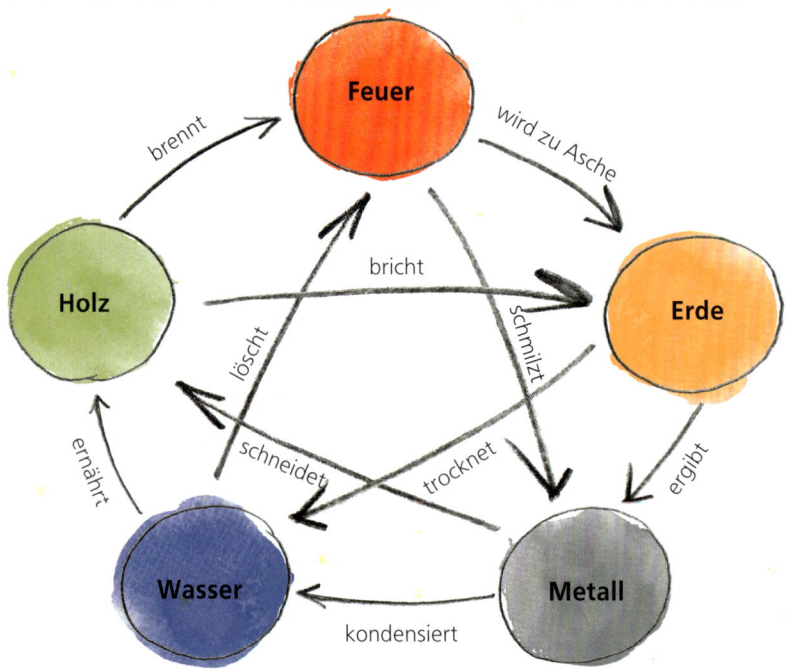

Die Fünf-Elemente-Lehre beschreibt die Gesetzmäßigkeiten, nach denen dynamische Prozesse im Bereich des Lebendigen ablaufen. Es gibt direkte Wandlungen, aber auch Wandlungen zum übernächsten Element.

Die fünf Elemente und ihre Zuordnungen

	Holz	Feuer	Erde	Metall	Wasser
Himmelsrichtung	Osten	Süden	Südwesten	Westen	Norden
Jahreszeit	Frühling	Sommer	Spätsommer	Herbst	Winter
Klima	Wind	Hitze	Feuchtigkeit	Trockenheit	Kälte
Geschmack	sauer	bitter	süß	scharf	salzig
Funktionskreis	Leber/Galle	Herz/Dünndarm/Dreifach-Erwärmer	Milz/Magen	Lunge/Dickdarm	Niere/Blase

nen Gegensätze (Yin und Yang) sowie der Fünf-Elemente-Lehre. Diese Lehre beschreibt die Gesetzmäßigkeiten im Bereich des Lebendigen. Dabei geht sie von den fünf Elementen Holz, Feuer, Erde, Metall und Wasser aus. Sie werden als Symbole gesehen, anhand derer im Universum alles eingeordnet werden kann und deren Beziehung zueinander einem ständigen Wandel unterzogen ist (deshalb auch die fünf Wandlungsphasen genannt). So sind etwa jedem Element ein oder mehrere Organe, eine Farbe, Charaktereigenschaft, Himmelsrichtung, ein Planet, eine Tages- und Jahreszeit, ein Geschmack oder Geruch zugeordnet (siehe Tabelle oben).

Allerdings entsprechen die Organe nach diesen Vorstellungen nicht nur den anatomischen Beschreibungen der westlichen Medizin, sie beinhalten auch psychologische und energetische Aspekte. So beherbergt etwa das Herz auch den Geist und umfasst damit auch mentale und intellektuelle Fähigkeiten. Bei der Diagnose der Krankheitsbilder spielt das Prinzip der fünf Elemente eine ganz wesentliche Rolle. Außerdem werden auch die Beziehungen der Elemente zueinander berücksichtigt.

Herrscher über alle Organe

Das Herz, auch „Kaiser" genannt, gehört zum Funktionskreis Dünndarm/Dreifach-Erwärmer. Letzterer ist ein Meridian, der das energetische Gleichgewicht der inneren Organe kontrolliert. Herz/Dünndarm und Dreifach-Erwärmer werden dem Element Feuer zugeordnet. Herz- und Kreislauferkrankungen sind deshalb Zeichen eines gestörten Feuerelements. Die Aufgaben des Herzens gehen nach chinesischer Sicht weit über das Verständnis der westlichen Medizin hinaus: Das Herz ist für die Durchblutung zuständig, zugleich beherbergt es den Geist und wird mit den Gefühlen Freude, Trauer und Stress in Verbindung gebracht.

Der „Kaiser" übt die Kontrolle über die Willenskraft, die Konzentrationsfähigkeit und den Intellekt aus. Es ist selbst ein Speicherorgan (Yin-Organ), kontrolliert und behütet aber auch die drei unteren Speicherorgane Leber, Niere und Milz. Umgekehrt „nähren" und unterstützen diese drei das Herz. Die Balance zwischen ihnen ist nach Traditioneller Chinesischer Medizin die Voraussetzung für ein gesundes vegetatives Nervensystem. Als Körperabschnitt wird dem Herz das obere Körperdrittel zugeordnet.

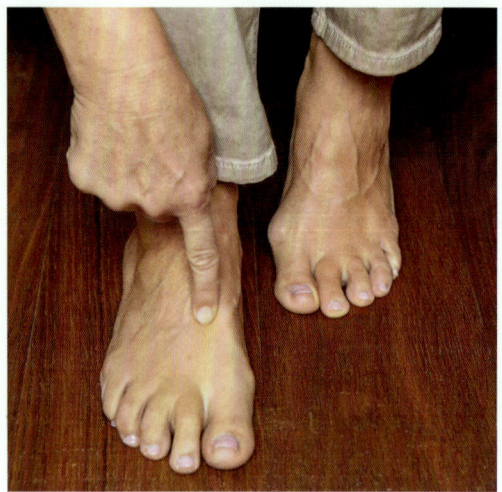

Drücken Sie den Akupressurpunkt Leber 3, wenn Sie Beklemmungsgefühle im Brustkorb haben.

Die dem Herz zugeordnete Farbe ist Rot, die Jahreszeit der Sommer. Das Sinnesorgan des Herzens ist die Zunge. Bei der Diagnose von Krankheiten spielt in der TCM die Zunge eine große Rolle, Herzkrankheiten speziell erkennt der TCM-Arzt auch an der Zungenspitze.

Die Leber und das Herz

Die Leber ebenso wie die Galle gehören nach der Fünf-Elemente-Lehre zur Wandlungsphase Holz. Diesem Element ist zudem das Gefühl „Wut" und der Geschmack „sauer" zugeordnet. Dieser Zusammenhang ist bei uns in Redewendungen wie „Mir läuft vor Wut die Galle über" oder „Jemandem ist eine Laus über die Leber gelaufen" durchaus präsent. Nach chinesischem Verständnis kann unterdrückte Wut die Aktivität der Leber übermäßig steigern.
In der Natur nährt Holz das Feuer. Übertragen auf die menschlichen Organe bedeutet das, dass die Leber (Wandlungsphase Holz) das Herz (Wandlungsphase Feuer) nährt. So kann indirekt durch lang anhaltende Wut ein Herzlei-

den entstehen. Der TCM-Arzt behandelt nicht das Herz, er versucht vielmehr, die Energie der Leber und damit die eigentliche Ursache auszugleichen. Die TCM betrachtet also nicht ein einzelnes Organ, sondern alles ganzheitlich, als Kette von Geben und Nehmen im Sinne der Wandlungsphasen.

Fülle, Leere oder Blockade

Anders als die westliche Medizin, die aufgrund von Laborbefunden oder Röntgenaufnahmen behandelt, versteht man in der TCM Gesundheit als freies Fließen der Lebensenergie Qi. Alle körperlichen, seelischen und geistigen Funktionen sind ständig im Austausch und stehen in einem ausgewogenen Verhältnis zueinander. Jeder Krankheit liegt ein Ungleichgewicht der einzelnen Komponenten zugrunde und wird je nach Qualität unterschieden in Fülle, Leere oder Blockade. Ziel der TCM ist es, das Gleichgewicht wiederherzustellen.

Die Therapien

Die therapeutischen Verfahren sind die fünf Säulen der TCM: chinesische Arzneitherapie, Akupunktur mit der dazugehörigen Moxibustion (Erwärmung der Akupunkturpunkte durch glimmende Beifußkegel), Massagetechniken wie Tuina, Bewegungs- und Atemübungen wie Qigong oder Tai-Chi sowie Ernährung.

Chinesische Arzneitherapie

Die eigentliche Domäne der Traditionellen Chinesischen Medizin ist die Behandlung mit Kräutern, Mineralien und tierischen Bestandteilen. Im Westen ist dies weniger bekannt. Die Wirkung der einzelnen Mittel beruht nach Vorstellungen der TCM auf der Geschmacksart (süß, sauer, salzig, bitter, scharf, zusammenziehend oder neutral) und ihrer Funktion (hebend, senkend, absteigend, hervortretend). Entscheidend ist, dass die Therapie stets an die sich wandelnden Beschwerden angepasst wird.

Da die Arzneitherapie ein fundiertes Wissen über die Mittel und das Zusammenwirken der Elemente und Organsysteme voraussetzt, ist sie für die Selbstbehandlung nicht geeignet.

Akupunktur und Akupressur

Akupunktur ist bei uns das bekannteste Element der TCM. Sie basiert auf der Grundvorstellung, wonach die Lebensenergie Qi in einem Netzwerk von Leitbahnen im Körper fließt. Ist das Qi blockiert, kommt es zu Ungleichgewichten und Krankheiten. Das Stechen mit den Nadeln soll diese Lebensenergie wieder zum Fließen bringen. Die moderne Akupunktur kennt mehr als 1.000 Akupunkturpunkte. Sie sollte nur von einem erfahrenen Akupunkteur durchgeführt werden.

Akupressur, eine Fingerdruckmassage, eignet sich dagegen gut zur Selbstbehandlung. Ihr Wirkprinzip ist dem der Akupunktur ähnlich, jedoch nicht so tief greifend. Die Stimulation des Punkts Leber 3 etwa reguliert die Spannung im gesamten Körper (siehe Foto links). Drücken Sie diesen Punkt bei innerer Anspannung, Bluthochdruck, Kloßgefühl im Hals und Beklemmungsgefühl im Brustkorb. Der Punkt befindet sich auf dem Fußrücken zwischen dem ersten und zweiten Mittelfußknochen genau im Bereich der Annäherungsstelle dieser beiden Knochen zum Körper hin.

Chinesische Ernährungslehre

Die Ernährung hat einen hohen Stellenwert in der TCM. Sie wird gezielt zum Aufbau der Gesundheit, zur Vorbeugung und zur Behandlung von Krankheiten eingesetzt. Die chinesische Ernährungslehre unterteilt die Lebensmittel nach ihrem Geschmack (süß, sauer, salzig, bitter, scharf, zusammenziehend oder neutral) und ihrem Temperaturverhalten (kalt, kühl, heiß, warm, neutral). Jedem Geschmack wird eine Wirkung auf ein Organ zugeordnet. Saures stimuliert die Leber, Bitteres das Herz, Süßes die Milz. Führt man einen Geschmack im Übermaß zu, kann das die Organe schädigen. Heißhunger auf einen bestimmten Geschmack kann auf ein Ungleichgewicht des entsprechenden Organs hinweisen.

Mittagszeit ist Herzenszeit

Nach der chinesischen Organuhr hat das Herz von 11 bis 13 Uhr seine Maximalzeit. Deshalb sollte man zwischen 11 und 13 Uhr Energie fürs Herz tanken. Dazu gehört ein leichtes Mittagessen. In dieser Zeit kurbeln wir das Herzfeuer an. Eine moderne Wissenschaft, die Chronobiologie, untersucht bei uns heute die zeitliche Organisation des menschlichen Organismus und deren Einfluss auf unsere Gesundheit.

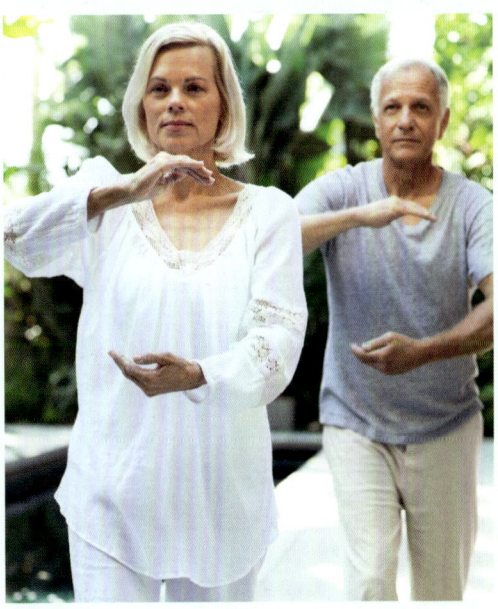

Tai-Chi hat nachweislich einen positiven Einfluss auf Blutdruck, Stoffwechsel und Puls.

Ayurveda

„Die Wissenschaft vom Leben", heißt die Übersetzung des Begriffs „Ayurveda". „Ayus" bedeutet im Sanskrit Leben, „veda" Wissenschaft. Dieses Medizinsystem entwickelte sich vor mehr als 2.000 Jahren. Das Ziel: Den Menschen möglichst lange gesund zu erhalten. Der Vorbeugung gilt deshalb große Aufmerksamkeit. Aber auch die Behandlung von Krankheiten ist ein wichtiger Bestandteil eines der ältesten ganzheitlichen Heilsysteme.

Ayurveda wird oft nur als Wellness mit Massagen und Ölgüssen angesehen. In seiner umfassenden Betrachtungsweise von Gesundheit und Krankheit, dem Eingebundensein in den Kosmos ist es aber vor allem eine Bereicherung bei der Behandlung von typischen chronischen Erkrankungen der Moderne.

Sowohl die Diagnose als auch die Therapie beziehen alle Umstände mit ein, die für die Gesundung von Wichtigkeit sind – individuell abgestimmt auf den Patienten.

Der ayurvedische Kosmos

Die ayurvedische Lehre geht davon aus, dass alle Dinge aus den fünf Grundelementen Raum, Luft, Feuer, Wasser und Erde bestehen. Alle Elemente finden sich auch im menschlichen Körper wieder, so zum Beispiel in den fünf Sinnen: Hören (Raum), Sehen (Feuer), Riechen (Erde), Fühlen (Luft) und Schmecken (Wasser).

Aus diesen Grundelementen wiederum speisen sich drei biologische Kräfte oder Energien (Doshas): Vata, Pitta und Kapha. Sie sind bei jedem Menschen in einem individuellen Mischungsverhältnis, das bereits bei der Zeugung festgelegt wird, mehr oder weniger stark ausgeprägt. Ein oder zwei Doshas überwiegen in der Regel. Somit sind wir von Natur aus mit unterschiedlichen Stärken und Schwächen, einer einzigartigen Grundkonstitution, ausgestattet.

Dieses individuelle Gleichgewicht (Homöostase) soll aufrechterhalten werden, wobei Anpassungen an bestimmte Anforderungen durchaus normal, ja sogar sinnvoll sind und vom Körper toleriert werden. Eine nachhaltige Störung dieses individuellen Gleichgewichts führt allerdings zwangsläufig zu Krankheiten. Entsprechend der ayurvedischen Sichtweise geht jede Krankheit mit einer Vermehrung oder Verringerung eines oder mehrerer Doshas einher. Bei Herz-Kreislauf-Erkrankungen verändert auch anhaltender Stress das individuelle Gleichgewicht des Menschen. Denn Stress löst vielfältige hormonelle und biochemische Prozesse aus. Ein weiterer Risikofaktor stellt eine unregelmäßige Lebensweise dar. Die Therapie besteht im Wiederherstellen des individuellen Gleichgewichts.

Die drei Doshas

Vata, Pitta und Kapha, die drei Doshas, sind das Zentrum des ayurvedisch-medizinischen Denkansatzes. Sie gestatten eine komplexe Betrachtung aller körperlichen und geistigen Prozesse in Gesundheit wie in Krankheit. Aber auch alle anderen kosmischen Gegebenheiten, wie beispielsweise Tages- oder Jahreszeiten, Nahrungsmittel, Arzneipflanzen, sind durch diese Prinzipien erklärbar. Die Grundkonstitution (Prakriti) eines Menschen ist ein sehr individuelles Verhältnis dieser drei Doshas.

Test*: Welcher Dosha-Typ sind Sie?

Geben Sie dem zutreffenden Merkmal jeweils einen Punkt. Zählen Sie die Punkte am Schluss zusammen – dem Typ mit den meisten Punkten können Sie sich grob zuordnen. Ein Ayurveda-Arzt zieht natürlich noch viel mehr Aspekte wie etwa Stoffwechsel, Verdauung, Sexualität und Temperaturverhalten zurate. Und natürlich geht nichts über die körperliche Untersuchung.

Merkmal	Vata	Pitta	Kapha
Körperbau	dünn, schlank	mittlerer Körperbau	starker Körperbau
Gewicht	gering, nimmt leicht ab	durchschnittlich, nimmt leicht zu	übergewichtig, nimmt leicht zu
Haut	kalt, trocken, rau, rissig	warm, trocken, Sommersprossen	kühl, weich, geschmeidig
Haare	eher wenig, trocken, schwer zu beherrschen	durchschnittlich, weich, dünn	viel, fest, dick, ölig, gut zu beherrschen
Stirn	niedrig	mittel	hoch
Augen	rund, rau, können im Schlaf offen bleiben	eng, unstet, Tendenz zu Gefäßeinblutungen durch Alkohol/Sonne/Ärger	groß, hell, glänzend
Nägel	dünn, trocken, splittrig	dünn, weiß, streifig	dick, weich, glänzend
Gang	hastig, schnell	eilig	stabil, majestätisch
Stimme	scharf, heiser, unbeherrscht	mittlere Tonlage	gewichtig, angenehm
Appetit	wechselhaft, eher wenig	gut, kann eigentlich immer essen	regelmäßig, kann gut fasten
bevorzugter Geschmack	süß, sauer, salzig	süß, bitter, zusammenziehend	scharf, bitter, zusammenziehend
Schlaf	kurz, gestört	mittel, leicht	lang, tief
Temperament	reizbar, schwankend	durchsetzungsstark	ruhig, zufrieden
Gedächtnis	schlecht	gut	ausgezeichnet
Gemütsruhe	gering	mittel	groß
Geist	ruhelos, aktiv	intelligent, aggressiv	bedächtig, langsam
Gefühl	ängstlich, unsicher	aggressiv, reizbar	gierig, verhaftet
Träume	ängstlich, vom Fliegen	feurig, von Gewalt	wässrig, vom Meer

* Dieser Test bezieht sich auf gesunde Menschen.

Vata

Es reguliert sämtliche Transport- und Bewegungsprozesse im Körper wie beispielsweise Atmung, Bewegung, aber auch Wahrnehmungen und Nervenimpulse.

Störungen: Sie manifestieren sich unter anderem durch trockene Haut, Nervosität oder Beschwerden des Bewegungsapparats. Vata-dominierte Menschen neigen zur Entwicklung von Herzschwäche, Herzrhythmusstörungen und psychokardiologischen Beschwerden. Der Geist wird unruhig, Kraftlosigkeit und ein Verlangen nach Wärme entstehen.

Gleichgewicht: Es befördert Kreativität und Flexibilität, Leichtigkeit und Freude.

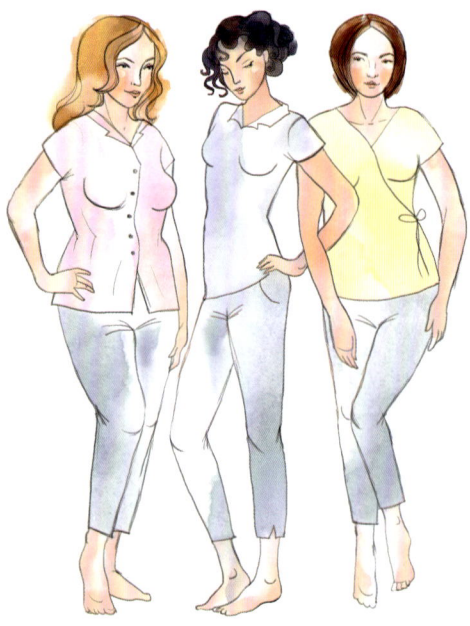

Die drei Gestalttypen im Ayurveda (von links): Kapha hat einen stärkeren Körperbau (Wasser und Erde), Vata ist dünn bis schlank (Raum und Äther), Pitta ist von mittlerer Statur (Feuer und Wasser).

Pitta

Es steht für Verdauungs- und Stoffwechselprozesse sowie den Wärmehaushalt. Zudem ist es für Nahrungsaufspaltung, Verdauung, Hunger, Durst sowie die Temperaturregulation verantwortlich.

Störungen: Sie zeigen sich vor allem in entzündlichen Prozessen wie Hautkrankheiten, Gastritis oder Blutungen. Pitta-dominierte Menschen können stressbedingte Herzprobleme entwickeln. Eine innere Anspannung und eine gewisse Gereiztheit machen sich breit.

Gleichgewicht: Es befördert Intelligenz, Ausstrahlung und Mut.

Kapha

Es ist für Synthese, Speicher- und Strukturprozesse zuständig: Immunstärke, Aufbaustoffwechsel, Potenz und körperliche Stabilität.

Störungen: Übermäßiges Kapha führt zu Atemwegserkankungen, Diabetes, Fettstoffwechselstörungen sowie Übergewicht, was wiederum Arteriosklerose und damit auch Herzinfarkt oder Herzschwäche begünstigt.

Gleichgewicht: Es befördert Liebe, Ruhe und Gelassenheit.

Das Verdauungsfeuer Agni

Agni ist ebenfalls ein grundlegendes Prinzip der ayurvedischen Betrachtung. Wörtlich bedeutet es Feuer und steht für alle Umwandlungsprozesse der Nahrung im Körper sowie ihrer Bereitstellung für die Zellen. Es repräsentiert also im weitesten Sinne sämtliche Verdauungs- und Stoffwechselprozesse. Egal, welche Erkrankung vorliegt, im Ayurveda wird immer zuerst die Verdauung analysiert. Diese wiederum ist abhängig von Agni. Es gibt drei krankhafte Zustände des Agni: zu schwaches Verdauungsfeuer (Verstopfung), schwankendes und zu starkes Verdauungsfeuer.

Geschwächtes Agni

Symptome, die am Anfang von Erkrankungen stehen können:

- Zungenbelag
- Appetitlosigkeit
- Völlegefühl, Blähungen
- gestörter Stoffwechsel
- Verstopfung, Durchfall
- klebriger Stuhl

Eine gestörte Verdauungskraft führt zur Ablagerung von Verdauungsrückständen in den Geweben und den Gefäßen.

Verstöße gegen Ernährungsregeln

- nicht konstitutionsgerechte Ernährung
- unregelmäßig/zu viel/zu kalt/zu schnell/keine Pausen zwischen den Mahlzeiten

Schwer verdauliche Nahrung (wie tierische Eiweiße oder sehr fetthaltige Lebensmittel) begünstigen schädliche Prozesse in den Gefäßen.

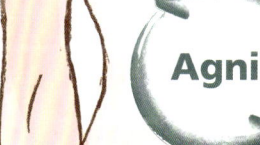

Agni

| leichte, warme Kost statt Schwerverdaulichem und Kaltem | bittere Speisen, Kräuter und Gewürze | Zwischenmahlzeiten vermeiden | Reinigungsfähigkeit und Stoffwechsel aktivieren | Bewegung, Sport, Schwitzen |

Agnistärkende Faktoren

Jede Störung der Verdauung verhindert eine optimale Verarbeitung und Aufnahme von Nährstoffen, was für alle Gewebe Folgen hat. Am Beginn einer ayurvedischen Behandlung steht deshalb stets die Verdauung.

Diagnose

Eine Konstitutionsbestimmung, die den Menschen in all seinen Facetten und Lebensumständen erfasst, ist die Voraussetzung für eine ayurvedische Einschätzung. Die weitere Diagnostik umfasst in der Regel acht Punkte. Zungen- und Pulsdiagnose, Urin- und Stuhluntersuchung (Inspektion von Menge, Farbe, Geruch), das Abhören und Abtasten des Körpers, die Augenuntersuchung (Größe, Farbe, Glanz) sowie das Beobachten des allgemeinen Erscheinungsbilds wie Haltung, Gang und Gesichtsfarbe. Auch wenn die Puls- und Zungendiagnostik häufig besonders hervorgehoben wird, sind alle Untersuchungsmethoden in ihrer Aussagekraft gleichwertig.

Therapien

Die Behandlung zielt auf die Wiederherstellung des individuellen Gleichgewichts (Homöostase). Das bedeutet, Ungleichgewichte der

Aus der Rinde des in Indien heimischen Arjunabaums wird eine herzstärkende Medizin gewonnen, die auch als Weißdorn der ayurvedischen Medizin bezeichnet wird.

Doshas zu beseitigen sowie die Balance des Agni (Verdauungs- und Stoffwechselebene) und damit den Ernährungs- und Funktionszustand der Gewebe wiederherzustellen. Da aus ayurvedischer Sicht vor allem falsche Ernährung sowie falsche Verhaltens- und Denkgewohnheiten krank machen, stehen sie auch im Mittelpunkt des Behandlungskonzepts. Bei genau diesen Faktoren kann der Patient selbst großen Einfluss ausüben.

Zur Heilung von angegriffenen Strukturen oder zur Linderung der Beschwerden bei zerstörten Strukturen – etwa bei vernarbtem Gewebe nach einem Herzinfarkt oder einem zerstörten Gelenkknorpel – greift der ayurvedische Arzt auf folgende Therapieoptionen zurück:

- **ausleitende Verfahren von innen** (Panchakarma): Abführen, Einläufe, Erbrechen oder Blutentzug durch Aderlass oder Blutegel.
- **ausleitende Verfahren von außen:** Ölmassagen, Trockenabreibungen, Dampfbäder oder auch Packungen.
- **ausgleichende Verfahren:** Ernährungstherapie mit den passenden Lebensmitteln für den Patienten je nach seinem Konstitutionstyp sowie die richtige Ernährungsweise. Auch Ordnungstherapie (Geist und Seele in Balance bringen) sowie medikamentöse Therapie gehören dazu.

Wirksamkeit

In vielen wissenschaftlichen Studien wurde die Wirksamkeit von Ayurveda bestätigt. Das alte Heilverfahren hat einen sehr modernen Ansatz: Faktoren des Lebensstils spielen eine große Rolle. Nichts anderes treibt heutige Gesundheitsexperten um, denn Volkskrankheiten wie Bluthochdruck und Herzerkrankungen sind vor allem eine Folge des Lebensstils. Dieser Bezug zur Lebensweise und die Betrachtung des Menschen auf allen Ebenen seines Daseins führt zu

Die 10 wichtigsten Ernährungsregeln des Ayurveda

1. Essen Sie dreimal täglich, und zwar regelmäßig, keine Zwischenmahlzeiten. Gegen Mittag brennt das Verdauungsfeuer am stärksten, also in dieser Zeit die Hauptmahlzeit einnehmen. Am Abend, ab 18 Uhr, genügt ein leichtes, warmes Essen.

2. Essen Sie leicht verdauliche Speisen. Schwer sind Käse, Eier, Fisch, Fleisch, Fettiges. Abends sind auch Salat, Joghurt und Ungekochtes okay.

3. Essen Sie langsam und maßvoll. Für ein langes Leben den Magen nie ganz füllen.

4. Nehmen Sie **viel warme Nahrung** zu sich. Eisgekühlte Speisen und Getränke vermeiden, keine Fertigprodukte, wenig Alkohol, Fleisch und Säure. Essen sie vor allem pflanzliche Kost.

5. Viel Rohkost ist anstrengend für die Verdauung.

6. Gewürze unterstützen die Verdauung (beispielsweise Pfeffer, Ingwer, Fenchel, Kurkuma).

7. Vermeiden Sie Hektik beim Essen.

8. Zu den Mahlzeiten **warmes Wasser trinken,** eventuell mit etwas Ingwer.

9. Die wichtigste Regel: **Mindestens 4 Stunden zwischen den Mahlzeiten nichts essen,** damit neue Nahrung nicht auf Unverdautes von der letzten Mahlzeit trifft.

10. Gönnen Sie Ihrem Darm eine **längere Ruhepause über Nacht.** Nehmen Sie Ihr Abendessen zwischen 18 und 19 Uhr ein.

---

bemerkenswerten Erkenntnissen über das individuelle Wohlbefinden oder Kranksein. Die therapeutische Kombination von Ernährung, Bewegung, ayurvedischen Arzneien, Reinigungsverfahren, Öl- und Trockenmassagen sowie Svedana, die ayurvedische Schwitzkur, und Yoga eröffnen dem Arzt unzählige Varianten der individuellen Behandlung. Personalisierte Medizin ist also keine Erfindung der Neuzeit. Die beiden ältesten Medizinsysteme der Welt, die TCM und Ayurveda, machen es schon einige Tausend Jahre vor.

Das Herz im Ayurveda

Im Ayurveda stellt das Herz den Sitz der Vitalessenz (Ojas) dar, die den Körper stärkt und wärmt, Krankheit verhindert und somit für die Dauer der Lebensspanne verantwortlich ist. Das Herz ist zudem der Sitz des Bewusstseins, der Erkenntnis und geistiger Fähigkeiten und somit an der Entwicklung von spirituellen Werten und persönlichen Gefühlen beteiligt. Eine wichtige Erkenntnis des Herzens: Liebe lässt keinen Raum für kleinliches, engstirniges Denken und Handeln.

Homöopathie

**„Ähnliches soll durch Ähnliches geheilt werden" (similia similibus curentur) –
auf diesem Grundsatz beruht das homöopathische Therapiesystem,
das nicht zu den klassischen Naturheilverfahren zählt. So wird beispielsweise
das homöopathische Mittel Coffea arabica (Kaffee) bei innerer Unruhe
und Schlaflosigkeit angewandt. Das sind genau die Symptome, die Kaffee
beim gesunden Menschen hervorrufen kann.**

Der deutsche Arzt Christian Friedrich Samuel Hahnemann (1755–1843) ist der Entdecker und Begründer der klassischen Homöopathie (griech. homois = ähnlich, pathos = Leiden). Hahnemann führte die Wirkung der homöopathischen Mittel auf die Stärkung der Lebenskraft zurück. Noch heute sehen viele Homöopathen in der Krankheit eine Verstimmung der Lebenskraft. Trotz zahlreicher Studien existieren keine eindeutigen Belege zur Wirkung der Homöopathie. Die Befürworter gehen davon aus, dass homöopathische Mittel die Selbstheilungskräfte anregen.

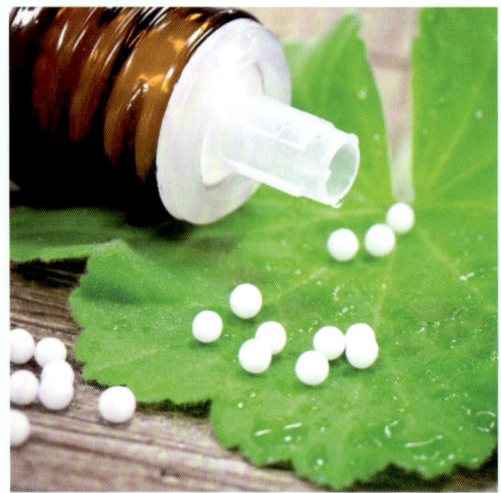

Globuli oder Streukügelchen sind die verbreitetste Darreichungsform homöopathischer Arzneimittel.

Die Wirkstoffe

Der homöopathische Arzneischatz besteht im Wesentlichen aus Pflanzen, Mineralien, Metallen und Tierprodukten. Auch Nosoden zählen dazu, das sind Arzneien, die aus Krankheitsprodukten, zum Beispiel aus Blut oder Krankheitserregern, hergestellt werden. Bei der Behandlung mit Homöopathika nimmt der Patient in der Regel ein Einzelmittel ein, entweder als Globuli, Tabletten oder Tropfen. Diese bekommt er in einer potenzierten Form. Die Arzneisubstanz wurde dafür schrittweise mit Wasser oder Alkohol verschüttelt, also verdünnt, oder mit Milchzucker zu Globuli verrieben.

Die Potenzierung

Bei einer C-Potenz ist die Ausgangssubstanz im Verhältnis 1:100 verdünnt, bei einer D-Potenz 1:10. Dann erhält man die Potenz D 1. Wird dieser Vorgang wiederholt und die hergestellte Lösung nochmals 1:10 verdünnt, entsteht eine Lösung mit einer D2-Potenz usw. Eine D6-Potenz wurde 6-mal 1:10 verdünnt. Niedrige Potenzen wirken vor allem auf Organfunktionen, ab den Potenzen D12 und C12 auch auf der seelischen Ebene.

Das passende Mittel

Die Wahl des homöopathischen Mittels erfolgt in der klassischen Homöopathie auf der Grundlage aller Krankheitssymptome sowie der

Persönlichkeitsmerkmale des Patienten. Für jeden Patienten wird ein individuelles Mittel gesucht, das heißt, auch bei gleicher Krankheit erhalten unterschiedliche Patienten nicht automatisch die gleiche Arznei. Der Homöopath ist nicht nur daran interessiert, ob der Patient zum Beispiel Herzrhythmusstörungen hat und in welcher Form der Takt gestört ist, sondern auch daran, was für ein Mensch der Patient ist. Weint er schnell oder hält er seine Emotionen eher verdeckt? Ist er ordentlich oder chaotisch? Diese Angaben spielen bei der Mittelwahl eine ebenso große Rolle wie die zur Erkrankung. Daher findet bei einem Homöopathen zuerst eine sehr ausführliche Anamnese statt, also die Aufnahme der Vorgeschichte des Patienten.

Selbstbehandlung

In diesem Buch finden Sie bei vielen Krankheitsbildern homöopathische Mittelempfehlungen. Diese sind vor allem dazu geeignet, eine notwendige schulmedizinische Behandlung zu unterstützen und eventuell Medikamente zu reduzieren. Für die Eigentherapie empfehlen sich die Dosierungen im Kasten rechts. Achten Sie bitte darauf, dass Sie Globuli und Tabletten nicht schlucken, sondern langsam unter der Zunge zergehen lassen. Bei Bedarf können Sie Tabletten in Wasser auflösen und dieses in kleinen Schlucken trinken. Homöopathika dürfen nicht mit Metall in Berührung kommen, wenn nötig, bitte Plastiklöffel verwenden. Essen Sie 15 Minuten vor und nach der Einnahme nichts. Halten Sie mindestens 1 Stunde Abstand zu Kaffee, mentholhaltigen Lebensmitteln und Alkohol ein.

Ob die Wahl des Mittels korrekt war, merken Sie daran, dass sich die Beschwerden deutlich bessern oder es zu einer „Erstverschlimmerung" kommt. Letztere ist ein positives Zeichen, da sie auf eine baldige Besserung hinweist.

Gut zu wissen

Für die Einnahme homöopathischer Mittel empfiehlt sich folgender Ablauf:

tiefe Potenzen D3 bis D6

- **bei akuten Beschwerden:**
1 Gabe* stündlich, bis erste Besserung eintritt, dann alle 2 Stunden
- **bei chronischen Beschwerden:**
1 Gabe* 3-mal täglich, maximal 3 Wochen, dann 1 Woche Pause

mittlere Potenzen D12 oder C12

- **bei akuten Beschwerden:**
1 Gabe* stündlich, bis erste Besserung eintritt, dann alle 2 Stunden
- **bei chronischen Beschwerden:**
1 Gabe* 2-mal täglich, maximal 3 Wochen, dann 1 Woche Pause

Hochpotenzen ab D30/C30 sind nicht für die Selbstbehandlung geeignet. Sie sollten nur von erfahrenen Therapeuten ausgewählt werden.

* 1 Gabe entspricht 5 Globuli, 1 Tablette oder 5 Tropfen

Weitere Mittel

Zu den Einzelmitteln gehört auch die spezielle Gruppe der Konstitutionsmittel. Sie zielen auf eine grundlegende homöopathische Behandlung der geistigen, seelischen und körperlichen Eigenschaften eines Menschen und werden nach der individuellen Konstitution des Patienten ausgewählt. Das bezieht die äußere Erscheinung ebenso mit ein wie etwa das Temperament oder Ängste. Als Komplexmittel bezeichnet man Arzneien, die aus mehreren homöopathischen Mitteln bestehen, die sich in ihrer Wirkung ergänzen oder verstärken.

Weitere naturheilkundliche Therapien

Nachfolgend finden Sie eine Auswahl aus der Fülle der unterschiedlichen naturheilkundlichen Möglichkeiten, die bei Arteriosklerose, Bluthochdruck, Herz-Kreislauf-Problemen oder Erkrankungen des Herzens hilfreich sein können – auch zur Unterstützung der schulmedizinischen Behandlung.

Anthroposophie

Die anthroposophische Medizin geht auf den Österreicher Rudolf Steiner (1861–1925) zurück und ist Teil einer philosophisch-naturwissenschaftlichen sowie religiös-esoterischen Lehre. Sie betrachtet den Menschen als viergliedrige Wesenheit:

- physischer Leib: sichtbarer Körper
- Ätherleib: ermöglicht Gestaltbildung und Lebensorganisation, Lebenskräfte
- Astralleib: Seele, trägt Empfindungen und Gefühle
- Ich: Geist, repräsentiert den individuell-geistigen Wesenskern

Krankheit bedeutet in Steiners Weltanschauung die Störung der Harmonie zwischen diesen Gliedern. Das Ziel der anthroposophischen Therapie ist die Stärkung der Selbstheilungskräfte, um die Harmonie wiederherzustellen. Die anthroposophische Medizin, die sich als Ergänzung zur Schulmedizin versteht, erfolgt überwiegend mit mineralischen, pflanzlichen und tierischen Heilmitteln.

Hinzu kommen Gesprächstherapie, Farbtherapie, Kunsttherapie, Musiktherapie sowie Heileurythmie, bei der Wörter, Laute und Melodien in Bewegung umgesetzt werden. Diese Methoden kommen durchaus auch in der Hochschulmedizin zum Einsatz. Auch manche anthroposophischen Heilmittel, wie beispielsweise Cardiodoron zur Anregung der Herz-Kreislauf-Tätigkeit, werden in der konventionellen Medizin ebenfalls verwendet.

Bachblütentherapie

Der englische Arzt Edward Bach (1886–1936) entwickelte diese Therapieform Anfang der 1920er-Jahre. Er war der Ansicht, dass Gesundheit eng mit Zufriedenheit im Leben und einem friedvollen Miteinander der Menschen verbunden ist. Negative Charaktereigenschaften wie Angst, Ärger, Traurigkeit oder Habgier sah er als die eigentlichen Ursachen für Krankheiten an. Umgekehrt soll Gesundheit erhalten oder wiedererlangt werden, wenn positive Gefühle dominieren. Bachs Therapie ist sozusagen eine seelische Gesundheitsfürsorge.

Gegen 38 „disharmonische Seelenzustände" hatte Bach 38 wässrige Auszüge von Blüten verschiedener wild wachsender Pflanzen und Bäume aufbereitet. Je nach individueller Seelenlage wird die richtige Essenz ermittelt. So kann etwa Cherry Plum, die Kirschpflaume, unterstützen, mehr Gelassenheit an den Tag zu legen. Das gelbe Sonnenröschen soll dabei helfen, besser mit der eigenen nervlichen Konstitution umzugehen.

Die Bachblütentherapie ist bei persönlichen Krisen und Erkrankungen mit starker psychischer Beteiligung eine lohnenswerte Ergänzung. Nicht jedoch bei akuten psychiatrischen Fällen!

Balneo- und Klimatherapie

Die positive Wirkung von Wasser und Klima ist seit der Antike bekannt. In geeigneten Kurorten und spezialisierten Kliniken werden entsprechende Heilkuren durchgeführt.

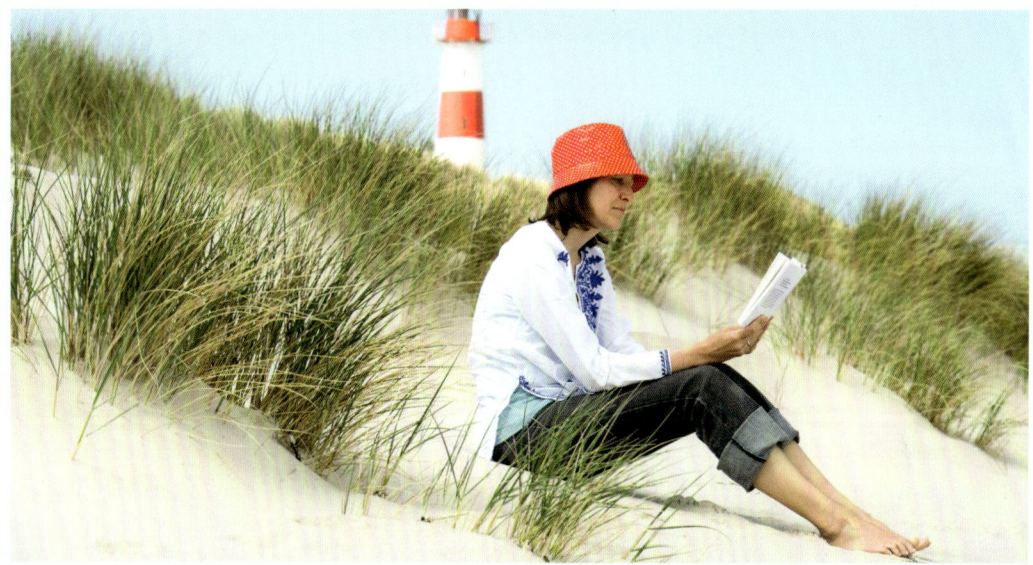

Während des Fastens ist neben Ruhe auch Bewegung besonders wichtig. Das beugt Muskelabbau vor.

Balneotherapie

Heilwässer und Heilgase kommen als Bäder sowie als Trinkkuren in der Bäder- oder Balneotherapie bei einer Vielzahl von Beschwerden zur Anwendung:

- Hydrokarbonalwasser: normalisieren den Stoffwechsel und mindern das Durstgefühl bei Diabetes Typ 2
- Schwefelwasser: bei Hautkrankheiten, degenerativen und chronisch-entzündlichen Gelenkerkrankungen des Bewegungsapparats
- Chlorid-(Jod-)Sole-Wasser: bei Atemwegsbeschwerden, Magen-Darm-Erkrankungen, degenerativen und chronisch-entzündlichen Gelenkerkrankungen
- Meerwasser: bei Bronchitis, Neurodermitis, Akne und Psoriasis
- Thermalwasser: bei degenerativen und chronisch-entzündlichen Gelenkerkrankungen des Bewegungsapparats
- Radon: bei Herz-Kreislauf-Krankheiten
- CO_2-Bäder: bei Bluthochdruck

Klimatherapie

Die Klimatherapie umfasst Heliotherapie (dosierte Sonnenbäder), klimatische Terrainkur (dosiertes Gehen) sowie die Frischluft-Liegekur. Meeresklima und Mittelgebirgsklima sind besonders geeignet bei Herz-Kreislauf-Erkrankungen, Haut- und Atemwegserkrankungen.

Heilfasten

Der vorübergehende Verzicht auf Nahrung ist seit Jahrtausenden in fast allen Religionen und Kulturen bekannt. Heilfasten hat das Ziel, die Regeneration des Körpers zu beeinflussen. Der menschliche Körper kann für eine begrenzte Zeit schadlos ohne Nahrungszufuhr leben. Das geschieht beispielsweise während des Schlafs. Fasten ist „in" und bei Herz-Kreislauf-Erkrankungen sehr wirksam, wie Studien nahelegen. Fasten wirkt sich unter anderem günstig auf den Stoffwechsel aus, Blutzucker- und Cholesterinwerte sinken beziehungsweise normalisieren sich. Grundsätzlich können auch Diabetiker fasten, sofern kein Herz-Kreislauf-, Nieren- oder Leberleiden dagegen spricht. Fasten setzt antientzündliche Prozesse in Gang und die Psyche wird positiver gestimmt. Für manchen ist Fasten der Einstieg in einen gesünderen Lebensstil.

Heilfasten sollte nur unter Aufsicht erfolgen. Für den Alltag empfiehlt sich ein intermittierendes Fasten, wobei zwischen zwei Mahlzeiten eine Pause von etwa 16 Stunden liegen soll. Viele Ärzte, Kurkliniken und einige Krankenhäuser bieten Fastenkuren an. Der Mediziner Dr. Otto Buchinger (1878–1966) gilt als Wegbereiter der Fastentherapie in Deutschland.

Neuraltherapie

Diese Therapieform geht auf den Arzt Ferdinand Huneke (1891–1966) zurück, der gemeinsam mit seinem Bruder Walter die Idee verfolgte, dass chronische Krankheiten von Störfeldern wie alten Narben und Entzündungen ausgelöst werden können.

Die Neuraltherapie ist eine Regulations- und Umstimmungstherapie, bei der geringe Men-

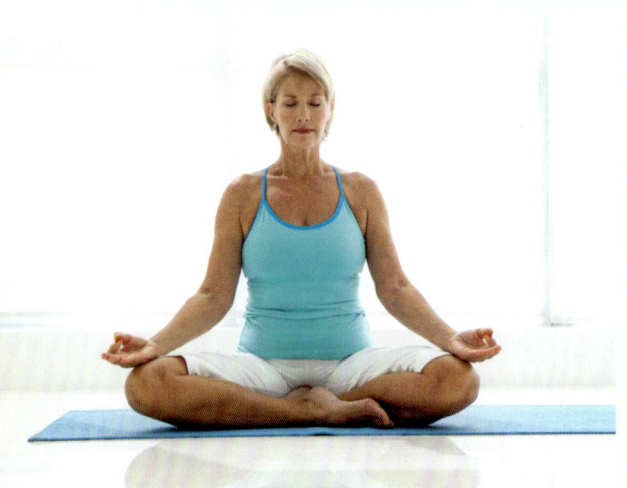

Tägliche Meditationsübungen senken nachweislich den Blutdruck.

gen Betäubungsmittel entweder unter die Haut, in Arterien, Venen oder Muskeln gespritzt werden. Dabei kommen verschiedene Injektionstechniken zur Anwendung, von der einfachen Quaddelung bis zu tiefen Injektionen in Nervengeflechte. An der Einstichstelle werden übergeordnete Reizleitungen des Körpers, ähnlich der Akupunktur, angesprochen.

Auch bei Beschwerden im Herz-Kreislauf-Geschehen können Störfelder verantwortlich sein, typischerweise sind es die Zähne, Mandeln oder Narben. Die Neuraltherapie reduziert oder beseitigt die Schmerzzustände sowie das Entzündungsgeschehen und befreit damit den Körper aus seiner allgemeinen Regulationsstarre. Nicht zur Anwendung kommen darf sie bei Gerinnungsstörungen sowie bei Einnahme von Gerinnungshemmern.

Mind-Body-Medizin

Bei dieser Ordnungstherapie handelt es sich um ein vielgestaltiges Konzept für eine gesunde Lebensführung, wobei die Verantwortung des Einzelnen für seine Gesundheit eine wichtige Rolle einnimmt. Letztlich geht es darum, mithilfe verschiedener Therapieansätze wie Entspannungstechniken, Bewegung, Atmung oder Meditation gestörte Harmonien in Körper, Geist und Seele wieder in Ordnung zu bringen und somit zur Gesundung beizutragen. Ein ganzheitliches Körperverständnis, das bereits bei Hippokrates zu finden ist, aber auch im Ayurveda, in der Traditionellen Chinesischen Medizin (TCM) sowie in der jüngeren Naturheilkunde verankert ist.

Die Mind-Body-Medizin ist eine Erweiterung und Untermauerung dieser Erkenntnisse durch unzählige Studien. Entstanden ist sie aus der Stressforschung und mittlerweile ein eigenes Forschungsfeld. In der Mind-Body-Therapie geht es nicht um die Defizite, also die kranken

Anteile eines Menschen, sondern um die Frage, welche Quellen der Gesundheit, welche Ressourcen er mithilfe von nachhaltigen Lebensstilveränderung, bestimmten Therapien oder Entspannungstechniken aktivieren kann. Die Mind-Body-Medizin ist für die Behandlung von Koronarerkrankungen, Bluthochdruck und Kopfschmerzen geeignet.

Osteopathie

Der Amerikaner Dr. Andrew Taylor Still (1828–1917) machte sich nach dem Tod von drei seiner vier Kinder auf die Suche nach alternativen Behandlungsansätzen und entwickelte die Osteopathie. Bei dieser manuellen Therapie werden mit bestimmten Grifftechniken nicht nur Blockaden im Muskel- und Skelettbereich, sondern auch in den tiefer liegenden Gewebeschichten behandelt. Die Anamnese schließt auch eine Befragung der Patienten zu früheren Wunden, Verletzungen oder seelischen Schocksituationen ein. Die Diagnose erfolgt durch Tasten, Beobachten und Mobilitätstests. Ziel der Osteopathie ist es, die Eigenregulation des Körpers wieder in Gang zu setzen. Der Gewebefluss wird optimiert, da er über die Versorgung der Blut- und Lymphgefäße den Stoffwechsel des Zielgewebes beeinflusst.

Die Osteopathie hat sich bei einem breiten Anwendungsspektrum bewährt: von Schmerzen des Bewegungsapparats bis hin zu funktionellen Herzbeschwerden. Sie ist gut mit anderen Naturheilverfahren zu kombinieren. Nicht geeignet ist sie für die Behandlung von Tumoren, da unter Umständen die Bildung von Metastasen angeregt werden kann.

Yoga

Yoga ist eine alte indische Tradition und findet seit den1960er-Jahren auch in Europa immer mehr Anhänger. Mittlerweile ist es ein wichti-

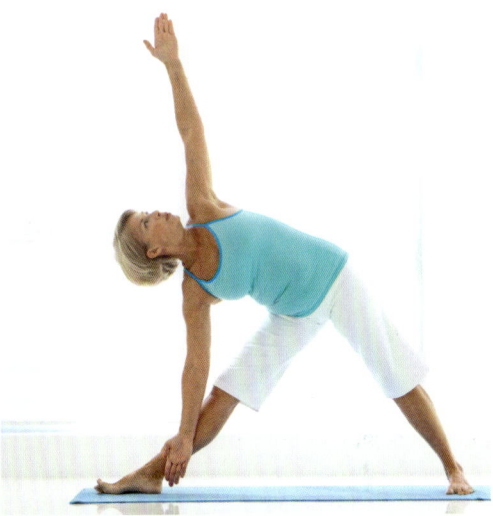

Diese Perfektion an Beweglichkeit muss nicht erreicht werden. Wichtig ist das regelmäßige Üben.

ges Naturheilverfahren, dessen positive Wirkungen durch zahlreiche wissenschaftliche Nachweise belegt sind. Es gibt verschiedene Formen von Yoga, bei uns ist vor allem Hatha-Yoga verbreitet.Yoga beeinflusst die Risikofaktoren für Herz-Kreislauf-Erkrankungen günstig, es senkt den Blutdruck und den Cholesterinspiegel – und zwar ähnlich stark wie Joggen oder Radfahren.

Vor allem für ältere Menschen ist Yoga eine Alternative zu Ausdauersportarten. Auch bei bestehenden Herzerkrankungen können Yogaübungen hilfreich sein, etwa bei Herzrhythmusstörungen. Herz und Lunge profitieren zudem von einer besseren Sauerstoffzufuhr durch eine rhythmische Atmung. Die Übungen wirken entspannend auf das Nervensystem und bauen somit Stress ab.

Einsteiger und Herzerkrankte sollten Yoga unter Anleitung praktizieren, am besten bei erfahrenen Yogalehrern. Damit die Übungen wirken, müssen sie regelmäßig durchgeführt werden.

Den Angriff auf die Gefäße stoppen

Bluthochdruck, Übergewicht, Fettstoffwechselstörungen und Diabetes kommen selten allein. Im Gegenteil. Sie bilden häufig ein unheilvolles Quartett, das sogenannte metabolische Syndrom. Jede einzelne Erkrankung greift die Gefäße an und fördert die Entstehung von Arteriosklerose. Im Verbund ist dieser Angriff noch viel aggressiver. Doch Sie können ihn stoppen und dem unheilvollen Quartett die Rote Karte zeigen.

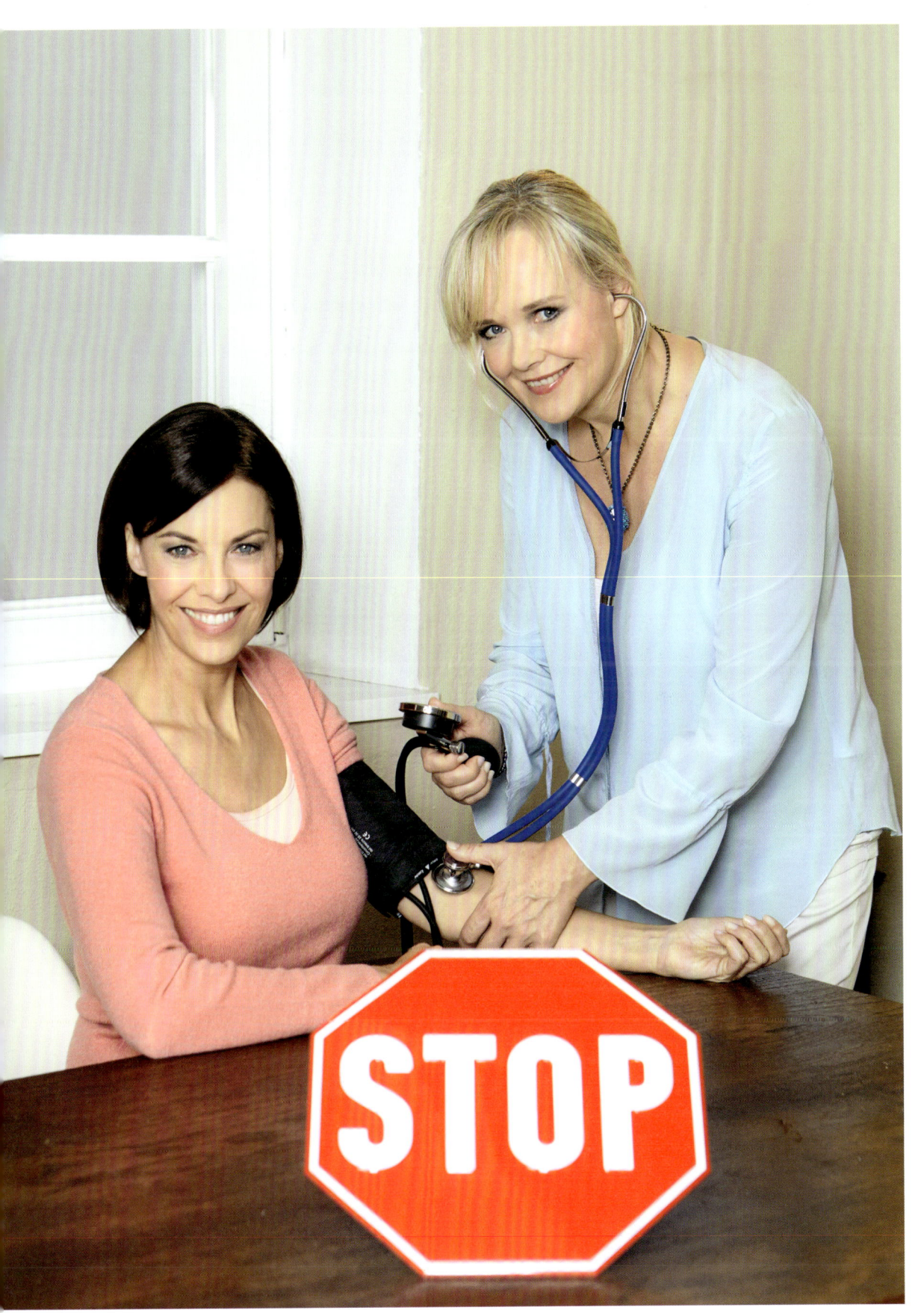

Bluthochdruck

Man kann es auf eine einfache Formel bringen: hoher Blutdruck = hohes Risiko für Herz, Hirn und Nieren. Die Weltgesundheitsorganisation (WHO) sieht erhöhten Blutdruck als größte Gesundheitsgefahr weltweit. Er ist für knapp die Hälfte aller koronaren Herzerkrankungen verantwortlich. In Deutschland sind etwa 20 Millionen Menschen von Bluthochdruck betroffen.

Ursachen

Wird ein erhöhter Blutdruck (Hypertonie) festgestellt, muss der Arzt organische Ursachen in Betracht ziehen. Dazu gehören Nierenerkrankungen beziehungsweise Verengung der Nierenarterien, Schilddrüsenüberfunktion, Erkrankung der Nebennierenrinde sowie das Schlafapnoe-Syndrom. Ein Sonderfall ist der Schwangerschaftsbluthochdruck. Auch Medikamente (vor allem Kortison und die Pille) kommen infrage. In all diesen Fällen spricht man von einer sekundären Hypertonie. Das trifft auf etwa 10 Prozent der Patienten zu.

Rund 90 Prozent der Bluthochdruckfälle sind eine essenzielle oder primäre Hypertonie. Sie wird durch Alter, Gene und vor allem den Lebensstil begünstigt. Im Alter verliert nicht nur die Haut an Spannkraft, auch die Gefäße büßen Elastizität ein. Sie bekommen zwar keine Falten, werden aber starrer. In manchen Familien führt eine genetische Veranlagung vermehrt zu Bluthochdruck. Aber die häufigsten Ursachen sind Rauchen, Übergewicht (siehe S. 86), Dauerstress, hoher Salzverzehr und ein schlechter Trainingszustand der Gefäße durch Bewegungsmangel.

Einteilung der Blutdruckwerte nach WHO*		
	systolischer Blutdruck (mmHg)**	**diastolischer Blutdruck (mmHg)*****
optimaler Blutdruck	unter 120	unter 80
normaler Blutdruck	120–129	80–84
hoch-normaler Blutdruck	130–139	85–89
milde Hypertonie	140–159	90–99
mittlere Hypertonie	160–179	100–109
schwere Hypertonie	über 180	über 110

* Weltgesundheitsorganisation
** Druck in den Gefäßen, wenn das Blut eingepumpt wird (höchster Wert)
*** Druck in den Gefäßen vor dem nächsten Pumpstoß (niedrigster Wert)

Symptome

Man nennt ihn auch den heimlichen Killer, denn erhöhter Blutdruck macht lange keine Beschwerden. Erst stark erhöhter Blutdruck kann zu Schwindel, Kopfschmerzen, Herzklopfen, Ohrensausen oder Nasenbluten führen.

Ein unbehandelter Bluthochdruck richtet vor allem Schäden in Herz, Hirn, Nieren und Augen an. Je höher der Druck in den Gefäßen ist, desto kräftiger muss die linke Herzkammer arbeiten, um das Blut in die Hauptschlagader zu pumpen. Damit es diese Mehrleistung erbringen kann, verändert sich das Herz: Seine Muskelfasern verdicken, und um die Fasern bildet sich mehr Bindegewebe. Insgesamt wird der Herzmuskel größer und starrer. Außerdem fördert Bluthochdruck Arteriosklerose in den Gefäßen – auch in den feinen Kapillaren –, wodurch neben Herz und Hirn vor allem Nieren und Augen (Netzhaut) betroffen sind.

Diagnose

Meist wird Bluthochdruck zufällig entdeckt. Eine sichere Aussage liefert eine 24-Stunden-Messung, bei der ein mobiles Blutdruckmessgerät alle 15 Minuten die aktuellen Werte ermittelt. Der Patient führt ein Tagebuch über die Aktivitäten an diesem Tag, denn der Blutdruck ändert sich je nach Belastung und unterliegt dem Tag-Nacht-Rhythmus.

Sind die gemessenen Werte zu hoch, wird der Arzt weitere Untersuchungen veranlassen, um zu sehen, ob Herz, Nieren oder die Halsschlagader bereits Schäden aufweisen beziehungsweise um andere Erkrankungen auszuschließen. Dazu gehören Blut- und Urintests, EKG, Ultraschall des Herzens und des Bauchs (Nieren, Bauchschlagader, Leber) sowie eine Untersuchung der Halsgefäße mit Dopplersonografie. Bei Bedarf werden noch weitere Untersuchungen vorgenommen.

Standardtherapie

Einen gering erhöhten Blutdruck kann allein eine Veränderung des Lebensstils in den Normbereich bringen. Dazu gehören: Gewichtsreduktion (siehe ab S. 86), Stressmanagement (siehe S. 28, 29), Rauchstopp (siehe S. 22, 23) und eine gefäß- und herzgesunde Ernährung (siehe ab S. 34). Reicht das nicht aus, stehen verschiedene Medikamente zur Verfügung:

- **Betablocker** hemmen die Wirkung von Stresshormonen, das Herz schlägt langsamer.
- **Kalziumantagonisten** senken die Spannung in den Gefäßwänden, wodurch der Blutdruck sinkt. Zusätzlich senken sie den Sauerstoffbedarf des Herzens.
- **ACE-Hemmer und Angiotensin-Rezeptorblocker** hemmen ein Hormon, das gefäßverengend wirkt.

Für welches Mittel sich der Arzt entscheidet, hängt vom allgemeinen Risiko des Patienten für Herz-Kreislauf-Erkrankungen sowie möglichen Wechselwirkungen mit anderen Medikamenten ab. Oft werden auch noch wassertreibende Mittel (Diuretika) verschrieben, um das Flüssigkeitsvolumen in den Gefäßen zu verringern und den Druck zusätzlich zu senken.

Halswirbelsäule untersuchen lassen

Ein Wirbelproblem im Halsbereich (Atlas) verursacht manchmal nicht nur Schmerzen, sondern reizt auch bestimmte Nerven und Nervenknoten des vegetativen Nervensystems, was den Blutdruck in die Höhe treiben kann. Lassen Sie deshalb von einem Osteopathen oder osteopathisch tätigen Arzt abklären, ob Sie in diesem Bereich eine Blockade haben. Wird diese gelöst, entspannen sich die Nerven und der Blutdruck sinkt.

Doch bedenken Sie immer: Keine Wirkung ohne Nebenwirkung! Das gilt auch für Blutdrucksenker. Auf den folgenden Seiten finden Sie deshalb Anwendungen und Tipps, mit denen Sie einen milden Bluthochdruck eventuell ohne Medikamente in den Griff bekommen.

Naturheilkunde

Selbst wenn Ihr Blutdruck behandlungsbedürftig ist, können Sie mit Unterstützung von Hausmitteln und naturheilkundlichen Therapien erreichen, dass Sie deutlich weniger Medikamente nehmen müssen.

Wasseranwendungen

Wasseranwendungen wirken beruhigend und ausgleichend auf das vegetative Nervensystem, dämpfen den „Antreiber" Sympathikus und senken damit auch den Blutdruck. Besonders empfehlenswert sind Teil- oder Ganzkörperwaschungen, die mehrmals wöchentlich durchgeführt werden sollten, sowie kalte Kniegüsse und warme Bäder.

● Für eine **Oberkörperwaschung** tauchen Sie ein Leinen- oder Baumwolltuch in kaltes Wasser (maximal 18 °C) und wringen es leicht aus (siehe S. 52). Beginnen Sie die Waschung an der Armaußenseite des rechten Handgelenks und führen Sie das Tuch zügig bis zur Schulter, dann streichen Sie über die Achselhöhle an der Arminnenseite zurück zum Handgelenk. Das Tuch erneut ins Wasser tauchen, ausdrücken und die Waschung am herznahen linken Arm wiederholen. Hals, Brust, Bauch und Rücken folgen. Trocknen Sie sich nach der Waschung nicht ab, sondern streifen Sie das Wasser nur ab. Wärmen Sie den Körper anschließend wieder auf. Also anziehen, kurz unter die Bettdecke schlüpfen oder den Körper durch Bewegung in Schwung bringen.

● Für einen kalten **Kniguss** führen Sie den kalten Wasserstrahl vom rechten kleinen Zeh an der Außenseite des Beins bis eine Handbreit übers Knie, etwa 5 bis 10 Sekunden verharren und das Wasser über die Beinmitte nach unten laufen lassen. Dann den Strahl an der Innensei-

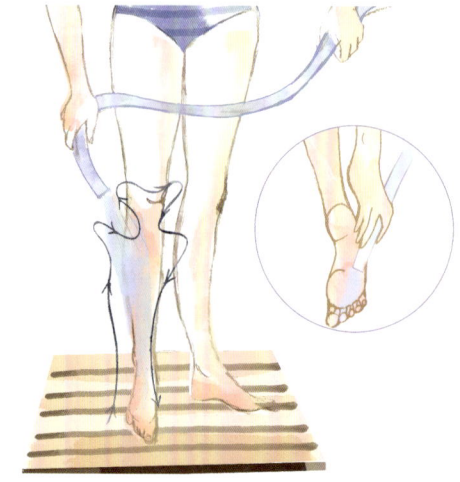

Der Knieguss fördert die Durchblutung und senkt den Blutdruck. Er ist auch eine gute Einschlafhilfe.

te des Beins nach unten führen, zum linken Bein wechseln und zum Schluss beide Fußsohlen – wieder rechts beginnend – umspülen. Das Wasser abstreifen und den Körper durch Gymnastik oder Gehen wieder aufwärmen. **Wichtig:** Bei sehr niedrigem Blutdruck, Nieren-, Blasen- und Unterleibserkrankungen bitte keine Waschungen durchführen.

● Ein **Halb- oder Dreiviertelbad** in 36 bis 38 °C warmem Wasser wirkt schnell und effektiv. Durch die Wärme weiten sich die Gefäße und der Blutdruck sinkt. Badezusätze aus Melisse oder Lavendel steigern mit ihren ätherischen Ölen die beruhigende Wirkung. Baden Sie 2- bis 3-mal wöchentlich jeweils 20 Minuten. **Wichtig:** Ist Ihr Herz belastet, sollten Sie nur ein Halbbad nehmen (siehe S. 49).

● Regelmäßige Saunabesuche sind durch den Wechsel von Warm- und Kaltreizen ein gutes Gefäßtraining (siehe S. 169). Bei Bluthochdruck bitte vorher den Arzt fragen. Keine langen Saunagänge und auf das Tauchbecken verzichten.

Pflanzliche Mittel

● **Melissentee** wirkt leicht beruhigend: Dafür 2 Teelöffel getrocknete Melissenblätter (Apotheke) mit 1 Tasse siedendem Wasser übergießen, 5 bis 10 Minuten ziehen lassen. Abseihen und täglich 1 bis 2 Tassen trinken.

● **Sellerie** kann den Blutdruck günstig beeinflussen. Phthalid, der sekundäre Pflanzenstoff in Stangensellerie, wirkt entspannend auf die glatte Muskulatur der Blutgefäße. Sie weiten sich und der Blutdruck sinkt. Trinken Sie einen der folgenden Tees nach dem Essen.

Staudenselleriete: Kochen Sie 1 Handvoll gehackten Staudensellerie mit 1 Liter Wasser auf, 5 Minuten ziehen lassen, abseihen.

Selleriesamentee: Übergießen Sie 1 Teelöffel Selleriesamen mit 1 Tasse kochendem Wasser, 10 Minuten ziehen lassen, abseihen.

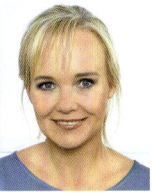

Magnesium- und Kalium-Check

Wer Diuretika (wassertreibende Mittel) einnimmt, sollte regelmäßig den Kalium- und Magnesiumspiegel kontrollieren lassen. Durch das vermehrte Ausscheiden von Wasser kann es zu einer Unterversorgung mit diesen Mineralien und in der Folge zu Herzrhythmusstörungen kommen. Auch der Zucker- und Fettstoffwechsel werden ungünstig beeinflusst. Essen Sie viel Gemüse, Nüsse und Samen, die reich an diesen Mineralien sind, wie kaliumreiche Hülsenfrüchte und magnesiumreiche Sonnenblumenkerne. Bitte nicht auf Verdacht Nahrungsergänzungsmittel einnehmen, das kann eher schaden. Ihr Hausarzt erkennt einen möglichen Bedarf durch einen Bluttest.

● **Lavendel:** Sein Duft hat eine beruhigende Wirkung. Blutdrucksenkend wirkt eine **Herzauflage mit Lavendelöl:** Reiben Sie dafür die Herzgegend mit ein paar Tropfen ätherischem Lavendelöl (Apotheke) ein. Tauchen Sie ein Baumwolltuch in kaltes Wasser, wringen es aus und falten es auf etwa 20×30 Zentimeter. Legen Sie das Tuch auf die Herzgegend und decken es mit einem Handtuch ab. Ruhen Sie 30 Minuten. **Wichtig:** Keine kalten Auflagen in der Herzgegend bei Angina pectoris! Es gibt auch ein **Lavendel-Fertigprodukt** zur inneren Anwendung (Lasea; Apotheke), das das vegetative Nervensystem und den Blutdruck vor allem bei Stress-Hypertonikern günstig beeinflusst.

Ausleitende Verfahren

Hypertoniker (insbesondere mit Übergewicht) befinden sich in einem „Füllezustand". Ausleitende Verfahren wie Aderlass, blutiges Schröpfen oder Blutegel können Erleichterung bringen. Neuere Studien sehen die Wirkung vor allem in der Senkung des Hämatokrits. Letzterer sagt etwas über die Fließeigenschaften des Bluts aus. Da dickes Blut schlechter fließt, muss das Herz mehr arbeiten. Nimmt man Blut ab, ersetzt der Körper die fehlende Flüssigkeit aus dem Gewebe – das Blut wird verdünnt, der Blutdruck sinkt. Ärzte für Naturheilverfahren und Heilpraktiker nehmen Ausleitungen vor.

● Beim therapeutischen **Aderlass** werden 100 bis 200 Milliliter venöses Blut entnommen.

● Das **blutige Schröpfen** ist eine Art kleiner Aderlass. Dafür wird auf dem Rücken des Patienten die Haut ein paarmal angeritzt. Mit Saugglocken werden an diesen Stellen durch Unterdruck kleine Mengen Blut abgesaugt.

Neuraltherapie

Ein Auslöser von Bluthochdruck können chronische Entzündungsherde sein, etwa am Zahnfleisch oder eine tote Zahnwurzel. In der Neuraltherapie werden diese mit betäubenden Injektionen in 6 bis 10 Sitzungen behandelt. Ebenfalls blutdruckerhöhend kann eine Belastung mit Schwermetallen sein, sie stört den Stoffwechsel der Gefäßwände. In der Neuraltherapie wird versucht, mit speziellen Infusionen diese Metalle über die Nieren auszuleiten.

Heilmittel aus aller Welt

● **Buschblüten** sind das australische Pendant zu den europäischen Bachblüten. Sie wurden von dem australischen Naturheilkundearzt Ian White entwickelt. Buschblüten wirken vor allem bei emotionalen Blockaden. Sie sollen negative Gedanken, die das Nervensystem in Anspannung versetzen und den Blutdruck in die Höhe treiben, auflösen. Bei Bluthochdruck ist

Einschlafhilfe nasse Socken

Das Hausmittel nasse Socken senkt den Blutdruck und ist eine zuverlässige Einschlafhilfe. Gerade Menschen mit hohem Blutdruck können oft schlecht einschlafen.

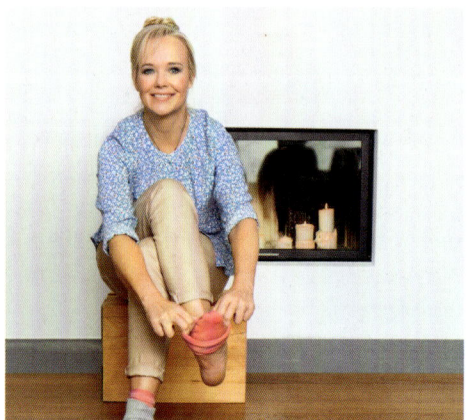

1. Sorgen Sie vor der Anwendung dafür, dass Ihre Füße angenehm warm sind.

2. Tauchen Sie ein Paar Baumwollsocken in kaltes Wasser, wringen Sie sie leicht aus und ziehen Sie sie an. Darüber stülpen Sie ein Paar Wollsocken. Gehen Sie zu Bett und lassen Sie die nassen Socken über Nacht an.

es wichtig, einen Gang herunterzuschalten, innere Ruhe und Gelassenheit zu finden. Dafür steht die Buschblütenessenz Black-eyed Susan. Buschblüten bekommen Sie in Internetshops. Nehmen Sie sie nach Packungsbeilage ein.

- In Asien wird zur Entspannung **Tulsi**, das Indische Basilikum, eingesetzt. Trinken Sie in stressigen Zeiten jeden Tag 1 bis 2 Tassen Tee aus den Tulsiblättern (Bioladen).
- Stresshormone treiben den Blutdruck in die Höhe und schwächen das Immunsystem. **Lachen** ist das einfachste Mittel gegen Stresshormone. Probieren Sie es aus. Sie werden erstaunt sein, wie schnell aus einem forcierten Lächeln ein echtes Lachen wird (siehe S. 147).

Ernährung

Über den Weg der Ernährung haben Sie viele Möglichkeiten, Ihren Blutdruck zu beeinflussen. Machen Sie doch mal ein Experiment mit vegetarischer Ernährung. Es gibt zahlreiche Studien, die einen deutlichen Effekt pflanzlicher Ernährung gerade auf Herz-Kreislauf-Erkrankungen nahelegen. Erhitzen Sie Ihre Nahrung nicht zu stark. Diverse Studien zeigen auf, dass beim starken Erhitzen von Ölen oder durch deren mehrfache Verwendung schädliche Transfette entstehen (siehe S. 38).

- Legen Sie nach Möglichkeit einen Entlastungs- oder Fastentag pro Woche ein. Es können gern auch zwei sein. Sie müssen an diesen Tagen nicht komplett auf Nahrung verzichten, sollten aber mit wenig, etwa 500 Kilokalorien, auskommen. Manche Menschen bevorzugen einen Obsttag, andere einen Gemüse-, Kartoffel- oder Reistag: 1 Kilogramm Äpfel, 2 Kilogramm Kohlrabi, 2 Kilogramm Blumenkohl, 1½ Kilogramm Brokkoli, 800 Gramm Kartoffeln oder 150 Gramm Reis – all dies hat jeweils rund 500 Kilokalorien. Viele Gemüse sind zudem reich an den wichtigen „Herzmineralien" Kalium und Magnesium (siehe Tipp S. 75).

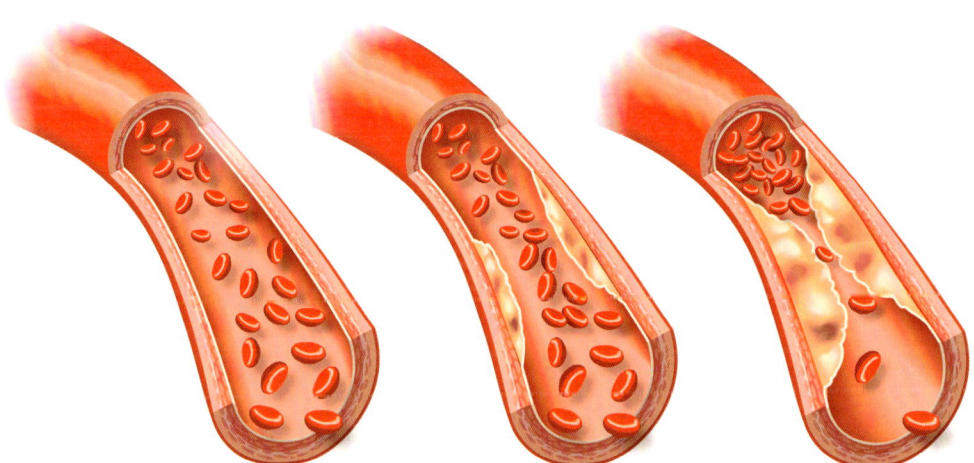

Der hohe Blutdruck führt zu Rissen an der Gefäßinnenwand, dem Endothel. Cholesterin und Kalkeinlagerungen sollen das „kitten". Doch dadurch wird es immer enger fürs Blut. Neueste Forschungen lassen vermuten, dass Fette und auch durch Viren, Bakterien oder Feinstaub verursachte Entzündungen die winzigen Versorgungsgefäße der Gefäße selbst verstopfen. Danach verdicken diese.

- **Tomaten** und **grünes Blattgemüse** unterstützen durch ihren Lycopingehalt die Produktion von Stickstoffmonoxid, das gefäßerweiternd wirkt und damit die Durchblutung des Herzens fördert. Lycopin ist für den Körper besser verfügbar, wenn die Tomaten gekocht wurden.
- **Rucola** und **Rote Bete** enthalten viel Nitrat, das im Stoffwechsel zu gefäßerweiterndem Stickstoffmonoxid umgebaut wird.
- **Essen Sie häufig Staudensellerie.** Neben seiner entspannenden Wirkung auf die Gefäßmuskulatur wirkt er harntreibend. Staudensellerie ist eine ideale Knabberei anstelle von Chips.
- Der Scharfmacher Capsaicin in **Chilis** führt ebenfalls zu vermehrter Ausschüttung von Stickstoffmonoxid. In Teilen Chinas, in denen traditionell viel mit Chilis gewürzt wird, neigen nur etwa 10 bis 14 Prozent der Menschen zu Bluthochdruck. Wer es nicht ganz so scharf mag, kann auch zu milderen Chilisorten greifen, die ebenfalls Capsaicin enthalten.
- **Knoblauch** enthält Allicin, das antioxidativ wirkt und das Risiko für Arteriosklerose mindert. Nehmen Sie täglich etwa 2 Knoblauchzehen zu sich. Sie können aber auch 3-mal täglich 300 Milligramm Knoblauch-Fertigpräparat verwenden (Apotheke). **Wichtig:** Bei Einnahme von Gerinnungshemmern sollten Sie die Knoblauchdosierung mit Ihrem Arzt besprechen und Ihre Blutgerinnungswerte in kürzeren Abständen überprüfen lassen.
- Es ist unbestritten, dass ein hoher **Salzkonsum** bei einem Teil der Menschen den Blutdruck in die Höhe treibt. Man spricht von salzsensitiven Typen. Nicht mehr als 5 bis 6 Gramm Salz sollten wir täglich zu uns nehmen. Doch häufig wird diese Menge deutlich überschritten. Viel Salz ist vor allem in Lebensmitteln versteckt, die wir täglich verzehren: Brot, Wurst, Käse, Fertiggerichte, Saucen und Snacks. Dabei nimmt das Brot als „Salzstreuer" eine Spitzenposition ein. 2 Scheiben Brot enthalten rund 2 Gramm Salz. Backen Sie Ihr Brot deshalb hin und wieder selber (siehe S. 38). Geräucherte Wurst- und Fleischwaren sind naturgemäß ebenfalls sehr salzhaltig. Beim Käse sind Hart-

Homöopathische Mittel zur Unterstützung der Bluthochdrucktherapie

Leitsymptome	Mittel, Potenz und Dosierung
Aufregung, Ärger, Herzklopfen	Aconitum napellus D12, 2-mal tgl. 5 Globuli*
hochrotes Gesicht, Nasenbluten, Ohrensausen	Arnica montana D3, 2-mal täglich 5 Globuli*
rotes Gesicht, Angst, Unruhe, Kopfschmerzen	Aurum D12, 2-mal täglich 5 Globuli*
Schwindel, Unruhe, Beklemmungen	Crataegus D12, 2-mal täglich 5 Globuli*
Herzdruck, Kopfweh, Ohrensausen	Viscum album D6, 3-mal täglich 5 Globuli*

* Detaillierte Hinweise zur Einnahme siehe S. 65

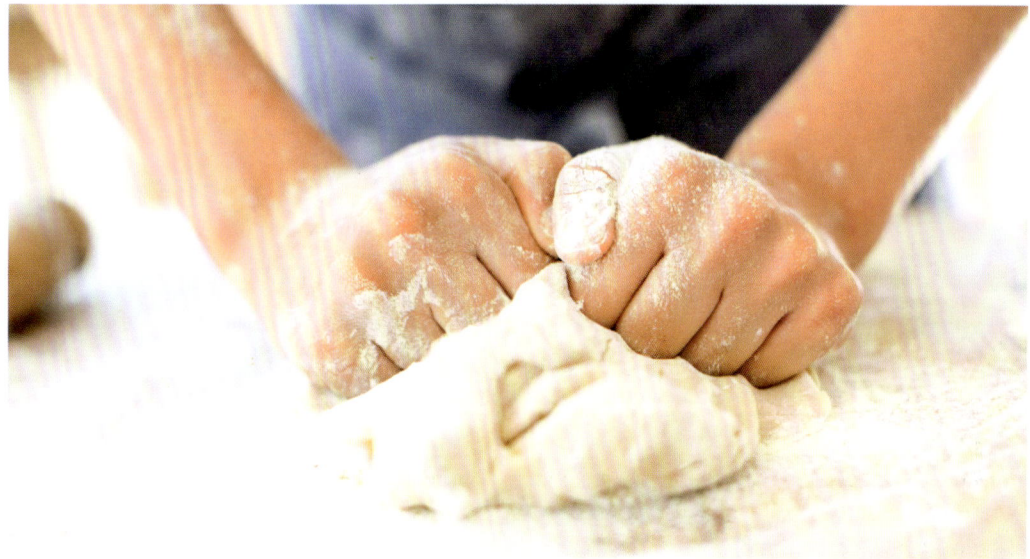

Kneten Sie hin und wieder Ihr eigenes Brot – ob von Hand oder mit der Küchenmaschine (siehe S. 38). Das macht Spaß, und Sie können den Salzgehalt des Brots selbst bestimmen.

käse die Spitzenreiter. Mittlerweile müssen die Hersteller den Salzgehalt auf verpackten Lebensmitteln im Kleingedruckten auf den Zutatenlisten angeben.

● Die **Leinpflanze** führte lange ein Schattendasein, obwohl Leinöl und Leinsamen eine exzellente Quelle für Omega-3-Fettsäuren sind. Lein enthält sogar ungleich mehr Omega-3-Fettsäuren als Fisch: In 100 Gramm Leinöl stecken 55 Gramm dieser Fettsäuren, in 100 Gramm Seefisch lediglich 3 Gramm. Weitere Inhaltsstoffe, etwa Lignane, beeinflussen den Blutdruck günstig und verbessern die Nierenfunktion. Verwenden Sie **Leinöl** und **Leinsamen** (siehe Rezeptteil ab S. 176) regelmäßig. Kaufen Sie Leinöl in kleinen Flaschen und lagern Sie es kühl, es wird schnell ranzig.

● Essen Sie statt Fleisch öfter Kaltwasserfische wie Makrelen und Heringe. Sie enthalten viel Omega-3-Fettsäuren. Fischeiweiß ist sehr hochwertig und leicht verdaulich. Seefisch ist zudem eine gute Quelle für Vitamin D, das bei der Blutdruckregulierung eine Rolle spielt. Mit ein bis zwei Portionen Fisch pro Woche tun Sie nicht nur Ihrem Blutdruck, sondern Ihrem ganzen Körper etwas Gutes.

Homöopathie

Je nach Begleitsymptomen wie Schwindel, Ohrensausen oder Kopfschmerzen können homöopathische Mittel die Therapie unterstützen. (siehe Tabelle links).

Bewegung

● Beugen Sie einem hohen Blutdruck mit leichtem Ausdauersport vor. Integrieren Sie an ein paar Tagen in der Woche jeweils 30 Minuten Walken, Schwimmen oder Radfahren in Ihren Alltag. Auch bei einer milden Hypertonie können Sie so viel für die Normalisierung Ihres Blutdrucks tun. Probieren Sie es aus: Messen Sie Ihren Blutdruck vor Beginn der sportlichen

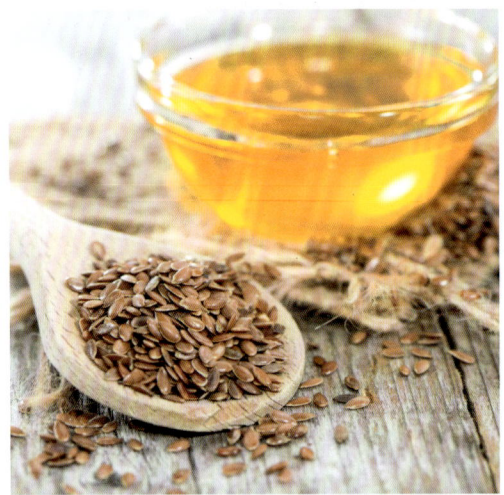

Leinöl und Leinsamen erhöhen die Elastizität der Adern und schützen so vor Schäden.

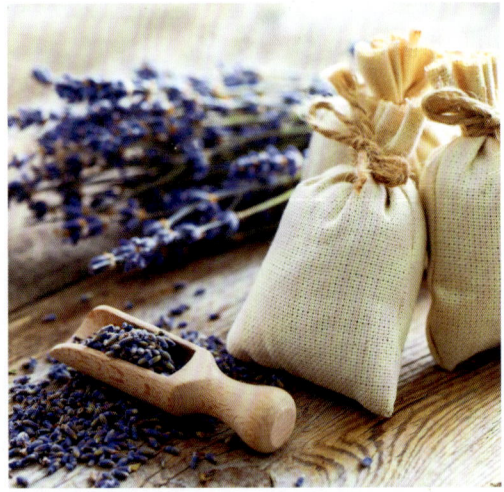

Lavendel ist seit Jahrtausenden der Duft zum wohligen Entspannen.

Aktivität und etwa 5 Minuten danach. Dann sollte er wieder im Ruhepulsbereich liegen.

Wichtig: Leiden Sie unter sehr hohem Blutdruck, sollten Sie körperliche Belastungen meiden beziehungsweise Ausdauersportarten erst nach Rücksprache mit dem Arzt ausüben!

● Nicht in jeder Lebensphase gelingt es uns, regelmäßig Sport zu treiben. Oft fehlt schlicht die Zeit dafür. Versuchen Sie, in solchen Phasen jede noch so kleine Gelegenheit für mehr Bewegung im Alltag zu nutzen. Beispielsweise mit der **„Anstelle-Regel"**: Fahrrad nehmen anstelle des Autos, Treppe statt Fahrstuhl, lieber eine Haltestelle weiter laufen, als auf die Straßenbahn zu warten, und so weiter. Jeder Schritt ist ein Schritt für Ihre Gesundheit.

● Empfehlenswert sind die asiatischen Techniken **Yoga** (siehe S. 69), **Tai-Chi** und **Qigong**, die Bewegung mit Entspannung verknüpfen. Der Atem begleitet dabei als innere Bewegung die äußere. Einsteigerkurse bieten zum Beispiel Volkshochschulen und Fitnessstudios an.

Entspannung

● Die Hektik des Alltags, Reizüberflutung, aber auch lang anhaltende persönliche Konflikte begünstigen einen hohen Blutdruck. Gönnen Sie sich hin und wieder **Musik** zur Entspannung. In einer Studie untersuchte der Herzspezialist Prof. Hans-Joachim Trappe diverse Musikstile in Bezug auf Bluthochdruck. Über eine Beruhigung des vegetativen Nervensystems kam es bei den Probanden zu einer Senkung des Blutdrucks. Eine Auswahl von Werken, die in der Studie besondere Wirkung zeigten: Goldberg-Variationen von Johann Sebastian Bach, Mondscheinsonate von Ludwig van Beethoven, Fantaisie-Impromptu von Frédéric Chopin, Wolf-gang Amadeus Mozarts Sinfonie Nr. 40.

● Manche Menschen entspannen sehr gut bei einer **Klangschalentherapie,** die von verschiedenen Therapeuten, aber auch von Ärzten angeboten wird. Sie senkt die Herzfrequenz und damit auch den Blutdruck, wie kleine Studien zeigen. Inwiefern die Obertöne einen tranceähnlichen Zustand befördern, der eventuell therapeutischen Nutzen hat, ist ein weiteres Forschungsthema.

Für den häuslichen Bereich kann man sich eine Universalklangschale anschaffen. Schlagen Sie sie morgens an und sammeln Sie sich ein paar Minuten, um sich gedanklich auf den Tag einzustimmen. Abends können Sie folgende Übung machen: Legen Sie die Schale flach auf eine Hand, schlagen Sie sie sanft an und spüren Sie den Veränderungen im Körper nach. Schlagen Sie sie wieder an und spüren Sie, wie die Klangwelle durch den Körper strömt. Nach 5 Minuten wechseln Sie auf die andere Hand.

● **Lavendelkissen** oder **Lavendelöl**: Der Duft von Lavendel wirkt beruhigend. Schnuppern Sie in Stresszeiten an einem Lavendelkissen oder tropfen Sie etwas Öl auf ein Taschentuch.

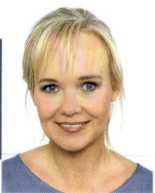

Mein besonderer Tipp

Atmen Sie Ärger weg

Lassen Sie Ihr Denken und Handeln nicht von Ärger und Wut leiten. Versuchen Sie, Ärger frühzeitig zu kanalisieren. Hilfreich kann dabei die 3–4–6-Regel sein:
Atmen Sie 3 Sekunden lang ein, halten Sie die Luft 4 Sekunden lang an und atmen Sie 6 Sekunden lang aus. Die Gedanken werden durch die Konzentration vom Alltag abgelenkt und die Atmung führt zur Beruhigung. Wiederholen Sie die Übung einige Male nacheinander.

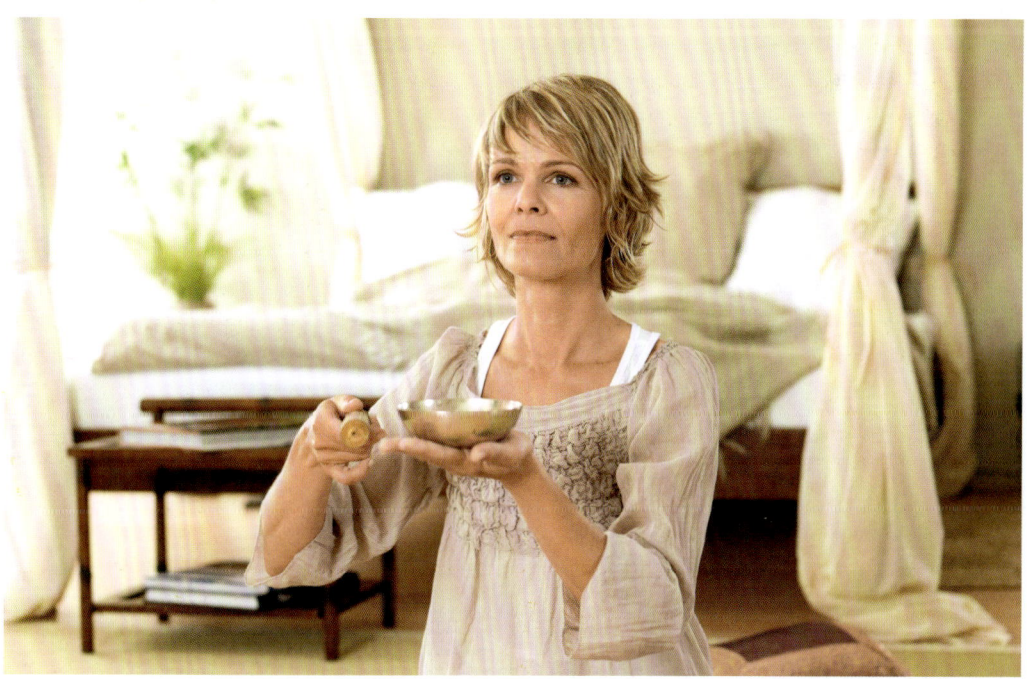

Klangschalentherapie eignet sich gut für zu Hause: Konzentrieren Sie sich morgens mithilfe der Klangwellen auf den vor Ihnen liegenden Tag. Abends helfen die heilsamen Töne beim Abschalten und Entspannen.

Übergewicht

Schlankheit ist seit Jahrzehnten das Schönheitsideal überhaupt. Paradoxerweise hat parallel dazu das Übergewicht in Industriegesellschaften eine beängstigende Dimension erreicht. Da geht es nicht um ein paar Pfunde zu viel, sondern um Adipositas, ein bedenkliches Übergewicht. Adipositas schädigt die Gelenke, macht die Leber kaputt, ruiniert den Stoffwechsel und das Herz-Kreislauf-System.

Ursachen

In den meisten Fällen hat Übergewicht eine ganz einfache Ursache: zu viel Energiezufuhr und zu wenig Energieverbrauch. Es besteht allerdings eine gewisse genetische Veranlagung für die Neigung zu Übergewicht. Wie groß der Anteil der Gene ist, zeigte eine Studie bei Adoptivkindern. Sie waren dem Body-Mass-Index (BMI; siehe rechte Seite) ihrer leiblichen Eltern deutlich näher als dem der Adoptiveltern. Auch bei der Fettverteilung, dem Grundumsatz (siehe S. 111) sowie der Nahrungsverwertung sind Gene im Spiel, wie eine Zwillingsstudie zeigte.

Es gibt aber auch einige Krankheiten und hormonelle Störungen, die Übergewicht verursachen. Dazu gehören eine Unterfunktion der Schilddrüse, die einen verlangsamten Stoffwechsel zur Folge hat, und das Cushing-Syndrom. Bei Letzterem ist der Kortisolspiegel im Blut erhöht, die Patienten haben viel Körperfett und entwickeln ein „Vollmondgesicht".

Genetische Defekte können ebenfalls für Übergewicht zuständig sein. Beim Prader-Willi-Syndrom ist beispielsweise die Regulation des Essverhaltens im Gehirn gestört. Die Betroffenen kennen kein Sättigungsgefühl.

Auch manche Medikamente können teilweise starkes Übergewicht verursachen. Dazu zählen: Antidepressiva, Betablocker, manche Antidiabetika sowie Kortisonpräparate.

Symptome

Übergewicht ist sichtbar und macht sich bemerkbar, indem der Hosenbund kneift, bis man schließlich entnervt zur nächsten Größe greift. Dazu gesellen sich irgendwann eingeschränkte Beweglichkeit, Schmerzen in den

Test: Habe ich zu viel Bauchfett?

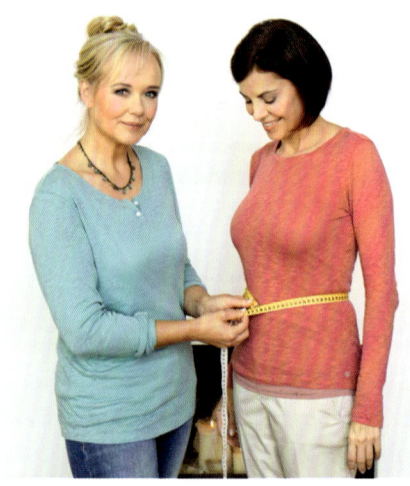

Messen Sie Ihren Bauchumfang in der Mitte zwischen Beckenkamm und unterem Rippenbogen. Ein Gesundheitsrisiko besteht für Frauen bei über 88 Zentimeter, für Männer bei über 102 Zentimeter Bauchumfang.

Gelenken, geringe körperliche Belastbarkeit, Schweißausbrüche, Atemprobleme. Bei Jungen und Männern kann es auch zu Brustwachstum kommen.

Das alles ist unangenehm, doch weitaus gefährlicher sind die Veränderungen, die sich im Inneren des Körpers zunächst unbemerkt vollziehen. Ganz oben rangiert Bluthochdruck und damit ein erhöhtes Risiko für koronare Herzkrankheit. Diabetes Typ 2 und ein gestörter Fettstoffwechsel sind ebenfalls häufige Begleiterkrankungen von Übergewicht. Die Weltgesundheitsorganisation (WHO) führt 44 Prozent der Zuckererkrankungen auf Adipositas zurück. Hinzu kommen psychische Probleme.

Besonders beunruhigend ist die Tatsache, dass heutzutage viele Kinder stark übergewichtig sind und damit die klassischen Wohlstandskrankheiten bereits im Kindes- und Jugendalter entwickeln können.

Apfel- oder Birnentyp?

In welchem Maß überschüssiges Körperfett die Gesundheit beeinträchtigen kann, hängt von der Verteilung ab – besser gesagt, ob man ein Apfel- oder ein Birnentyp ist. Die klassische Wampe (Apfeltyp) ist nämlich gefährlicher als das Fett an Hüften, Po und Armen (Birnentyp). Das Bauchfett, auch viszerales Fett genannt, ist besonders stoffwechselaktiv. Es setzt mehr als 200 Botenstoffe frei, die unter anderem Bluthochdruck und Diabetes begünstigen sowie Entzündungsprozesse anschieben. Übrigens: Schlanke Menschen können ebenfalls Bauchfett anreichern, auch wenn man es äußerlich nicht sieht.

Evolutionsbiologisch hatte Bauchfett wahrscheinlich den Zweck, in Notzeiten umgehend Energie zur Verfügung stellen zu können. Das erklärt vielleicht, warum man am Bauch besonders schnell zu-, aber auch abnimmt. Männer neigen eher zu Bauchfett als Frauen. Das ändert sich bei Frauen aber nach den Wechseljahren, dann entwickeln auch sie mehr Bauchfett. Fälschlicherweise wird das dem Klimakterium angelastet, doch im Alter sinkt der Grundumsatz und somit der Energiebedarf.

Diagnose

Im Fall von Übergewicht sagt dem Arzt der Anblick schon viel. Nichtsdestotrotz wird das Gewicht, der Bauchumfang (siehe links) und eventuell auch der Body-Mass-Index (BMI; siehe unten) bestimmt. Ein erhöhter BMI alleine sagt aber noch nichts über das Gesundheitsrisiko aus. Etwa 20 Prozent der Menschen mit Übergewicht sind gesund und sogar fit.

Body-Mass-Index

Der **Body-Mass-Index (BMI)** ist das Verhältnis von Körpermasse zu Körpergröße.

$$BMI = \frac{Gewicht\ (in\ kg)}{Größe^2\ (in\ m)}$$

Allerdings ist der BMI nur ein grober Richtwert, der weder das Geschlecht noch die Statur eines Menschen berücksichtigt. Die Gewichtsklassifikation der Weltgesundheitsorganisation (WHO):
- unter 18: Untergewicht
- 18–24: Normalgewicht
- 25–30: Übergewicht
- über 30: Adipositas (Fettsucht)

Im Falle von Unter- und starkem Übergewicht sollten Sie ärztliche Hilfe in Anspruch nehmen.

Fachleute ziehen neben BMI und Bauchumfang noch einen dritten Wert zurate: das Verhältnis von Bauch- zu Hüftumfang. Teilen Sie dafür den Bauchumfang durch den Hüftumfang (an der breitesten Stelle der Hüfte gemessen). Bei Frauen sollte der Wert 0,85 und bei Männern 1,0 möglichst nicht übersteigen.

Die eigentliche Frage ist jedoch: Warum hat der Patient ein Gewichtsproblem? Ein Gespräch über die Lebensumstände, seelische Belastungen, Essgewohnheiten sowie die genetische Veranlagung ist deshalb wichtig.

Die weitere Diagnostik soll Auskunft über den allgemeinen Gesundheitszustand und eventuelle Folgeerkrankungen geben. Dafür wird Blut entnommen, der Blutdruck gemessen, ein EKG und ein Ultraschall des Bauchraums gemacht. Spezielle Bluttests können hormonelle oder andere ursächliche Erkrankungen ausschließen.

Standardtherapie

Liegt eine Grunderkrankung vor (etwa Schilddrüsenunterfunktion), muss diese behandelt werden. Sind Medikamente die Ursache des Übergewichts, kann ein Wechsel des Präparats hilfreich sein. Menschen, die kortisonhaltige Mittel einnehmen, müssen mit einer Gewichtszunahme durch Wassereinlagerung leben, die

---

Gut zu wissen

Übergewicht und Blutdruck

Jede Fettzelle muss mit Blut versorgt werden. Je mehr man Gewicht zulegt, desto mehr muss das Gefäßsystem erweitert werden. Das bedeutet für das Blut längere Wege und für das Herz eine höhere Pumpleistung – der Blutdruck steigt.

Zunahme von Fett können sie aber durch Bewegung und Ernährung vermeiden. Die Behandlung von starkem Übergewicht ohne Grunderkrankung gehört in die Hand eines Arzts. Die Therapie reicht von Ernährungsberatung, Bewegungsangeboten sowie psychologischer Betreuung bis hin zum operativen Eingriff.

Naturheilkunde

Pfarrer Kneipp verordnete seinen übergewichtigen Patienten neben Wasseranwendungen, Ernährungsumstellung und seelischer Stärkung auch körperliche Bewegung wie Holzhacken. Es ist vielleicht gar keine schlechte Idee, den elektrischen Holzspalter stehen zu lassen und mal wieder zur Axt zu greifen.

Wasseranwendungen

Mit Güssen und kalten Waschungen kann man den Stoffwechsel ordentlich ankurbeln (siehe S. 48). Kältereize sind durchblutungsfördernd und aktivieren das braune Fettgewebe (siehe Tipp S. 87). **Wichtig:** Kaltanwendungen dürfen nur gemacht werden, wenn der Körper warm ist.

● **Unterkörperwaschungen** (siehe rechts) kann man gut in die Morgentoilette einbauen: Falten Sie ein Leinen- oder Baumwolltuch auf etwa 20×20 Zentimeter (in etwa Handgröße). Tauchen Sie es in kaltes Wasser (maximal 18 °C; kälteempfindliche Personen können mit 18 bis 22 °C beginnen) und drücken Sie es aus. Das Tuch am rechten Bein vom kleinen Zeh bis zum Gesäß hochführen, Tuch umdrehen und an der Innenseite des Beines nach unten führen. Das Tuch wieder ins Wasser tauchen, ausdrücken und das linke Bein ebenso waschen. Zum Schluss im Uhrzeigersinn kurz über den Bauch kreisen und beide Fußsohlen waschen. Sofort ankleiden, zugedeckt ruhen oder, noch besser, ein paar gymnastische Übungen machen.

● Wenn Sie an Kältereize bereits gewöhnt sind, können Sie den **Unterguss** (Schenkelguss) wagen. Er wird wie der Knieguss ausgeführt (siehe S. 74, 75), den Schlauch führt man jedoch über das Gesäß und bis zum Bauchnabel.
● Für den Abend empfiehlt sich eine **Bauchwaschung** (siehe S. 86).

Pflanzliche Mittel

Besprechen Sie diese Mittel mit Ihrem Arzt:
● **Topinambur** (Helianthus) hat sich wegen seiner stoffwechselanregenden Wirkung bewährt: Helianthus® compositum Tabletten/Tropfen (Einnahme nach Packungsbeilage).
● **Löwenzahntee** wirkt stoffwechselanregend und entwässernd. Dafür 1 Teelöffel getrocknetes Kraut (Apotheke) mit 1 Liter heißem Wasser übergießen, 3 bis 4 Minuten ziehen lassen, abseihen. Maximal 3 Tassen täglich trinken.
● Pflanzliche **Quellstoffe** aus der Apotheke (Decorpa® Granulat, Glucotard®, Guar Verlan® Granulat) können das Sättigungsgefühl verbessern. Einnahme nach Packungsbeilage.

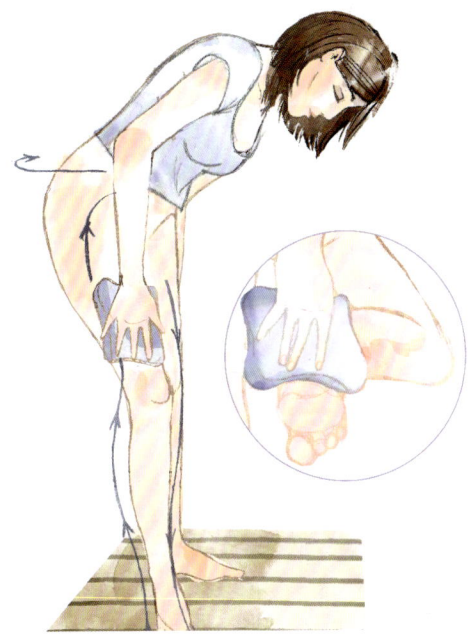

Eine Unterkörperwaschung kurbelt die Durchblutung an und senkt auch den Blutdruck (siehe S. 84).

Bachblüten

Bei der emotionalen Stärkung können Bachblüten helfen, indem sie Seelenzustände harmonisieren und Blockaden lösen (siehe Tabelle). Denn Übergewicht ist nicht nur eine Frage der übermäßigen Energiezufuhr, sondern auch der seelischen Hintergründe: Wovor will man sich schützen (dicke Haut)? Woran mangelt es im Leben? Wird Essen zum Ersatz dafür? Erkunden Sie die Bedeutung des Essens für sich. Für akute Situationen empfiehlt sich folgende Anwendung: Geben Sie 2 Tropfen von jeder Bachblüte in ein Glas Wasser (von der Notfallmischung 4 Tropfen). Trinken Sie die Mischung in kleinen Schlucken über den Tag verteilt. Für eine längere Einnahme gießen Sie 2 Tropfen Blütenessenz in ein dunkles 30-Milliliter-Fläschchen (Apotheke) mit stillem Wasser. Tropfen Sie 4-mal täglich 4 Tropfen auf die Zunge. Sie können auch mehrere Essenzen kombinieren: Dazu geben Sie jeweils 3 Tropfen in das Fläschchen mit stillem Wasser. Träufeln Sie ebenfalls 4-mal täglich 4 Tropfen auf die Zunge.
Einnahmedauer: im Akutfall 1 bis 4 Tage, bei andauernden Beschwerden 3 Wochen.

Unterstützung mit Bachblüten

Typ	Bachblüte
Belohnungsesser	Heather, Chicory
Einsamkeitsesser	Heather, Agrimony
Frustesser	Willow
Heißhungerattacken	Cherry Plum, Elm, Olive
Stressesser	Cherry Plum, Impatiens

Bauchwaschung

Eine kalte Bauchwaschung kurz vor dem Zubettgehen fördert das Einschlafen und hilft beim Abnehmen, indem sie die Verdauung und den Stoffwechsel anregt.

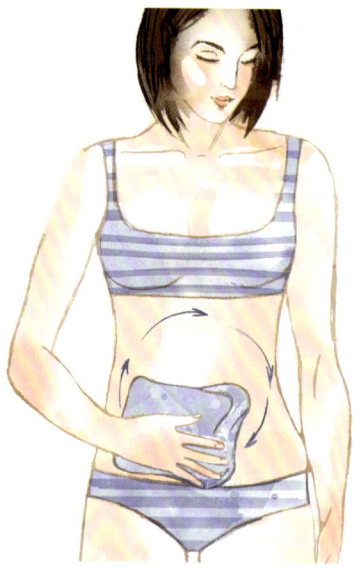

1. Geben Sie kaltes Wasser (maximal 18 °C, eventuell mit Eiswürfeln etwas runterkühlen) in eine Schüssel.

2. Stellen Sie die Schüssel in die Nähe des Betts. Falten Sie ein Baumwoll- oder Leinentuch auf etwa 20×20 Zentimeter. Tauchen Sie das Tuch in das kalte Wasser und wringen Sie es leicht aus.

3. Kreisen Sie mit leichtem Druck etwa 30-mal im Uhrzeigersinn über den Bauch und folgen damit dem Verlauf des Dickdarmes. Zwischendurch das Tuch wenden. Den Bauch wieder bedecken und zudecken.

Heilmittel aus aller Welt

● Aus ayurvedischer Sicht ist Übergewicht meist eine Kapha-Störung (siehe S. 60), für die „Fülle" charakteristisch ist. Der Körper sammelt zu viel Substanz an, die Verdauung und der Stoffwechsel sind träge, die Betroffenen fühlen sich müde. Trinken Sie zur Anregung des Fettstoffwechsels morgens nüchtern ein Glas **warmes Wasser mit ½ TL Honig**.

● Den Stoffwechsel aktiviert auch **Trikatu-Pulver**, eine Mischung verschiedener Pfeffersorten und Ingwer. Nehmen Sie 2- bis 3-mal täglich 0,5 bis 1 Gramm nach Packungsbeilage ein.

● Ein **Ingwer-Nelken-Tee** regt den Stoffwechsel ebenfalls an: Dafür 3 Zentimeter in Scheiben geschnittenen Ingwer (gerne auch mehr) und 5 bis 6 Nelken mit 1 Liter heißem Wasser in einer Thermoskanne überbrühen. Den Tee über den Tag verteilt trinken.

● Mit **Ohrakupunktur** unterstützt die Traditionelle Chinesische Medizin das Abnehmen.

Ernährung

Eigentlich wissen wir es ja: Wer abnehmen will, muss mehr Energie verbrauchen als zuführen. Doch diese Umstellung fällt uns schwer. Wir sind ständigen Verführungen ausgesetzt: dem Anblick von Kuchen, dem Duft der Bratwurst oder einer großen Portion auf dem Teller. Die bittere Bilanz: Nur 5 Prozent der Abnehmwilligen schaffen es tatsächlich dauerhaft. Gewohnheiten sind stark in uns verankert. Nur langsame Veränderungen helfen, Neues zu entwickeln und lieben zu lernen.

- Abnehmen sollte ein **längeres Vorhaben** sein. Ändern Sie Ihr Verhalten, sodass Sie zwar abnehmen, es Ihnen dabei aber gut geht (siehe S. 92), am besten sogar besser als vorher, wenn die Pfunde erst einmal purzeln.

- Achten Sie auf die **Zusammensetzung der Mahlzeiten**. Essen Sie täglich etwa einen halben großen Teller Gemüse und Obst, einen viertel Teller Eiweiß und einen viertel Teller Kohlenhydrate. Dabei darf auch etwas Fett, vor allem Öl, im Spiel sein, denn ohne Fette können fettlösliche Vitamine ihre Wirkung nicht entfalten. Planen Sie für das Mittagessen die größte Portion ein. Abends bitte nur leichte Kost oder das Abendessen ganz weglassen. **Wichtig:** Getränke sind häufig sehr kalorienhaltig, Ausnahmen sind Wasser, ungesüßter Tee und Kaffee. Verzichten Sie weitgehend auf Alkohol, Limonaden und Säfte.

- Überprüfen Sie Ihre Ernährungsgewohnheiten, indem Sie ein oder zwei Wochen lang ein **Ernährungstagebuch** schreiben – entweder auf Papier oder elektronisch mithilfe einer App. Sie werden staunen, was da alles zusammenkommt! So essen wir zum Beispiel durchschnittlich 80 bis 100 Gramm Fett pro Tag (empfohlen sind 60 bis 70 Gramm), das sind allein 720 bis 900 Kilokalorien. Um diese Kalorien zu verbrennen, muss eine 80 Kilogramm schwere Person mehr als 27 Kilometer walken.

- **Satt essen!** Sie können fast unbeschränkt Gemüse essen. Auch Obst dürfen Sie ausreichend genießen, behalten Sie jedoch den Fruchtzucker im Blick: Je süßer das Obst, desto mehr Fruchtzucker und damit Kalorien enthält es. Bei Getreideprodukten sollten Sie die Vollkornversionen bevorzugen. Milch- und Fleischprodukte bitte nur in Maßen verzehren und stets die mageren Varianten auswählen.

- **Keine Verbote!** Sie machen nur ein schlechtes Gewissen, wenn man doch mal schwach

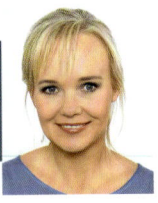

Fett weg durch Kälte

Vor einigen Jahren machten Wissenschaftler eine erstaunliche Entdeckung: Auch Erwachsene verfügen über braunes Fettgewebe. Bis dahin hatte man angenommen, dass nur Babys besonders viel davon haben. Braunes Fettgewebe schützt vor Unterkühlung, denn es wirkt wie eine Heizung. Es verbrennt Fett, statt es zu speichern, und hilft damit, die Körpertemperatur konstant zu halten. Das weiße Fettgewebe hingegen ist die Reserve für schlechte Zeiten.

Bei den meisten Erwachsenen ist das braune Fettgewebe inaktiv. Ein Grund dafür sind unsere konstant warmen Umgebungstemperaturen. Erst Kältereize aktivieren die braunen Fettzellen, die dann sogar auf das weiße Fettgewebe zurückgreifen. Sportler haben nachweislich mehr braunes Fett. Also öfter mal raus an die kühle Luft, Taulaufen oder auch im Winter am offenen Fenster Morgengymnastik treiben. Oder gehen Sie 1- bis 2-mal wöchentlich in die Sauna und trainieren dort Kalt- und Warmreize.

geworden ist. Das führt zu Stress und damit zur Ausschüttung des Dickmachers Kortisol.

- **Vorsicht, Diäten!** Die meisten Diäten basieren auf dem Verzicht irgendwelcher Speisen, womöglich sind es gerade Ihre Lieblingsgerichte. Das halten Sie nicht lange durch. Mit Sicherheit stellt sich alsbald der Jo-Jo-Effekt ein. Der

Körper reagiert auf eine zu große Kalorienreduktion, indem er den Grundumsatz drosselt (siehe S. 111). Automatisch spult er ein uraltes Programm ab: Wenig Nahrungsangebot bedeutet Gefahr, deshalb schaltet der Organismus auf Sparflamme, um zu überleben. Erhöhen Sie die Kalorienmenge wieder, wandert ein Großteil davon auf Hüften oder Bauch, da der Grundumsatz ja heruntergefahren wurde.

● **Naschen erlaubt!** Auch während des Abnehmens dürfen Sie hin und wieder Süßes naschen. Genießen Sie hochprozentige Schokolade oder Rohkakaobohnen. Sie enthalten viele Antioxidantien, die sich positiv auf das Herz-Kreislauf-System auswirken. Außerdem nascht man von dunkler Schokolade weniger als von Vollmilchschokolade, denn hochprozentige Schokolade (ab 70 Prozent Kakaoanteil) schmilzt in der Regel langsamer. Dunkle Schokolade bedeutet also besonders langen Genuss. Sie enthält zudem auch weniger Zucker.

Gut zu wissen

Wo sich Fett und Zucker verstecken

In industriell verarbeiteten Lebensmitteln stecken große Mengen Fett und Zucker, das ist bekannt. Doch wir wissen nicht, wie viel Fett und Zucker das Kantinen- oder Restaurantessen enthält. Aus finanziellen Gründen müssen Großküchen – und auch manche Gaststätten – oft auf industrielles Saucenpulver zurückgreifen. Verzichten Sie deshalb weitgehend auf Saucen und greifen Sie lieber zu Salat oder gedünstetem Gemüse. Und: Kochen Sie so oft wie möglich selbst, dann wissen Sie, was Sie essen.

● Geben Sie dem Körper **Zeit für die Verdauung**. Legen Sie mindestens 4 Stunden Pause zwischen den Mahlzeiten ein.

● Hilfreich ist auch **Teilfasten** (intermittierendes Fasten). Eine alltagtaugliche Möglichkeit ist ein Rhythmus von 8:16. Das heißt, Sie können in einem Zeitraum von 8 Stunden essen und gewähren dem Körper dann 16 Stunden Ruhe. Zum Beispiel können Sie um 11 Uhr ein spätes Frühstück einnehmen und um 18 Uhr das Abendessen. Oder Sie lassen das Frühstück ausfallen, starten um 13 Uhr mit dem Mittagessen und essen dann noch zu Abend. Als Getränke sind Wasser, ungesüßter Tee und schwarzer Kaffee erlaubt.

● Alle gesetzlichen Krankenkassen bieten **Abnehmkurse** an (auch für Normalgewichtige) oder übernehmen (teilweise) die Kosten für Fremdanbieter, sofern deren Programm zertifiziert ist. Diese Kurse vermitteln Methoden zum Umgang mit Essen, die Sie im Alltag gut umsetzen können.

Bewegung

Jetzt kommt unausweichlich die Aufforderung: Treiben Sie Sport! Sagen wir es mal so: Wenn Sie sich nicht täglich mehr bewegen als bisher, wird es schwierig mit dem Abnehmen. Sport ist natürlich besonders effektiv. Planen Sie deshalb mindestens 3-mal wöchentlich je 30 Minuten Walken, Schwimmen oder Radfahren in Ihren Alltag ein.

Sie sollten auch den Alltag sportlicher gestalten. Das beginnt schon morgens: Warum bleiben wir beim Zähneputzen an Ort und Stelle stehen, statt hin und her zu gehen? Warum sitzen wir beim Telefonieren, statt die Wohnung oder den Garten zu durchschreiten? Warum parken wir das Auto direkt vor der Bürotür, statt ein paar Hundert Meter zu Fuß zu gehen? Nutzen Sie das Wochenende zu ausgedehnten

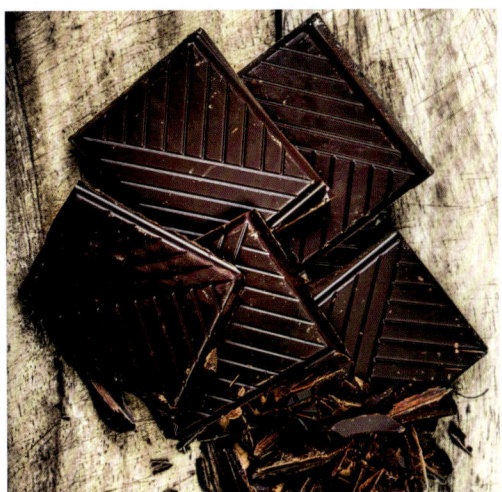

Der Kakao macht's: Je mehr Kakao eine Schokolade enthält, desto weniger naschen wir davon.

• Akzeptieren Sie sich so, wie Sie sind. Nehmen Sie sich gedanklich in die Arme und schließen Sie auch das Übergewicht mit ein. Es gehört (noch) zu Ihnen. Fallen Sie nicht auf Diätangebote rein, die Ihnen eine Bikinifigur in kürzester Zeit versprechen. Glauben Sie an sich und daran, dass Sie es mit verändertem Essverhalten (siehe S. 87), mehr Bewegung, Geduld und ein paar kleinen Tricks aus diesem Buch schaffen werden.

• **Essen Sie achtsam und langsam.** Das heißt, konzentrieren Sie Ihre Aufmerksamkeit auf den Augenblick, auf das Hier und Jetzt: Schauen Sie Ihr Essen in Ruhe an, bevor Sie loslegen. Schnuppern Sie daran und genießen Sie die unterschiedlichen Aromen. Freuen Sie sich auf den ersten Bissen. Erspüren Sie ihn erst einmal mit der Zunge, bevor Sie mit dem Kauen beginnen. Genießen Sie diese sinnlichen

Spaziergängen, gehen Sie wandern oder belegen Sie mal wieder einen Tanzkurs. Ringen Sie um jeden Schritt, den Sie in unseren bewegungsarmen Alltag zusätzlich einbauen können. Erfreuen Sie sich daran, dass Sie (noch) fit sind, und empfinden Sie Bewegung nicht als Belastung. Luft und Bewegung sind die eigentlichen geheimen Sanitätsräte, das war auch schon Theodor Fontane (1819–1898), dem Apotheker und erfolgreichen Schriftsteller, eine wichtige Erkenntnis.

Entspannung

Wer sein Gewicht reduzieren will, muss ein realistisches Ziel anpeilen. Abnehmen gelingt nur, wenn man den Druck rausnimmt. Denn Abnehmstress ist ein eigenständiger Dickmacher. Wer ständig auf die Waage steigt oder sich ärgert, dass er wieder mal gesündigt hat oder die Pfunde nicht so schnell purzeln, wirft die körpereigene hormonelle Stresskaskade an. Kortisol wird ausgeschüttet, und das verhindert garantiert den Abnehmerfolg.

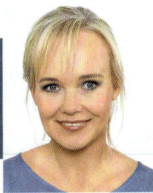

Mein besonderer Tipp

Veggie-Woche

Legen Sie hin und wieder eine fleischlose Woche ein, damit können Sie eine Menge Kalorien einsparen. Für Männer ist das in Regel eine echte Herausforderung. Am besten starten Sie den Versuch im Sommer, da ist der Appetit auf Fleisch und Wurst sowieso geringer. Und die Natur bietet in dieser Zeit viele köstliche Alternativen. Leckere Sommergerichte, bei denen man Fleisch garantiert nicht vermisst, finden Sie im Rezeptteil am Ende des Buchs (siehe ab S. 176).

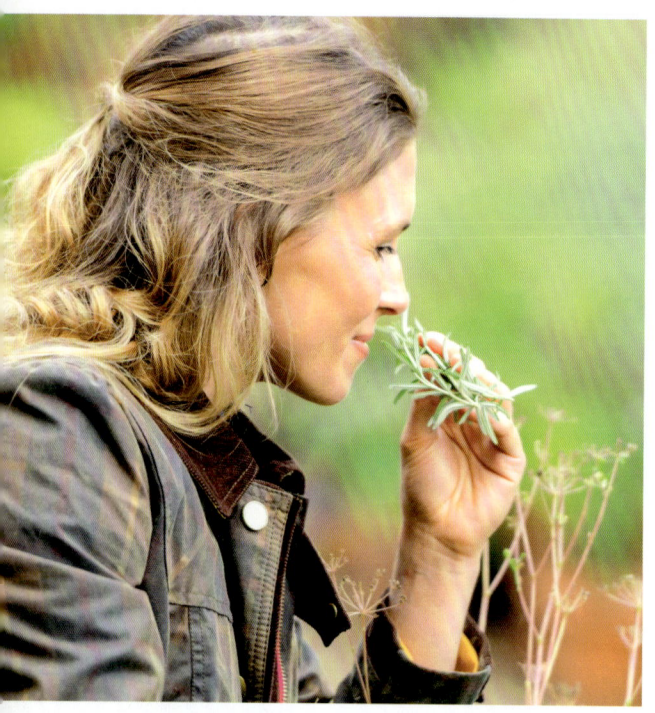
Genießen Sie nicht nur Ihr Essen, sondern auch Ihre Umwelt entspannt und mit allen Sinnen.

Eindrücke! Achtsam essen bedeutet immer auch bewusst langsam essen. Damit können Sie Ihr Sättigungsgefühl, das normalerweise nach 15 bis 20 Minuten eintritt, neu programmieren. Denn erst dann meldet der Magen an das Hirn: Es reicht. Wer sein Essen hastig runterschlingt, nimmt in diesem Zeitraum also viel mehr zu sich.

● Es gibt diverse **Entspannungstechniken**, die Sie in Volkshochschulen, Fitnessstudios oder aus Büchern erlernen können, beispielsweise autogenes Training, Yoga, Meditation oder progressive Muskelentspannung (PME) nach Jacobson (siehe rechts). Diese Verfahren können bei der Neuordnung Ihrer Lebens – und auch bei der Veränderung der Essgewohnheiten helfen. Stress führt beispielsweise häufig dazu, dass man zum Ausgleich mehr isst oder zwischendurch nascht.

Die meisten Entspannungstechniken kann man nicht nur zu Hause, sondern (fast) überall praktizieren, etwa in der Mittagspause im Büro

Homöopathische Mittel zur Unterstützung beim Abnehmen

Leitsymptome	Mittel, Potenz und Dosierung
ständiger Appetit und Heißhungerattacken	Madar D4, 3-mal täglich 5 Globuli*
Verstärkung des Sättigungsgefühls	Helianthus tuberosus D1, (3-mal täglich 10 bis 20 Tropfen*
Naschattacken	Lycopodium D12, im Bedarfsfall jeweils 5 Globuli*
verminderter Stoffwechsel zur Aktivierung der Schilddrüsentätigkeit; nicht bei Schilddrüsenüberfunktion und Jodüberempfindlichkeit anwenden	Fuculacca N Minodyn Nr. 45 (Komplexmittel), 1- bis 3-mal täglich 5 Tropfen*

* Detaillierte Hinweise zur Einnahme siehe S. 65

Progressive Muskelentspannung nach Jacobson (PME)

Machen Sie eine der drei Übungen zwischendurch im Sitzen. Wenn Sie abends oder am Wochenende mehr Zeit und Muße haben, dann sollten Sie in entspannter Atmosphäre das komplette Programm der Muskelentspannung im Liegen durchführen.

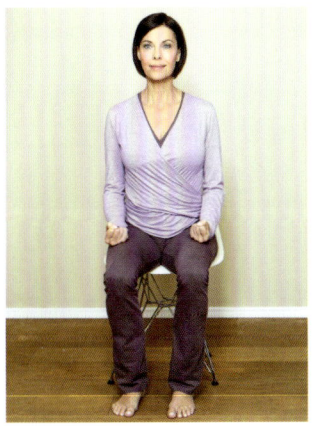 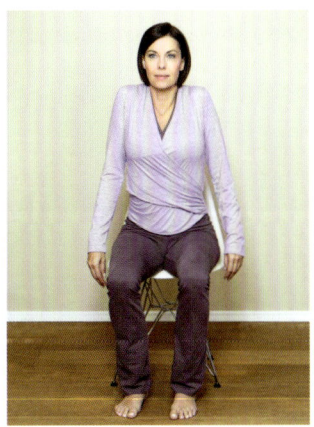 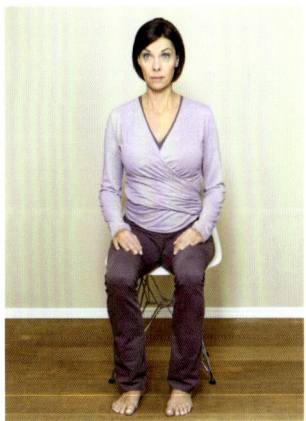

1. Legen Sie die Hände auf die Oberschenkel. Atmen Sie ruhig und lenken Sie die Aufmerksamkeit zuerst in den rechten, dann in den linken Arm. Mit der nächsten Einatmung ballen Sie beide Hände zu Fäusten und spannen alle Muskeln der Arme 10 Sekunden lang an. Atmen Sie dabei gleichmäßig. Lösen Sie die Muskeln wieder und spüren Sie der Entspannung 30 Sekunden lang nach.

2. Sitzen Sie aufrecht, lassen Sie die Arme entspannt hängen. Atmen Sie ruhig und konzentrieren Sie sich auf die Schultern. Mit der nächsten Einatmung ziehen Sie die Schultern nach oben Richtung Ohren. Halten Sie die Spannung 10 Sekunden lang und atmen Sie dabei gleichmäßig. Lösen Sie die Muskeln wieder und spüren Sie der Entspannung 30 Sekunden lang nach.

3. Legen Sie die Hände entspannt auf die Oberschenkel. Richten Sie die Konzentration auf Ihren Kopf und atmen Sie dabei ruhig. Ziehen Sie die Augenbrauen hoch, die Mundwinkel und das Kinn nach unten. Halten Sie die Spannung 10 Sekunden lang und atmen Sie dabei gleichmäßig. Lösen Sie die Muskeln und spüren Sie der Entspannung 30 Sekunden lang nach.

oder bei Bahnfahrten. Über den Wechsel von Anspannung und Entspannung von Muskelgruppen, der gedanklichen Konzentration auf das Körperbefinden und eine bewusste Atmung entspannt sich das vegetative Nervensystem, was sich positiv auf die Atem- und die Herzfrequenz und dadurch auch auf den Blutdruck auswirkt.

Homöopathie

Auch homöopathische Mittel können Sie bei der Gewichtsabnahme unterstützen, indem sie vor allem das Sättigungsgefühl verstärken und Heißhunger- sowie Naschattacken zügeln (siehe Tabelle links). Das Komplexmittel Fuculacca N Minodyn Nr. 45 enthält unter anderem Blasentang. Achten Sie auf die Einschränkung.

Meine 20 besten Tricks zum Abnehmen

1. Überlegen Sie sich, **warum Sie schlanker sein möchten**. Schreiben Sie Ihre Ziele auf und schauen Sie gelegentlich mal nach, ob Sie schon etwas davon erreicht haben.

2. Machen Sie sich eine Liste, worauf Sie **am leichtesten verzichten** können: Auf die Milch im Kaffee oder das Glas Wein zum Abendbrot? Kleine Veränderungen, die wenig schmerzen, machen auf die Dauer viel aus.

3. Alle Veränderungen, die Ihnen beim Abnehmen helfen, sollten in leicht abgewandelter Form für immer durchhaltbar sein und **zur Gewohnheit werden.**

4. **Essen Sie nicht nach der Uhr,** weil es üblich ist oder Familientraditionen es so vorschreiben. Ist es nicht zu vermeiden, weil Geschäftsessen oder eine Familienfeier ansteht, essen Sie nur eine Kleinigkeit, bestellen Sie vielleicht nur eine Vorspeise.

5. **Räumen Sie die Küche auf!** Forscher konnten in einer Studie feststellen, dass Probanden in einer unordentlichen Küche eher dazu verführt werden konnten, Süßes zu essen, als in einer aufgeräumten.

6. **Neues wagen!** Gehen Sie das Abnehmen wie ein Abenteuer an, zumindest was das Ausprobieren neuer Lebensmittel, Rezepte und Gewürze anbetrifft. Holen Sie sich Anregungen in Büchern, im Internet und in internationalen Restaurants.

7. **Aus den Augen, aus dem Sinn!** Machen Sie eine Einkaufsliste. Lassen Sie sich nicht von Angeboten verleiten. Und nicht hungrig einkaufen gehen!

8. **Essen Sie von kleinen und/oder roten Tellern!** Von kleinen Tellern isst man weniger, haben Studien gezeigt. Zudem hilft die Farbe des Geschirrs beim Abnehmen. Rot wirkt wie das Stopp einer Ampel.

9. **Der Zuckerwürfeltrick:** Wer ein Jahr lang seine 2 Zuckerwürfel im Morgenkaffee weglässt, kann allein dadurch 1,2 Kilogramm abnehmen. Eine kleine Veränderung mit großer Wirkung. Solche Mini-Tauschgeschäfte funktionieren auch anderweitig: statt Fruchtsaft eine Schorle trinken, statt gekauftem Fruchtjoghurt lieber selbst Naturjoghurt mit frischen Früchten mixen.

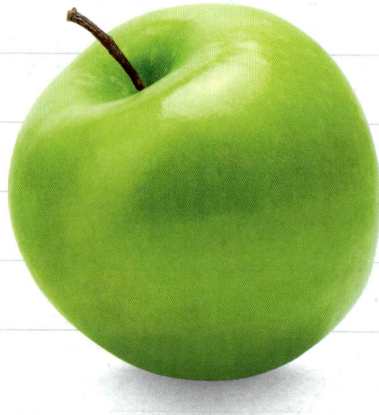

10. Der Gläsertrick: Kalorienreiche Getränke möglichst aus schmalen, hohen Gläsern trinken. Wir schenken in breite, niedrige Gläser 28 Prozent mehr ein als in schlanke. Das liegt an einer optischen Täuschung.

11. Viel trinken! Am besten Wasser mit etwas Ingwer oder Zitrone. Das füllt nicht nur den Magen, es fördert auch die Verdauung.

12. Wer auf einfache Kohlenhydrate und Zucker verzichtet, wird meist von Hungerattacken verschont, weil der Körper weniger Insulin ausschüttet. Falls Sie doch mal Hunger auf Süßes haben, greifen Sie einfach schnell zu einem **Apfel.**

13. Trinken Sie **Sauerkrautsaft** oder essen Sie rohes Sauerkraut (etwa als Salat mit Obst verfeinert). Wegen der stark verdauungsfördernden und darmreinigenden Wirkung empfiehlt sich das am Wochenende.

14. Kein Handy am Esstisch! Um achtsam und genussvoll essen zu können, sollten Sie das Handy weit weglegen.

15. Bauen Sie Muskeln auf! Muskeln verbrauchen mehr Energie als Fettgewebe, selbst im Ruhezustand. So verbrennen Sie sogar im Schlaf mehr Kalorien.

16. Ablenkung organisieren! Wenn Sie mit etwas intensiv beschäftigt sind, kommen Sie nicht erst in Versuchung. Werden Sie also aktiv, treffen Sie sich mit Freunden oder überlegen Sie, welches Hobby zu Ihnen passt.

17. Werfen Sie die Waage weg! Tägliches Wiegen ist Stress, denn das Gewicht unterliegt naturgemäß Schwankungen. Wer nur geringes Übergewicht hat, kann dem Hosenbund vertrauen. Wer starkes Übergewicht hat, sollte sich einmal pro Woche wiegen.

18. Den **Erfolg feiern!** Nehmen Sie sich etwas vor, das sie machen möchten, wenn Sie Ihr Gewicht erreicht haben. Und dann feiern Sie Ihren Erfolg.

19. Überlegen Sie sich schon frühzeitig eine Strategie, wie Sie Ihr **neues Gewicht halten** können. Was wollen Sie sich künftig erlauben, was behalten Sie aus der Abnehmzeit bei?

20. Nehmen Sie nicht für andere ab. Tun Sie es für sich selbst!

Fettstoffwechselstörungen

Der Fettstoffwechsel beginnt mit der Verdauung von Nahrungsfetten und deren Umwandlung in einfachere Bestandteile. Ein Teil davon wird zur Energiegewinnung genutzt, ein anderer als Fettreserve gespeichert und ein dritter Teil zu neuen komplexen Fetten (Lipiden) wie Cholesterin und Triglyceriden aufgebaut. Bei all diesen Auf-, Ab- und Umbauten spielt die Leber eine zentrale Rolle. Sie stellt außerdem selbst Cholesterin her.

Fette (Lipide) können nicht so einfach im Blut gelöst werden. Damit Cholesterin in die Zellen transportiert werden kann, wird es an Eiweiße (Proteine) gebunden. Es entstehen Lipoproteine. Man kann sich das wie Päckchen vorstellen. Sie heißen je nach ihrer Dichte LDL (Low Density Protein) oder HDL (High Density Protein). Eines dieser Päckchen, das LDL, bringt das Cholesterin zu den Zellen. Das HDL-Päckchen bringt überschüssiges Cholesterin aus den Zellen zurück in die Leber. Ein effektives Wechselspiel.

„Gutes" und „schlechtes" Cholesterin

Problematisch wird es in dem Kreislauf erst, wenn viel zu viel LDL-Cholesterin im Blut kursiert und zu wenig HDL zur Verfügung steht, um es einzufangen. Dann lagert sich überschüssiges LDL in den Gefäßwänden ab und begünstigt die Entstehung von Arteriosklerose. LDL nennt man deshalb auch das „schlechte", HDL das „gute" Cholesterin. Doch verzichten können wir auf keines der beiden. Cholesterin ist lebensnotwendig. Es wird gebraucht für:

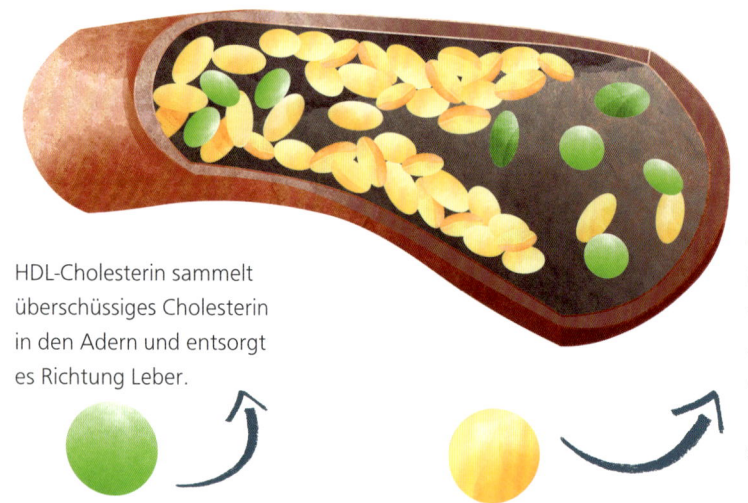

HDL-Cholesterin sammelt überschüssiges Cholesterin in den Adern und entsorgt es Richtung Leber.

Ein Überschuss an LDL-Cholesterin kann sich in den Gefäßinnenwänden ablagern, vor allem wenn diese durch Entzündungsprozesse bereits geschädigt sind.

LDL-Cholesterin (gelb) oxidiert aufgrund seiner Beschaffenheit schneller, dadurch kann es leichter in die Arterienwände eingelagert werden. Die Gefäße verengen sich.

- den Aufbau der Zellmembranen
- die Bildung von Gallensäuren zur Fettverdauung
- die Bildung von Sexual- und Stresshormonen
- die Bildung von Vitamin D
- die Unterstützung des Immunsystems
- die Elastizität der roten Blutkörperchen

Unterschiede bei den Geschlechtern

Eine Dresdner Studie an gesunden jungen Frauen und Männern brachte Überraschendes zutage: Die Blutfettmuster der beiden Geschlechter unterscheiden sich gravierend. Von 281 Blutfettmolekülen stimmten gerade einmal 122 überein. Dieses Ergebnis könnte Auswirkungen auf die Behandlung von Fettstoffwechselstörungen haben.

Ursachen

● Hauptverursacher von Fettstoffwechselstörungen sind die bekannten Übel der Moderne wie Fehlernährung, Bewegungsmangel und Stress. Weitere Ursachen können Schilddrüsenunterfunktion, Diabetes mellitus Typ 2, Bauchspeicheldrüsenentzündung oder Leber- und Nierenerkrankungen sein.

● Auch Medikamente, die wegen anderer Erkrankungen eingenommen werden, können den Fettstoffwechsel ungünstig beeinflussen, etwa Hormonpräparate, Kortison, Betablocker, Tamoxifen. In dem Fall spricht man von einer sekundären (auf eine andere Erkrankung folgende) Fettstoffwechselstörung.

Genetische Veranlagung

Fettstoffwechselstörungen können genetisch bedingt sein: Es gibt Menschen, die trotz gesunder Lebensführung deutlich erhöhte Cholesterinwerte haben. Man spricht in diesen Fällen von familiär bedingter Hypercholesterinämie. Sie zählt zu den häufigsten erblich be-

dingten Störungen im Fettstoffwechsel. Die Betroffenen sind besonders gefährdet, bereits in jungen Jahren einen Herzinfarkt oder Schlaganfall zu erleiden.

Symptome

Fettstoffwechselstörungen verursachen an und für sich keine Symptome, sie begünstigen aber Herzinfarkte oder Schlaganfälle. Oft kommen erhöhte Blutfettwerte bei einer anderen Untersuchung zufällig oder bei einer Vorsorgeuntersuchung ans Tageslicht.

Diagnose

Im Rahmen der von den Krankenkassen angebotenen Vorsorgeuntersuchung werden auch die Blutfettwerte bestimmt. Nutzen Sie diese Möglichkeit, um eventuelle Störungen frühzeitig aufzudecken. **Wichtig:** Die Blutentnahme muss „nüchtern" erfolgen, also 12 bis 14 Stunden vorher nichts essen, da die Ernährung einen Einfluss auf die Werte haben kann.
Ermittelt werden folgende Werte: HDL, LDL, VLDL (eine Vorstufe von LDL) und Triglyceride. Isoliert betrachtet sind die Werte nur bedingt aussagekräftig (siehe Kasten S. 96). Um das

Gut zu wissen

Die Pille und die Fette

Die oben genannte Dresdner Studie zeigte deutliche Veränderungen im Fettstoffwechsel von Frauen, die die Pille einnehmen. Die Forscher führen das auf eine Reizung der Leberzellen und damit eine erhöhte Entzündungsaktivität zurück. Lassen Sie also, wenn Sie die Pille einnehmen, regelmäßig Ihre Blutfettwerte checken.

Grenzwerte für Blutfette

Die WHO gibt folgende Richtwerte für die Blutfettwerte von Erwachsenen an:

- Gesamtcholesterin: maximal 200 mg/dl (5,2 mmol/l)
- leicht erhöhter Cholesterinspiegel: bis 240 mg/dl (6,2 mmol/l)
- stark erhöhter Cholesterinspiegel: über 300 mg/dl (7,8 mmol/l)
- HDL: mindestens 40 mg/dl (1,0 mmol/l), darunter ist laut NCEP (National Cholesterol Education Program) das Risiko für Gefäßverkalkung erhöht
- LDL: maximal 160 mg/dl (4,1 mmol/l), wenn keine anderen Risikofaktoren für Arteriosklerose vorliegen
- Triglyceride: max. 150 mg/dl (1,71 mmol/l)

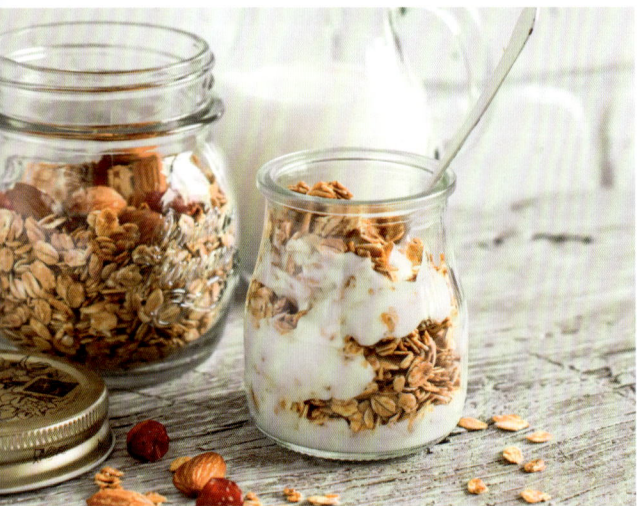

Ballaststoffe und sekundäre Pflanzenstoffe in Haferflocken haben eine günstige Wirkung auf die Blutfette.

Risiko für eine Verkalkung der Gefäße (Arteriosklerose) abzuschätzen, wird das Verhältnis von LDL zu HDL ermittelt. Idealerweise sollte das Ergebnis unter 4 liegen. Beispiel: LDL 160 mg/dl, HDL 40 mg/dl. 160:40 = 4. Dieser Wert ist noch tolerierbar, ab 4,5 besteht eine erhöhte Gefahr für Arteriosklerose.

Wichtig: Nach einem Herzinfarkt kann der LDL-Wert drei Monate lang verfälscht sein.

Bei den meisten Menschen sind nicht nur die Cholesterinwerte, sondern auch die Triglyceride erhöht. Sie sind mit 95 Prozent der Hauptbestandteil der Nahrungs- und Körperfette. Zu hohe Triglyceridwerte begünstigen Arteriosklerose ebenfalls und erhöhen somit das Risiko für Herzinfarkt und Schlaganfall zusätzlich.

Was der Anblick verrät

- Bei Menschen unter 50 Jahren ist ein gelb-weißer Ring um die Hornhaut des Auges ein Verdacht auf eine vererbte Fettstoffwechselstörung (familiäre Hypercholesterinämie). Ab dem Rentenalter gilt dieser „Greisenring" (Arcus senilis) allerdings nicht mehr als krankhaft.
- Da bei genetischen Fettstoffwechselstörungen Rezeptoren für die Aufnahme von LDL fehlen, kann sich dieses in der Haut einlagern. Typisch sind kleine Fettinseln unter den Augen.
- Auch die Ferse kann ein Hinweis auf eine vererbte Fettstoffwechselstörung sein. Überschüssiges Cholesterin kann sich in der Achillessehne ablagern und Schmerzen verursachen, ergab eine englische Studie.

Standardtherapien

Die Behandlung von Fettstoffwechselstörungen basiert auf drei Strategien: Lebensstiländerung, Therapie möglicher Begleiterkrankungen (besonders Blutdrucksenkung und Diabetes) sowie eventuell Therapie mit Medikamenten (Statinen). Der Nutzen von Statinen ist

Heublumensack

Der sehr warme Heublumensack auf der Lebergegend hat eine stoffwechselanregende Wirkung. Die Temperatur vor dem Auflegen am besten mit dem Handrücken erfühlen.

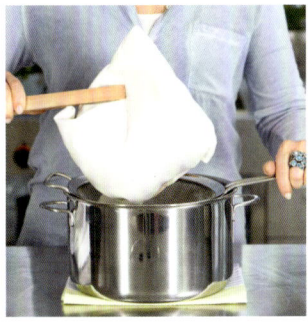 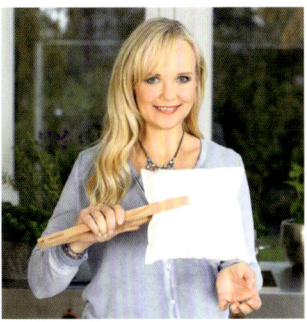 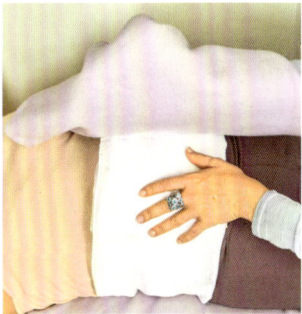

1. Füllen Sie einen großen Topf mit Wasser und erhitzen Sie es. Dann den Heublumensack in einem Sieb über dem Topf 20 bis 30 Minuten erwärmen. **Wichtig:** Der Sack darf nicht mit dem Wasser in Berührung kommen, er soll nur durch den Dampf erwärmt werden.

2. Legen Sie auf dem Bett ein Baumwoll- und ein Wolltuch übereinander aus. Den sehr warmen Heublumensack mit einer Zange oder einemTopflappen aus dem Sieb nehmen und etwas aufschütteln. Prüfen Sie die Wärme. **Vorsicht:** Verbrennungsgefahr!

3. Legen Sie den Heublumensack auf die Lebergegend und fixieren Sie ihn mit den beiden vorbereiteten Tüchern, dann zudecken. Ist der Sack abgekühlt, abnehmen und etwas nachruhen. **Wichtig:** Nicht anwenden bei Herzschwäche oder Entzündungen im Behandlungsgebiet.

allerdings nur bewiesen bei einer bereits vorliegenden Herzerkrankung oder einem erhöhten Risiko, innerhalb der nächsten 10 Jahre einen Herzinfarkt zu erleiden (ärztliche Prognose). Eine Einnahme lediglich bei erhöhtem Cholesterinspiegel scheint wegen der möglichen Nebenwirkungen nicht gerechtfertigt.
Die beste Therapie ist eine Lebensstiländerung:
- Abbau von Übergewicht
- weniger tierische Fette in der Nahrung
- ballaststoffreiche Ernährung
- Stressminderung
- Rauchstopp (siehe S. 22, 23)
- mäßiger Alkoholkonsum
- mehr Bewegung

Naturheilkunde

Eine Tablette ist schnell geschluckt. Naturheilkundliche Anwendungen benötigen in der Regel etwas Zeit. Gönnen Sie sich diese, denn schon Sebastian Kneipp wusste: „Wer keine Zeit für seine Gesundheit hat, wird später viel Zeit für seine Krankheiten brauchen."

Wickel und Wasseranwendungen
- Zur Anregung des Stoffwechsels können Sie 1- oder 2-mal wöchentlich einen heißen **Heublumensack** auf die Lebergegend legen (siehe oben). Fertige Heublumensäcke kann man in der Apotheke kaufen, nach der Anwendung trocknen und mehrfach verwenden.

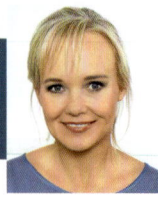
Kneipp-Gesundheitsurlaub

Warum nicht mal im Urlaub etwas Neues für die Gesundheit ausprobieren? Es gibt viele Anbieter für Kneipp-Kuren – zertifizierte Ferienhöfe, Hotels oder Kliniken. Eine gute Möglichkeit, sich aktiv zu erholen und Kneipp-Anwendungen richtig zu lernen. Was Ihnen gut gefallen hat, können Sie dann zu Hause weiter machen.

● Ein **Bürstenbad** bringt den Stoffwechsel auf Trab. Während eines entspannenden Bads können Sie durch Bürsten des Körpers einen mechanischen Reiz setzen – das ist gut für die Durchblutung der Haut, den Lymphfluss und den Stoffwechsel. Beginnen Sie mit einer Badebürste herzfern am rechten Fuß und bürsten Sie zuerst das rechte, dann das linke Bein mit leichtem Druck Richtung Herz. Nach den Beinen folgen mit kreisenden Bewegungen im Uhrzeigersinn Gesäß und Bauch. Anschließend den rechten, dann den linken Arm bürsten, von der Handinnenseite über den Handrücken und aufwärts zur Schulter. Abschließend die Brust und den Rücken kreisend bürsten.
● Regelmäßige **Saunabesuche** sind ebenfalls zur Stoffwechselanregung geeignet.

Pflanzliche Mittel

● Lassen Sie sich in der Apotheke einen **Anti-Cholesterin-Tee** aus Artischocke, Bärlauch, Berberitze, Mariendistel und Queckenwurzel zu gleichen Teilen zusammenstellen. Kochen Sie 1 Teelöffel der Mischung mit ¼ Liter Wasser

3 bis 4 Minuten, 5 Minuten ziehen lassen, abseihen. Morgens nüchtern und abends vor dem Schlafen je 1 Tasse trinken.
● Eine Kur mit **Löwenzahntee** regt die Gallensäureproduktion an. Weil dafür Cholesterin benötigt wird, wird dem Organismus Cholesterin entzogen. Kochen Sie 2 bis 4 Teelöffel Löwenzahnwurzel (Apotheke) mit ½ Liter Wasser auf, 10 Minuten ziehen lassen, abseihen. 3 Wochen lang zu den Mahlzeiten je 1 Tasse trinken.
● **Artischockenblätter** steigern die Gallensäurereproduktion und senken damit das Cholesterin. Die Wirkstoffe werden als Kapseln, Tabletten oder Tropfen angeboten (300 bis 400 Milligramm). Einnahme nach Packungsbeilage. **Wichtig:** Nicht bei Verschluss der Gallenwege, Gallensteinen und Überempfindlichkeit auf Artischocken oder Korbblütler einnehmen.
● **Knoblauch** kann wie Artischockenblätter den Cholesterinspiegel um 15 Prozent senken. Nehmen Sie täglich 2 Knoblauchzehen oder 3-mal täglich 300 Milligramm Knoblauch-Fertigpräparat (Apotheke) zu sich. **Wichtig:** Bei Einnahme von Gerinnungshemmern die Knoblauch-Dosierung mit dem Arzt besprechen und die Blutgerinnungswerte häufiger überprüfen lassen.

Heilmittel aus aller Welt

● Im Ayurveda spielt **Ingwerwasser** eine große Rolle, denn Ingwer regt die Verdauung sowie den Gallenfluss an und kann die Cholesterinwerte senken. Trinken Sie täglich ½ bis 1 Liter Ingwerwasser. Überbrühen Sie dafür 2 bis 5 Scheiben Ingwer mit ½ bis 1 Liter Wasser, mindestens 10 Minuten ziehen lassen. Halten Sie im Winter das Ingwerwasser in einer Thermoskanne warm und trinken Sie es über den Tag verteilt. Im Sommer trinken Sie es abgekühlt.
● In der Traditionellen Chinesischen Medizin (TCM) verbindet man hohe Blutfettwerte und Fettleibigkeit mit hoher Schleimansammlung

und Feuchtigkeit, die die Milz schwächen. Die Milz wird mit **Akupunktur** und individuellen **Kräutermischungen** gestärkt. Mit der **Ernährung** kann die Behandlung unterstützt werden. Dabei gilt es, befeuchtende und schleimbildende Lebensmittel zu vermeiden, dazu zählen Fleisch, Milchprodukte, Süßigkeiten (schleimbildend), aber auch Rohkost (befeuchtend). Alles Gemüse wird kurz gegart.

Entspannung

Sorgen Sie für ein ausgeglichenes Leben, sowohl was Ihr tägliches Arbeitspensum als auch Ihre zwischenmenschlichen Beziehungen anbelangt (siehe S. 43). Denn Stress erhöht den Cholesterinspiegel, bei manchen Menschen sogar sehr deutlich. Die genauen Mechanismen sind noch unklar, doch eventuell wirken Stresshormone auf den Fettstoffwechsel.

Bewegung

Bewegung ist der beste Weg, um langfristig abzunehmen. Jedes Kilo weniger lässt auch den Triglyceridspiegel sinken. Außerdem kann

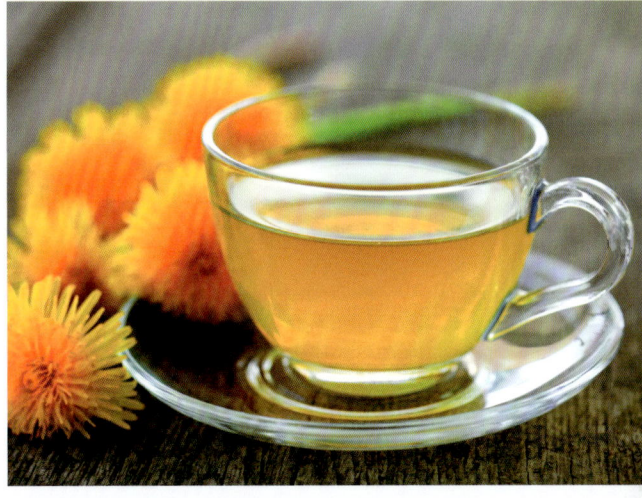

Ein Hoch auf den Löwenzahn: Dieses „Unkraut" ist unverwüstlich. Und genau das ist seine Stärke. Trinken und essen Sie Löwenzahn als Tee (siehe S. 98), Salatzutat oder Pflanzenfrischsaft.

man das schützende HDL-Cholesterin um bis zu 10 Prozent steigern, indem man täglich mindestens 30 Minuten Rad fährt, joggt, walkt oder flott geht. Allerdings sollten die Aktivitä-

Homöopathische Mittel zur Unterstützung der Fettstoffwechseltherapie

Leitsymptome	Mittel, Potenz und Dosierung
erhöhte Leber und Cholesterinwerte, weißliche Zunge, Völlegefühl nach dem Essen	Adlumia fungosa D3, 3-mal täglich 5 Globuli*
erhöhte Cholesterinwerte, Blähungen, Verdauungsstörungen, nach dem Essen oft müde, Neigung zu Verstopfung	Natrium choleinicum D4, 3-mal täglich 1 Tablette*
erhöhte Cholesterinwerte, eventuell rechts brennende Bauchschmerzen	Cholesterinum D12, 3-mal täglich 5 Globuli*

* Detaillierte Hinweise zur Einnahme siehe S. 65

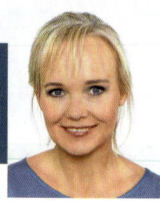
Küssen Sie so oft es geht!

Schon mal was von Philematologen gehört? Nein, das sind keine Außerirdischen, sondern Kussforscher. Sie haben herausgefunden, dass wir in einem 70-jährigen Leben etwa 110.000 Minuten küssen. Das entspricht 76,4 Tagen! Und neben den Glücksgefühlen, die uns dabei durchfluten, wird die Entstehung von Stresshormonen gebremst. Das senkt Blutdruck und Cholesterin. Außerdem bewegen wir beim Küssen zwischen 30 und 40 Muskeln. Und immer, wenn Muskeln arbeiten, brauchen sie Energie. Ein inniger Kuss verbrennt rund 15 Kilokalorien. Wenn das alles kein Grund ist, sich öfter mal zu küssen!

ten wenigstens 3-mal pro Woche und mindestens 20 Minuten am Stück ausgeführt werden, damit der Blutfettspiegel sinkt.

Ist Ihnen das zu viel Sport, versuchen Sie, Ihr Alltagsbewegungskonto zu erhöhen. Überlegen Sie mit der „Anstelle-Regel", welche Bequemlichkeiten Sie entbehren können. Oder schaffen Sie sich einen Hund an. Kein Platz? Dann legen Sie sich einen Schrittzähler oder ein Fitnessarmband zu und treten Sie gegen sich selbst an. Bekämpfen Sie den inneren Schweinehund mit dem uns ebenfalls innewohnenden Sammlerinstinkt: Sammeln Sie Schritte, am besten mehr als 10.000 pro Tag. Die Geräte zählen nicht nur Ihre Schritte, sondern geben gleichzeitig Auskunft über Kalorienverbrauch,

Fettverbrennung und die zurückgelegte Strecke. Versuchen Sie es! Selbst wenn Sie sich nur eingeschränkt bewegen können, sollten Sie jede noch so kleine Möglichkeit zur Bewegung im Alltag ausschöpfen. Auch wenig kann in dieser Situation viel sein.

Ernährung

Der Großteil des Cholesterins wird im Körper selbst gebildet. Den geringeren Teil nehmen wir über die Nahrung auf. Deshalb kann man über die Ernährung die Blutfette nur um etwa 10 Prozent senken. Bei nur leicht erhöhten Werten ist das aber eine ganze Menge.

● Als Faustregel gilt: **weniger Fette**, vor allem tierische, also weniger Fleisch und Wurst, aber auch weniger Gebäck und Süßigkeiten. Verzichten Sie nach Möglichkeit auf Fertigprodukte. Sie sind in der Regel fettreich und enthalten häufig auch Transfettsäuren (siehe S. 38), erhöhen das LDL und senken das HDL. Wichtig ist, dass alle Änderungen Teil Ihrer neuen Ernährung werden. Nur so haben Sie langfristig Erfolg. Anstatt auf allzu viel zu verzichten, gehen Sie lieber Tauschgeschäfte nach der „Anstelle-Regel" ein. Also zwischendurch lieber einen Apfel statt einen Schokoriegel essen oder ein Glas Ingwerwasser statt Fruchtsaft trinken.

● Bei erhöhten Triglyceriden hilft es zudem, den **Alkoholkonsum** zu reduzieren.

● **Ballaststoffe** sind unverdauliche Bestandteile, die vor allem in Gemüse, Obst und Vollkornprodukten reichlich vorhanden sind. Sie binden Gallensäuren und werden mit diesen ausgeschieden. Um neue Gallensäuren herzustellen, wird als Hauptbestandteil Cholesterin benötigt. Lösliche Ballaststoffe wie Pektin, Inulin oder bestimmte Stärkeformen sind in Gemüse, Früchten oder Nüssen enthalten. Unlösliche Ballaststoffe, also Pflanzenfasern wie Zellulose, kommen hauptsächlich in den Schalen von

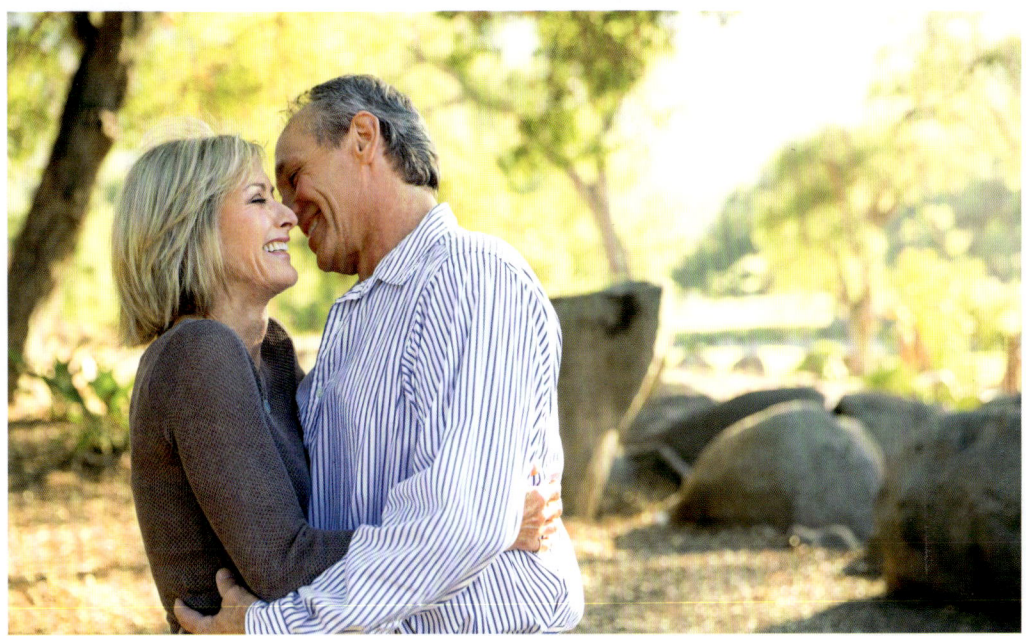

Küssen macht glücklich und senkt so nebenbei auch den Blutdruck und die Cholesterinwerte.

So können Sie Fett und Cholesterin einsparen

Lebensmittel (je 100 Gramm)	Fett (Gramm)	Cholesterin (Milligramm)	Energie (Kilokalorien)
Vollmilch (3,5 % Fett)	3,6	12	65
fettarme Milch (1,5 % Fett)	1,6	5	48
Camembert (60 % Fett i. Tr.)	34,0	90	378
Camembert (30 % Fett i. Tr.)	13,5	40	216
Salami	31,0	72,0	360
gekochter Schinken	11,0	58,0	218
Schnitzel	1,9	70	107
Fisch, zum Beispiel Dorsch	0,6	49	95
Ersparnis*	43,8	92	373

* Wenn Sie sich für die fettarmen Varianten entscheiden, können Sie schlemmen und dabei Cholesterin und Kalorien sparen. Täglich sollte man maximal 250 bis 300 Milligramm Cholesterin aufnehmen.

Lebensmittel mit hohem Ballaststoffgehalt*

30 Gramm Ballaststoffe sollten wir idealerweise jeden Tag aufnehmen. Trinken Sie außerdem reichlich, damit die Ballaststoffe quellen und ihre Wirkung voll entfalten können.

Kleie und Brot

Weizenkleie 45 g
Mehrkornbrot 9 g
Weizenvollkornbrot 8 g
Roggenmischbrot 6 g

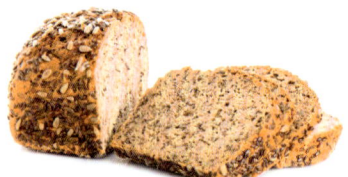

Nüsse und Samen

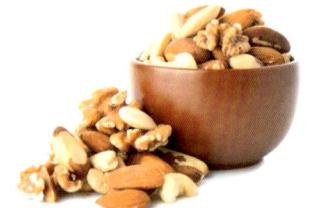

Leinsamen (ungeschält) 39 g
Mandeln 15,2 g
Sesamsamen 11,2 g
Erdnüsse 10,9 g

Hülsenfrüchte

Kichererbsen 21,4 g
Bohnen (weiß) 17 g
Erbsen 16,6 g
Linsen 10,6 g

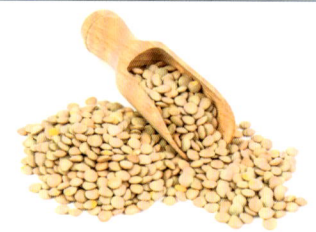

Gemüse

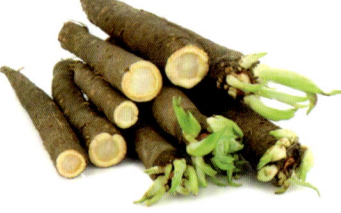

Schwarzwurzeln 17 g
Topinambur 12,1 g
Pastinaken 11,6 g
Artischocken 10,8 g

Obst

Beeren 3,5 g
Birnen (mit Schale) 3,3 g
Äpfel (mit Schale) 2 g
Apfelsinen, Pflaumen 1,6 g

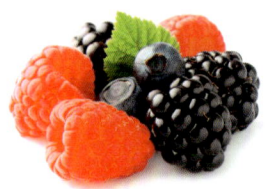

* in g pro 100 g Lebensmittel

Getreidekörnern vor (siehe links). Die empfohlene Tagesmenge für Ballaststoffe beträgt mindestens 30 Gramm.

- Früher gehörte **Hafer** zu den Hauptnahrungsmitteln, heute führt er ein Schattendasein in der Müsli-Ecke. Zu Unrecht, denn das Getreide übertrifft alle anderen, was Eiweiß, Mineralstoffe, Vitamine und die ideale Fettzusammensetzung angeht. Neben reichlich Ballaststoffen sind wahrscheinlich auch sekundäre Pflanzenstoffe (Polyphenole) und pflanzliche Hormone (Phytosterole) an der günstigen Wirkung auf die Blutfette beteiligt. Haferflocken enthalten 10 Prozent Ballaststoffe und Haferkleie sogar 18 Prozent. Essen Sie täglich 6 Esslöffel Haferflocken oder 4 Esslöffel Haferkleie.
- Eine amerikanische Forschergruppe hat den Effekt von **Gewürzen** auf den Fettstoffwechsel untersucht. Es wurden Kombinationen von Knoblauchpulver, Rosmarin, Oregano, Zimt, Nelken, Paprika, Kurkuma, Ingwer sowie schwarzem Pfeffer untersucht. Zwei Gruppen von Probanden bekamen die gleiche Mahlzeit mit oder ohne diese speziellen Gewürze. Ergebnis: Die Fettverdauung und die Blutfettwerte waren bei den „Gewürzprobanden" deutlich besser als in der Vergleichsgruppe.
- **Kurkuma**, auch Gelbwurz genannt, ist in Kombination mit Pfeffer ein natürlicher Blutfettsenker und wirkt sich auch bei Diabetes positiv aus. Pfeffer erhöht die Bioverfügbarkeit der wirksamen Stoffe im Kurkuma um das 10- bis 100-Fache. Neben leberschützenden Effekten kurbelt der Hauptwirkstoff Curcumin die Produktion der Gallenflüssigkeit an. In der asiatischen Küche wird Kurkuma verschwenderisch eingesetzt – als Einzelgewürz oder als wesentlicher Bestandteil von Currymischungen. Um die vielfältigen Wirkungen dieses Gewürzes voll auszuschöpfen, sollten Sie täglich ½ bis 1 Teelöffel Kurkuma zum Würzen Ihrer

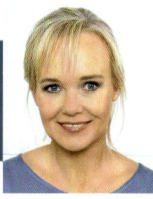

Mein besonderer Tipp

Klug handeln – locker bleiben

Frustration bringt Stress, und Stress erhöht auch den Blutfettspiegel. Machen Sie sich deshalb diesen Gedanken zu eigen: „Gott gebe mir die Gelassenheit, Dinge hinzunehmen, die ich nicht ändern kann, den Mut, Dinge zu ändern, die ich ändern kann, und die Weisheit, das eine vom anderen zu unterscheiden." Diese zeitlose Weisheit soll der deutsche Philosoph Friedrich Christoph Oetinger (1702–1782) bereits vor rund 300 Jahren formuliert haben.

Speisen verwenden (siehe Rezepte ab S. 178). **Wichtig:** Vorsicht bei Gallensteinen, da Kurkuma den Gallenfluss anregt, sowie bei der Einnahme des Blutverdünners Marcumar.

- Ein **Apfel** am Tag ersetzt den Arzt (An apple a day keeps the doctor away). Mit dieser Redewendung wurde in Großbritannien bereits vor 150 Jahren zu einer gesünderen Ernährung aufgerufen. Heute bekommt die Volksweisheit wissenschaftliche Unterstützung. Forscher werteten Studien zur täglichen Einnahme von Statinen und den Verzehr von Äpfeln sowie die jeweilige Wirkung auf den Cholesterinspiegel aus. Dabei zeigte sich, dass in Großbritannien bei den über 50-Jährigen (17,6 Millionen) durch die Einnahme von Statinen rund 9.400 Todesfälle pro Jahr verhindert werden könnten. Ohne Statine, nur durch den Verzehr eines Apfels jeden Tag, wären es immerhin 8.500 – zudem ganz ohne Nebenwirkungen.

Diabetes

Die Nauru leben auf einer kleinen Insel im Pazifik. Bis 1906 lebten sie traditionell naturnah und ernährten sich von Fischfang und etwas Ackerbau. Dann wurde Phosphatgestein auf der Insel entdeckt, und der Abbau für die Chemie- und Düngemittelindustrie begann. Der daraus resultierende Wohlstand machte die Naurus nicht nur dick, sondern auch zu Diabetikern. 70 Prozent der über 70-Jährigen haben heute Diabetes Typ 2.

Ursachen

Das Nauru-Beispiel macht deutlich: Typ-2-Diabetes geht mit Wohlstand einher. Was ist der Grund? Nahrung ist ständig und ausreichend verfügbar, ohne dass man sich körperlich anstrengen muss. Wir essen zu viel und sind kaum gezwungen, uns zu bewegen. Autos nehmen uns das Gehen ab, Technik erleichtert körperlich schwere Arbeit und bringt immer mehr sitzende Tätigkeiten mit sich. Nur 13 Prozent der Deutschen sind mindestens 4-mal pro Woche 30 Minuten körperlich aktiv. Zwischen der Zufuhr und dem Verbrauch von Energie besteht bei vielen Menschen ein Ungleichgewicht, auf das der Körper reagiert – im Fall von Diabetes Typ 2 mit der Entgleisung des Zuckerstoffwechsels. Die Krankheit nimmt weltweit zu und betrifft zunehmend Jüngere. Jahr für Jahr erkranken rund 200 Kinder zwischen 12 und 19 Jahren an Diabetes. Damit ist diese früher als Altersdiabetes bezeichnete Krankheit heute in allen Altersstufen auf dem Vormarsch.

Gut zu wissen

Regelmäßig zur Vorsorge

Mehr als 6 Millionen Deutsche sind an Diabetes erkrankt. Doch die Dunkelziffer nicht erkannter Diabeteserkrankungen wird auf weitere 2 Millionen Fälle geschätzt. Häufig vergehen etliche Jahre zwischen dem Ausbruch der Krankheit und einer ersten Diagnose. Damit kann wertvolle Zeit verloren gegangen sein und der Diabetes hat möglicherweise schon Schäden an den Gefäßen angerichtet. Deshalb ist es wichtig, alle zwei Jahre zur Vorsorgeuntersuchung zu gehen, zu der auch ein Test auf Diabetes gehört. Ab dem 35. Lebensjahr wird sie von den Krankenkassen bezahlt.

Genetische Anlagen

Auch die Vererbung spielt eine Rolle. Liegt in der engeren Familie, also bei Eltern oder Geschwistern, ein Diabetes Typ 2 vor, erkrankt man mit etwa 60 Prozent Wahrscheinlichkeit selbst daran. Übergewicht und Bewegungsmangel können diese Gene aktivieren.

Sonderfall Sachsen: Sachsen ist Spitzenreiter bei Übergewicht und Diabetes Typ 2. Die Überalterung der Bevölkerung ist sicher ein Grund dafür. In der Diskussion sind aber auch genetische Ursachen. Eine ungewöhnliche Hypothese nimmt den zeugungsfreudigen Kurfürsten von Sachsen, August den Starken (1670–1733), ins Visier. Bekannt ist, dass er sehr übergewichtig war und an Diabetes litt. Hat er vielleicht die genetische Veranlagung vererbt? Immerhin soll er neben einem legitimen Sohn 267 weitere Kinder gezeugt und im Raum Dresden etwa 50 Familienlinien begründet haben.

Autoimmunerkrankung

Diabetes Typ 1 ist eine seltenere Form und keine Wohlstandskrankheit, sondern eine Autoimmunreaktion des Körpers. Sie führt zur Zerstörung der insulinproduzierenden Zellen in der Bauchspeicheldrüse. In Deutschland sind rund 300.000 Menschen an Diabetes Typ 1 erkrankt, rund 10 Prozent sind Kinder.

Die Hintergründe von Diabetes

Diabetes bedeutet, dass das Blut einen zu hohen Glukosespiegel aufweist. Glukose (Zucker) ist ein wichtiger Energieträger und wird aus dem Darm ins Blut aufgenommen – entweder direkt oder nachdem die Nahrungskohlenhydrate im Darm in Glukose zerlegt wurden. Über das Blut wird die Glukose zu den Zellen transportiert – man spricht deshalb vom Blutzucker. Nun kommt das Insulin ins Spiel, ein Hormon, das in der Bauchspeicheldrüse produziert wird. Es wirkt wie ein Schlüssel, der die Zellwand für den Zucker aufschließt. Ist die Glukose in den Zellen, kommt es zu einer natürlichen Senkung des Zuckerspiegels im Blut.

Doch was passiert, wenn es ein Überangebot an Glukose gibt? In dem Fall machen die Zellen „dicht", sie nehmen keine Glukose mehr auf. Ein Teil des überschüssigen Zuckers wird in der Leber gespeichert, ein weiterer über die Niere ausgeschieden. Um den Rest irgendwie loszu-

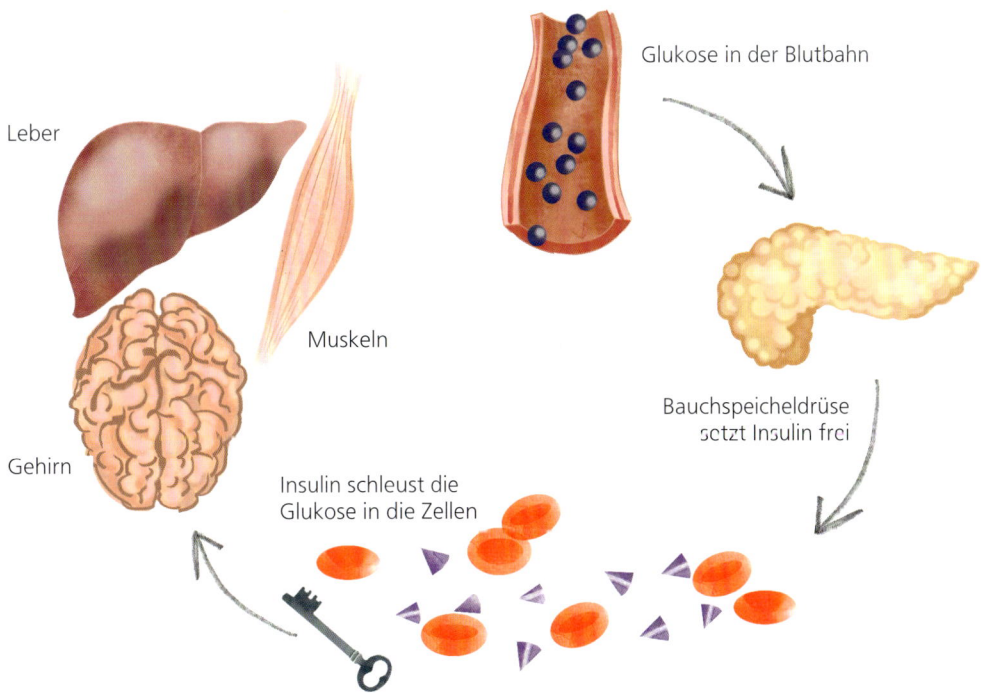

Leber

Muskeln

Gehirn

Glukose in der Blutbahn

Bauchspeicheldrüse setzt Insulin frei

Insulin schleust die Glukose in die Zellen

Die größten Abnehmer für Glukose sind die Muskeln, gefolgt vom Gehirn, das im Vergleich zu seiner Masse einen hohen Energiebedarf hat. Überschüssige Glukose wird in der Leber gespeichert.

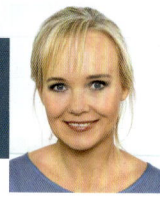
Diabetes in der Schwangerschaft

2 bis 12 Prozent aller Schwangeren entwickeln – meistens unerkannt – einen Schwangerschaftsdiabetes (Gestationsdiabetes). Unbehandelt kann er sowohl bei der Mutter als auch beim Ungeborenen Schäden anrichten. Deshalb sollte zwischen der 24. und 28. Schwangerschaftswoche ein Diabetestest durchführt werden (Kassenleistung). Bei Schwangeren, die ein erhöhtes Risiko durch Übergewicht oder familiäre Belastung haben, kann der Test bereits im ersten Schwangerschaftsdrittel erfolgen.

werden, schickt die Bauchspeicheldrüse vermehrt Insulin in den Kampf, das den Zucker regelrecht in die Zellen „drücken" soll. Das funktioniert aber nicht. Die Folge ist, dass die Zellen immer unempfindlicher für Insulin (Insulinresistenz) werden und der Blutzucker erhöht bleibt – das feine Wechselspiel des Zuckerstoffwechsels ist dauerhaft gestört.

Ein ausgeprägter Diabetes schädigt die Gefäße, und die erhöhte Insulinproduktion führt zu einer Erschöpfung der Bauchspeicheldrüse. Der überschüssige Zucker wird in Fett umgewandelt und in Fettzellen deponiert. Ein Teufelskreis. Dieser Prozess ist schleichend und wird häufig nicht bemerkt. Falls Diabetes Typ 2 früh erkannt wird (Prädiabetes), kann man das Rad jedoch noch einmal zurückdrehen. Das beste Medikament dagegen heißt Bewegung (siehe S. 112).

Stress als Diabetesrisiko

Es ist bekannt, dass Depressionen zu chronischem Stress führen und der wiederum das Risiko für Diabetes Typ 2 erhöht. Umgekehrt führt auch die Diagnose Diabetes wegen der möglichen Komplikationen zu Stress und damit zu Depressionen. Münchner Wissenschaftler haben zwei größere Bevölkerungsstudien über zwölf Jahre ausgewertet. Das Ergebnis: Menschen, die beruflich stark unter Stress stehen, haben ein höheres Risiko, an Diabetes Typ 2 zu erkranken. Doch Stress ist nicht gleich Stress. Welche Art von Stress ist besonders gefährlich? Die Formel ist einfach: Je höher die Anforderungen und je geringer der eigene Handlungsspielraum, desto größer die Belastung und das Risiko für Erkrankungen.

Dabei geht es nicht um kurzfristige Herausforderungen, die einem mehr abverlangen, sondern um einen länger anhaltenden Zustand. Stress gibt es aber auch außerhalb vom Job, lang anhaltende belastende persönliche Situationen haben die gleichen Auswirkungen.

In Stresssituationen steigt nicht nur der Blutdruck, sondern auch der Blutzuckerspiegel. Denn Stresssignale bedeuten für den Körper seit Urzeiten, dass er Energie für Kampf oder Flucht braucht. Dabei wird eine ganze Hormonkette in Gang gesetzt. Das Stresshormon Kortisol sorgt dafür, dass mehr Energie bereitgestellt wird, der Blutzuckerspiegel steigt. Unter Dauerstress wird möglicherweise der Weg für eine Insulinresistenz bereitet (siehe links).

Weitere Auslöser für Diabetes

Bei den Medikamenten stehen Kortison (innerlich angewendet), Blutdrucksenker wie Betablocker und Antidepressiva unter Verdacht. Bei den Krankheiten können Infektionen, Hormonstörungen und Erkrankungen der Leber einen Diabetes begünstigen.

Symptome

Diabetes Typ 2 kann über Jahre ohne Symptome bleiben. Das ist gefährlich, denn die Krankheit kann in dieser Zeit bereits Schäden an Blutgefäßen und Nerven anrichten. Dadurch kommt es zu Durchblutungs- und Nervenstörungen, von denen alle Organe und Körperteile betroffen sein können. Besonders gefährdet sind Herz (Infarktgefahr), Nieren (Nierenschwäche) und Augen (Netzhautschäden). Nicht selten wird die Diagnose erst im Zusammenhang mit einem Herzinfarkt gestellt. Dann hat der Diabetes bereits zu Schäden an den Herzkranzgefäßen geführt. Auf unentdeckte erhöhte Blutzuckerwerte weisen die folgenden Symptome hin:

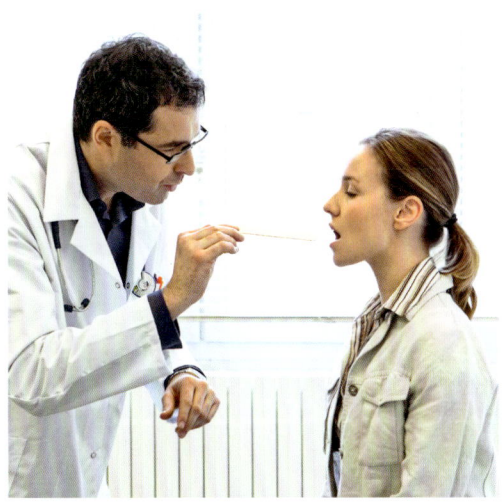

Nach der Zungendiagnostik in der TCM ist die Zunge bei Diabetikern trocken, die Mundwinkel sind oft eingerissen.

- allgemeine Schwäche
- häufige Infektionen
- trockene oder juckende Haut
- schlecht heilende Wunden
- starkes Durstgefühl
- häufiges Wasserlassen

Diagnose

Bei Verdacht auf Diabetes führt der Arzt einen Blutzuckertest durch. Zur weiteren Überprüfung wird ein Zuckerbelastungstest (oraler Glukosetoleranztest) vorgenommen. Dafür trinkt der Patient eine Zuckerlösung, zwei Stunden später wird der Blutzucker gemessen. Ist er auf über 200 mg/dl (11,1 mmol/l) angestiegen, gilt dies als Nachweis für einen Diabetes.

Was der Anblick verrät

Diabetes „verzuckert" die Gefäße. Diese Spuren kann man auch an den winzigen Gefäßen des Auges finden. Oftmals entdeckt der Augenarzt diese Veränderungen zufällig. Der Zustand der feinen Blutgefäße, die die Netzhaut des Auges versorgen, lässt oft Rückschlüsse auf das gesamte Blutgefäßsystem zu. Feine Ausbuchtungen der Gefäße oder auch punktuelle Blutungen auf der Netzhaut sind ein Zeichen für die schädigende Wirkung von Diabetes.

Standardtherapie

Die Hauptsäulen zur Vermeidung von Diabetes sind eine ausgewogene Ernährung, ausreichend Bewegung und Abbau von Übergewicht. Doch auch bereits Erkrankte können den Verlauf der Krankheit durch diese Maßnahmen deutlich beeinflussen.

Nach der Diagnose wird Diabetes medikamentos „eingestellt". Dazu gibt es verschiedene Präparate, die die Glukoseaufnahme in Muskel- und Fettgewebe verbessern. Andere Medikamente greifen in den Kohlenhydratstoffwechsel ein, regen die Insulinproduktion in der Bauchspeicheldrüse an oder verbessern die Insulinempfindlichkeit der Zellen.

Sinken die Blutzuckerwerte trotz gesunder Lebensführung und Medikamente nicht, muss Insulin gespritzt werden. Es gibt seit Kurzem

Bad mit Weizenkleie

Ein Badezusatz aus Weizenkleie verbessert die Regeneration der Haut. Sie wird weich und entspannt – ein sehr preiswertes Pflegemittel.

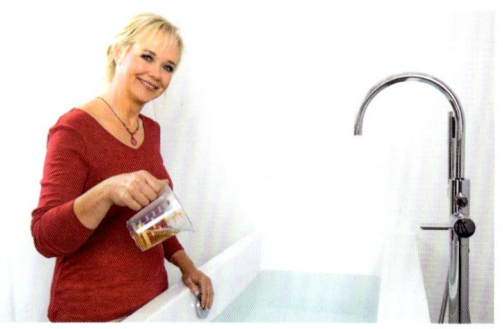

1. Für ein Vollbad benötigen Sie etwa 100 Gramm Weizenkleie (Supermarkt oder Drogerie). Geben Sie die Kleie in einen Topf mit 1 Liter kochendem Wasser, 20 Minuten ziehen lassen und abseihen.

2. Lassen Sie das Badewasser ein (36 bis 38 °C). Geben Sie den Kleiesud in das Wasser und genießen Sie das Bad. Badedauer: 20 Minuten

eine neue Wirkstoffklasse, die SGLT-2-Hemmer. Ihr Wirkstoff Empagliflozin blockiert bestimmte Rezeptoren in der Niere, die dafür sorgen, dass die Glukose ins Blut gelangt. Dadurch scheidet die Niere übermäßigen Zucker direkt über den Harn aus, und der Blutzucker normalisiert sich langfristig.

Positive Begleiterscheinungen der SGLT-2-Hemmer sind, dass die Patienten abnehmen und der Blutdruck sinkt. Davon profitieren vor allem Diabetiker mit bereits bestehenden Herzerkrankungen. Eine Studie zeigte, dass mit diesen neuen Medikamenten das Sterberisiko infolge einer Herz-Kreislauf-Erkrankung deutlich gesenkt werden konnte.

Naturheilkunde

Um Diabetes zu vermeiden oder um bei bestehender Erkrankung mögliche Schäden an den Organen zu verhindern, sind naturheilkundliche Anwendungen eine wertvolle Ergänzung. Sie können Sie auf dem manchmal gar nicht so einfachen Weg zur Veränderung des Lebensstils zudem wirksam unterstützen.

Wasseranwendungen

Regelmäßige Wasseranwendungen stimulieren vor allem die Mikrozirkulation, also den Blutkreislauf in den feinsten Gefäßen. So können Sie diese Gefäße in den Nieren und den Augen (siehe S. 107) vor Schäden bewahren.

● Sehr empfehlenswert sind **Ganzkörperwaschungen** (2- bis 3-mal pro Woche), am besten morgens nach dem Aufstehen, wenn der Körper warm ist (siehe S. 52). Gehen Sie zügig in zwei Etappen vor: Zuerst den Oberkörper entkleiden, abreiben und wieder anziehen. Dann den Unterkörper waschen (die Fußsohlen nicht vergessen) und wieder anziehen. Diese Waschung wirkt stoffwechselanregend und durchblutungsfördernd. Auch das Immunsystem wird gestärkt.

● **Trockenbürsten** wirkt ebenfalls durchblutungsfördernd. Die Ausführung erfolgt wie die Ganzkörperwaschung (siehe oben), Sie verwenden dafür jedoch eine weiche Badebürste.

● **Pflegebad:** Die Haut von Diabetikern neigt zu Trockenheit und Juckreiz. Gönnen Sie sich öfter mal ein Weizenkleiebad (siehe unten).

Pflanzliche Mittel

Pflanzliche Mittel sind kein Ersatz für eine notwendige Diabetestherapie, können aber zur Stabilisierung des Stoffwechsels beitragen.

• Diabetiker kämpfen oft vergeblich gegen Übergewicht. Das liegt auch an den Medikamenten, die den Blutzucker senken und dadurch Heißhunger hervorrufen können. Bitterstoffe bremsen den Appetit. **Kräuterbitter** aus der Apotheke enthalten Bitterstoffe aus Wermut, Engelwurz, Pomeranze, Kalmus, Kardamom, Kümmel, Gewürznelken, Zimt, Koriander, Fenchel, Löwenzahn, Zitwer (weiße Kurkuma) und Ingwer. Nehmen Sie Kräuterbitter vor jeder Mahlzeit und bei Heißhungerattacken nach Packungsbeilage ein.

• **Bockshornklee**, ein fast vergessenes Gewürz, regt die Insulinproduktion an. Seine sekundären Pflanzenstoffe (Curcuminoide und Turmerone) wirken direkt auf die Betazellen der Bauchspeicheldrüse. Für den täglichen Verzehr weichen Sie abends 15 Gramm Bockshornklee in kaltem Wasser ein. Die nussigen Samen können Sie am nächsten Tag vielfältig verwenden – einfach pur essen, in Müslis, Salate oder Gemüse mischen. Das Einweichwasser ist ebenfalls wertvoll, deshalb sollten Sie es nicht wegschütten, sondern trinken oder zum Garen von Gemüse verwenden.

Homöopathie

Neben der medikamentösen Therapie und Lebensstilveränderung lässt sich der Zuckerstoffwechsel mit homöopathischen Mitteln beeinflussen beziehungsweise die Bauchspeicheldrüse unterstützen (siehe Tabelle unten).

Heilmittel aus aller Welt

• Einer der mythischen Urväter des Ayurveda, der indische Arzt Charaka, beschrieb schon um 350 n. Chr. die Wirkung von **Kurkuma**. Er behandelte damit die Krankheit Madhumeha – nichts anderes als Diabetes. Die sekundären Pflanzenstoffe in Kurkuma (Curcumin und Turmeron) haben antidiabetische Wirkung. Mit täglich 0,5 bis 4 Gramm dieses asiatischen Gewürzes liegen Sie im wirksamen Bereich.

Würzen Sie Ihre Speisen verschwenderisch mit Kurkuma (siehe Rezepte S. 198, 200, 206). Bereiten Sie mehrmals täglich einen **Kurkumatee**

Homöopathische Mittel zur Unterstützung der Diabetestherapie

Leitsymptomatik	Mittel, Potenz und Dosierung
Anregung der in ihrer Funktion gestörten Bauchspeicheldrüse	Propolis D12, 2-mal täglich 5 Globuli*
Heißhungergefühle und erhöhter Blutzuckerspiegel	Datisca cannabina D2, 3-mal täglich 1 Tablette*
juckende Haut und erhöhter Blutzuckerspiegel	Syzygium jambolanum D2, 3-mal täglich 5 Globuli*

*Detaillierte Angaben zur Einnahme siehe S. 65

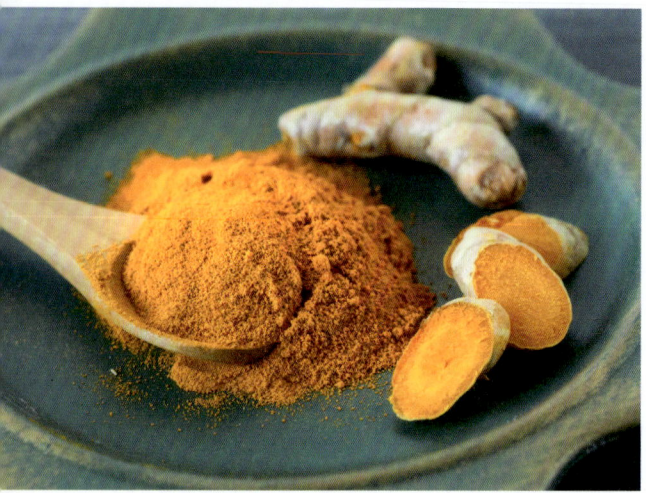

Kurkumawurzeln haben einen einzigartigen Reichtum an Nähr- und Wirkstoffen.

zu: Überbrühen Sie dafür 1 Teelöffel Kurkumapulver mit 1 Tasse kochendem Wasser, 10 Minuten zugedeckt ziehen lassen. Trinken Sie 2- bis 3-mal täglich 1 Tasse.

● **Ingwer** unterstützt die Aufnahme von Glukose in die Muskelzellen. Dafür sind die Scharfmacher im Ingwer – Gingerole, Shogaole und Zingiberole – verantwortlich. Kochen Sie 2 bis 3 dünne Scheiben Ingwer 10 Minuten in ½ Liter Wasser und trinken Sie diese Ingwerabkochung so warm wie möglich.

● **Zimt** wird in der ayurvedischen Medizin zur Anregung des Stoffwechsels und zur Durchblutungsförderung empfohlen. Mischen Sie Zimtpulver unter Süßspeisen oder pikante Currys. **Wichtig:** nur Ceylon-Zimt verwenden!

● **Bittermelonen**, auch Bittergurken genannt, werden in der asiatischen Küche viel verwendet. Sie gelten auch als Heilpflanze, die antidiabetisch wirkt. In Apotheken gibt es Teebeutel mit Bittermelone. Trinken Sie 2 bis 3 Tassen Tee pro Tag. Informieren Sie Ihren Arzt, dass Sie den Tee nutzen.

● Ein chinesisches Sprichwort sagt: Nicht durch die Apotheke, sondern durch die Küche führt der Weg zur Gesundheit. Es gibt weder gesunde noch ungesunde Lebensmittel in der Traditionellen Chinesischen Medizin (TCM), lediglich ihre Energieeigenschaften werden bei bestimmten Krankheiten als gut oder schädlich betrachtet. So hat **Spinat** beispielsweise eine kühlende Wirkung. Er stärkt die Organe und löscht den Durst. **Sellerie** kräftigt die Nieren und reinigt das Herz. Das asiatische Gemüse **Wachskürbis** wirkt harntreibend, blutzucker- und blutdrucksenkend sowie entzündungshemmend. Weil die Früchte bis zu einem Jahr gelagert werden können, nennt man sie auch Wintermelone.

● TCM-Behandlungen bestehen vor allem aus speziell auf den Patienten zugeschnittenen **Kräutertherapien**. Damit sollen schädliche Stoffe ausgeleitet und die gestörte Regulation wieder normalisiert werden. Nach chinesischem Verständnis ist unsere innere Mitte, das Verdauungssystem, durch ein ständiges Zuviel an Nahrung schlichtweg überfordert. Und die „Klärwerke" Niere und Leber sind es ebenso. So sammelt sich „Ungeklärtes" an, was die Regulation der fein abgestimmten Prozesse von Nahrungsaufnahme und -verarbeitung stört. Kräuter sollen dieses Durcheinander wieder in richtige Bahnen leiten. Bei Diabetes kommen unter anderem Zubereitungen aus Heidelbeeren, Bittermelonen, Zwiebeln, Knoblauch, Bockshornklee, Ginkgo biloba und Ginseng zur Anwendung. Das Ziel ist, die Medikamente, also die Insulingaben, zu reduzieren. Begleitend kann Akupunktur die Therapie unterstützen. Eine Behandlung erfolgt in spezialisierten Kliniken beziehungsweise durch einem TCM-Arzt.

● Generell sind Übungen aus dem **Qigong** beim metabolischen Syndrom empfehlenswert (siehe S. 114, 115).

Ernährung

• Wir verbrauchen rund um die Uhr Energie, um alle Körperfunktionen wie Atmung, Herzschlag und Stoffwechsel aufrechtzuerhalten. Diese Menge nennt man **Grundumsatz**. Für alle weiteren körperlichen und geistigen Aktivitäten benötigen wir zusätzlich Energie, sie wird als Leistungsumsatz bezeichnet. Wer sein Gewicht reduzieren will, sollte seinen Grundumsatz kennen (siehe Kasten unten). Dann weiß man, wie viel Kalorien man essen kann, ohne zuzunehmen. Alles, was man darüber hinaus isst, muss durch Aktivität verbrannt werden.

• Für Diabetiker gelten wie für gesunde Menschen **drei Regeln beim Essen**:

1. Essen Sie sich satt, aber nicht bis zum Völlegefühl.
2. Halten Sie zwischen den Mahlzeiten Pausen von mindestens 4 Stunden ein, damit der Blutzuckerspiegel sinken kann.
3. Bevorzugen Sie frische pflanzliche, saisonale Produkte und meiden Sie Fertiggerichte.

• In Studien des Deutschen Instituts für Ernährungsforschung (DIfE) konnte gezeigt werden, dass eiweißreiche Nahrung aus tierischen oder pflanzlichen Quellen (Huhn, Eier, Fisch, Hülsenfrüchte) eine erhebliche Stoffwechselverbesserung bei älteren Diabetespatienten bewirkt. Die Probanden wiesen weniger Leberfett, weniger Entzündungen und eine starke Verbesserung der Cholesterinwerte auf.

• Legen Sie hin und wieder einen oder zwei **Hafertage** ein. Studien bestätigen, dass schon eine Kurzzeitdiät beachtliche Erfolge bringt. So konnten Patienten nach einer 2-Tages-Kur ihre Insulindosis für einige Wochen deutlich senken, da die Blutzuckerwerte geringer waren. Es lohnt sich also, regelmäßig alle zwei bis drei Wochen Hafertage einzulegen. Kochen Sie Haferflocken mit Wasser oder Brühe zu Brei. Essen Sie 3-mal täglich davon, und geben Sie dem Haferbrei dabei mit Beeren, Mandeln, Kräutern, Gewürzen, Zitrone oder Süßstoff immer wieder mal eine andere Geschmacksnote.

So berechnen Sie Ihren Grundumsatz

Frauen	Männer
1 kcal × Körpergewicht × 24 (Stunden) = Grundumsatz	1,1 kcal × Körpergewicht × 24 (Stunden) = Grundumsatz
Beispiel: 1 kcal × 62 kg × 24 = 1.488 kcal Grundumsatz	**Beispiel:** 1,1 kcal × 75 kg × 24 = 1.980 kcal Grundumsatz

Der Grundumsatz einer 62 Kilogramm schweren Frau beträgt also 1.488 Kalorien, der eines 75 Kilogramm schweren Mannes 1.980 Kalorien. Alles, was der Betroffene darüber hinaus isst, sollte er durch körperliche Aktivität möglichst wieder verbrauchen.

Der Grundumsatz ist bei Männern und sportlich aktiven Frauen höher, da sie über eine größere Muskelmasse verfügen. Muskelmasse ist stoffwechselintensiver als Fettgewebe. Wer also seinen Grundumsatz erhöhen möchte, sollte durch Krafttraining Muskeln aufbauen. Je mehr Muskeln aktiv sind, desto weniger Zucker ist im Blut. Für Diabetiker ist Bewegung deshalb das wichtigste Medikament.

Jeden Tag ein bisschen Bewegung

Regelmäßige körperliche Aktivät kann einen frühzeitigen Herz-Kreislauf-Tod verhindern. Das fanden schwedische Wissenschaftler um Ulf Ekelund heraus. Sie werteten Studien zu körperlicher Aktivität und Gesundheit aus. Dafür teilten sie die Menschen in vier Gruppen ein. Die unterste bewegte sich weniger als 5, die oberste mehr als 60 Minuten pro Tag. Das Ergebnis: Die am wenigsten aktive hatte im Vergleich zur sportlichsten Gruppe ein um 28 bis 59 Prozent höheres Risiko, vorzeitig zu sterben.

• **Lorbeerblätter- oder -pulver** erhöhen die Wirksamkeit von Insulin. Würzen Sie also Suppen, Eintöpfe und Currys mit den Blättern.
• Eine Studie belegt, dass Diabetiker in der Regel niedrige Magnesiumspiegel haben. Grüner Salat mit seinem hohen Magnesiumanteil scheint sich positiv auszuwirken. Greifen Sie auch bei anderen magnesiumhaltigen Lebensmitteln zu, wie Haferflocken, Vollkornprodukten, Cashewnüssen, Mandeln, Kakaopulver.

Wohlstand als Diabetesrisiko

Dass weniger Essen und mehr Bewegung der beste Schutz vor Diabetes sind, zeigte sich Anfang der 1990-er Jahre am Beispiel Kuba. Der Zusammenbruch der Sowjetunion führte auch zu einer Wirtschaftskrise beim verbündeten Kuba. Es kam zu Lebensmittelknappheit sowie zu Engpässen beim Treibstoff. Eine geringere Kalorienzufuhr und mehr (erzwungene) Bewegung waren die Folge. Die Kubaner nahmen im Schnitt 5,5 Kilogramm ab. Zugleich sanken das Diabetesrisiko und die Sterblichkeit aufgrund von Herz-Kreislauf-Erkrankungen um ein Drittel.

Bewegung

Die Skelettmuskulatur ist das größte Organsystem des Körpers. Sie macht bei Männern 40 Prozent der Körpermasse aus, bei Frauen etwa 23 Prozent. Jeder Schritt, jeder Handgriff, selbst jeder Wimpernschlag ist nur durch die Bewegung von Muskeln möglich. In der Muskulatur findet auch im Wesentlichen der Energiestoffwechsel statt: Glukose wird mithilfe von Insulin in die Zellen geschleust, der Blutzuckerspiegel sinkt. Je länger die Bewegung andauert, desto mehr Blutzucker wird verarbeitet. Ein weiterer positiver Effekt: Die Zellen reagieren besser auf das Insulin und können so mehr Insulin aufnehmen.

Werden die Muskeln nicht ausreichend gefordert, also bewegt, brauchen ihre Zellen auch keine Glukose. Und wenn die Glukose nicht verbraucht wird, bleibt der Blutzuckerspiegel hoch. Da wir körperlich immer weniger aktiv sind, zahlen wir den Preis in Form von Zivilisationskrankheiten, allen voran Diabetes Typ 2.

Wir müssen Bewegung also bewusst in unseren Alltag einbauen. Es ist nicht unbedingt nötig, ins Fitnessstudio zu gehen oder die Joggingschuhe anzuziehen. Nutzen Sie aber jede Chance, Ihre Muskeln zu bewegen. Gehen Sie kürzere Strecken zu Fuß. Für längere Strecken können Sie hin und wieder statt dem Auto das Fahrrad nehmen. Velleicht werden Sie ja auch ein Fan von Treppentraining (siehe Übungen rechts). So eine kleine Trainingseinheit kann man fast überall zwischendurch mal einlegen.

Wichtig: Da Bewegung den Blutzuckerspiegel senkt, sollten Diabetiker beim Sport ihre Zuckerwerte im Blick haben, um eine Unterzuckerung und damit die Gefahr eines diabetischen

Schritt für Schritt: Treppensteigen

Treppensteigen lässt sich ganz leicht in den Alltag integrieren und ist ein gutes Kraft- und Ausdauertraining zum Muskelaufbau für Oberschenkel und Po.

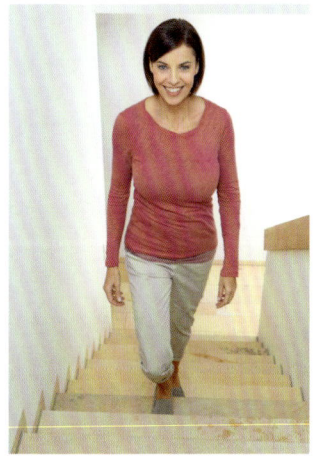 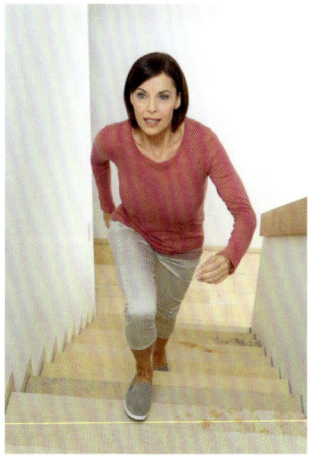 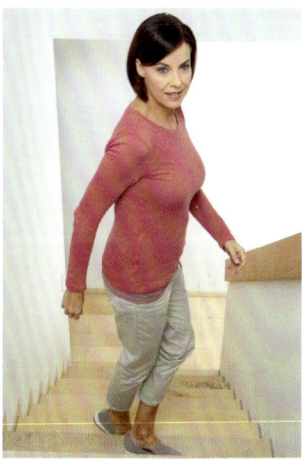

1. Steigen Sie eine Treppenstufe hinauf und gleich wieder hinunter. Machen Sie diese Übung 2 bis 3 Minuten lang. Wechseln Sie zwischendurch das Bein.

2. Steigern Sie die Intensität, indem Sie zwei oder drei Stufen mit einem Mal nehmen. Fortgeschrittene können auch mit Schlusssprüngen (beide Beine) die Treppe hochhüpfen.

3. Erklimmen Sie die Treppe seitlich in einem Seitstellschritt. Das fordert die Innenmuskeln der Oberschenkel und belastet den Oberkörper. Zudem trainiert es die Koordination.

Komas zu vermeiden. Vor allem ältere und herzkranke Menschen können gefährdet sein und Herzrhythmusstörungen oder einen Herzinfarkt erleiden. Stecken Sie also immer eine Notration wie Apfel oder Traubenzucker ein.

Entspannung

„Es sind nicht die Dinge selbst, die uns beunruhigen, sondern die Vorstellungen und Meinungen von den Dingen." Diese Aussage klingt aktuell, ist aber schon 2.000 Jahre alt und stammt von dem antiken Philosophen Epiktet. Das bekannte Beispiel mit dem Glas bringt es auf den Punkt: Ein und dasselbe halb volle Glas kann bei unterschiedlichen Menschen unterschiedliche Gedanken und Bewertungen auslösen. Wenn Sie denken: „Da ist ja noch so viel drin", weckt das positive Gefühle in Ihnen. Positive Gefühle stärken, zeigen Möglichkeiten auf und machen Mut. Bewerten Sie das Glas aber als halb leer, geraten Sie leicht in eine negative Gefühlslage. Sie fühlen sich unglücklich, ängstlich oder gelähmt. Unterschätzen Sie nicht, wie stark Gedanken unsere Gefühle beeinflussen! Darin liegt aber auch eine große Chance: Positiv denken hilft uns, gesund zu bleiben. Angst, Wut und Ärger sind negative Emotionen. Halten sie länger an, machen sie krank.

Das Qi sinken lassen

Diese Qigong-Übung lässt uns zur Ruhe kommen. Durch die Kraft der inneren Vorstellung wird die Lebenskraft, das alles durchströmende Qi, gestärkt und harmonisiert.

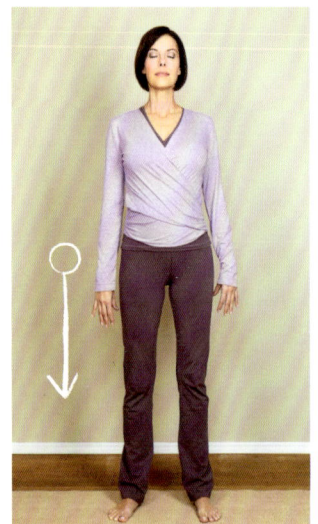 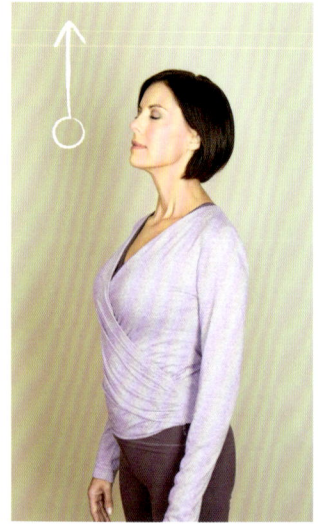 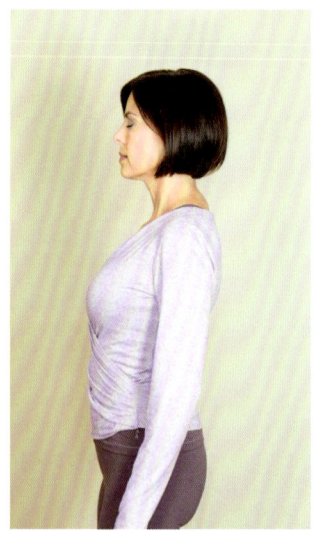

1. Stellen Sie sich gerade hin, die Füße sind parallel und schulterbreit geöffnet. Die Arme sind entspannt, Handflächen zeigen nach hinten. Konzentrieren Sie sich auf Ihr Steißbein und lassen Sie es in der Vorstellung nach unten sinken, „befestigen" Sie ein Gewicht daran. Beobachten Sie, wie sich Ihre Haltung verändert.

2. Sie stehen weiterhin aufrecht. Stellen Sie sich vor, Ihr Scheitel wird an einer Schnur nach oben gezogen. Um das Qi sinken zu lassen, konzentrieren Sie sich ganz auf Ihren Körper. Scannen Sie ihn von Kopf bis Fuß in aller Ruhe durch, um jegliches Unbehagen und jede Verspannung zu erspüren.

3. Beim Erspüren ist es wichtig, dass Sie Ihre Aufmerksamkeit körperabwärts und nicht körperaufwärts richten. Konzentrieren Sie sich auf jene Körperstellen, die schmerzen, die drücken oder in irgendeiner anderen Form auffällig sind. Das Erkennen hilft Ihnen dabei, loszulassen, und führt so zum Lösen von Blockaden.

Positiv denken

Wollen wir negative Emotionen vermeiden, müssen wir unsere Gedanken und Bewertungen überprüfen und eventuell ändern. Psychologen nennen diese Gedankenkette das **ABC-Modell**. „A" ist die Ausgangssituation, „B" sind meine Bewertungen und eventuell mein Verhalten in der Situation, „C" sind die entstehenden Gefühle. Ein Beispiel: Sie kommen nach Hause und stellen fest, Ihr Mann spielt Computer, anstatt das Abendbrot zu machen (A). Sie ziehen den Stecker und gehen aufgebracht aus dem Zimmer. „Ich kann von früh bis spät ackern, er kann spielen", denken Sie sich (B). Sie sind verärgert, vielleicht auch wütend. Sie fühlen sich nicht ernst genommen (C).

Konzentration auf Atmung und Körpermitte

Diese Übungen im Stehen bewirken eine bessere Herz-Kreislauf-Zirkulation.
Nebenbei entspannt sich die Atmung und damit auch Körper, Geist und Seele.

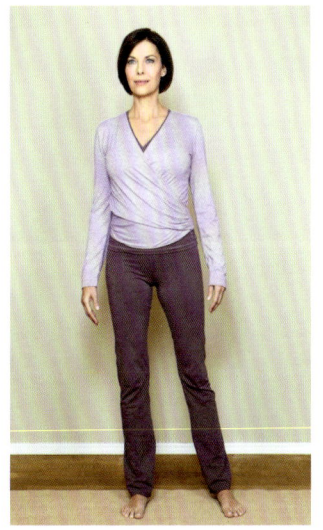 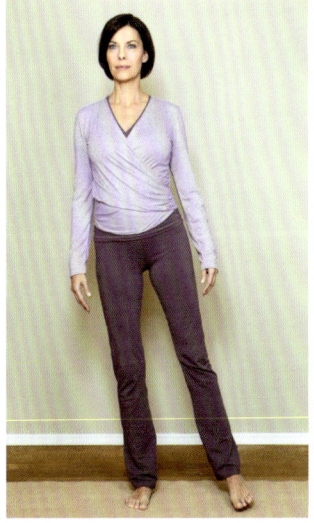 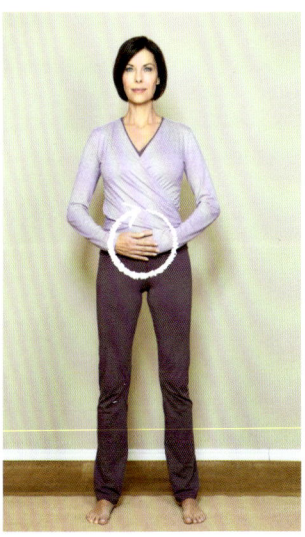

1. Ihr Gewicht ist gleichmäßig auf die Füße verteilt. Stellen Sie sich vor, in Ihrer Körpermitte rotiert eine Kugel. Wenn Sie eine Bewegung machen, bewegt sich zuerst die Kugel, dann der Körper. Stellen Sie sich vor, wie diese Kugel langsam in den rechten Fuß gleitet. Verlagern Sie allmählich Ihr Gewicht auf das rechte Bein.

2. Der linke Fuß beginnt, sich leicht zu heben. Bleiben Sie aufrecht. Stellen Sie sich vor, wie sich die Kugel wieder zurück zur Körpermitte bewegt. Auch der Fuß stellt sich wieder auf den Boden. Wiederholen Sie die Übung mit links, sodass das rechte Bein leicht angehoben wird. Kommen Sie dann wieder in die Mitte zurück.

3. Stellen Sie sich die Kugel in Ihrem Unterbauch vor. Legen Sie zuerst die linke Hand etwas unterhalb des Bauchnabels ab, dann die rechte Hand auf die linke. Konzentrieren Sie sich auf die Hände am Bauch. Machen Sie nun mit Ihren Händen kleine kreisende Bewegungen im Uhrzeigersinn. Der Kontakt zum Bauch bleibt erhalten.

Der Umgang mit Ärger

Fragen Sie sich und Ihren Mann, ob er vielleicht einen schlechten Tag hatte und Ablenkung brauchte. Vermeiden Sie Pauschalisierungen wie „immer" oder „Schon wieder machst du nicht, was ich erwartet habe". Formulieren Sie Ihre Bedürfnisse und Gefühle und suchen Sie gemeinsame Lösungen. Schreiben Sie negative Gedanken wie „Ich bin immer die Dumme" auf kleine Zettel und zerreißen Sie sie dann. Der Ärger wird weniger.

„An Ärger festhalten ist, wie wenn du ein glühendes Stück Kohle festhältst mit der Absicht, es nach jemandem zu werfen. Derjenige, der sich dabei verbrennt, bist du selbst." (Buddha, 560 – 480 v. Chr.)

Das Herz stärken und schützen

Es schlägt, pumpt, flattert, stockt, hüpft, rast und mitunter sticht es. Es ist manchmal auch ein Sensibelchen. Damit Ihr Herz möglichst lange intakt und im Takt bleibt, sollten Sie es liebevoll schützen. Sie haben eine Menge in der Hand, damit es zeitlebens unauffällig seine Arbeit tut und Sie gar nichts davon merken. Das Herz wird es Ihnen danken und sich stark für Sie machen.

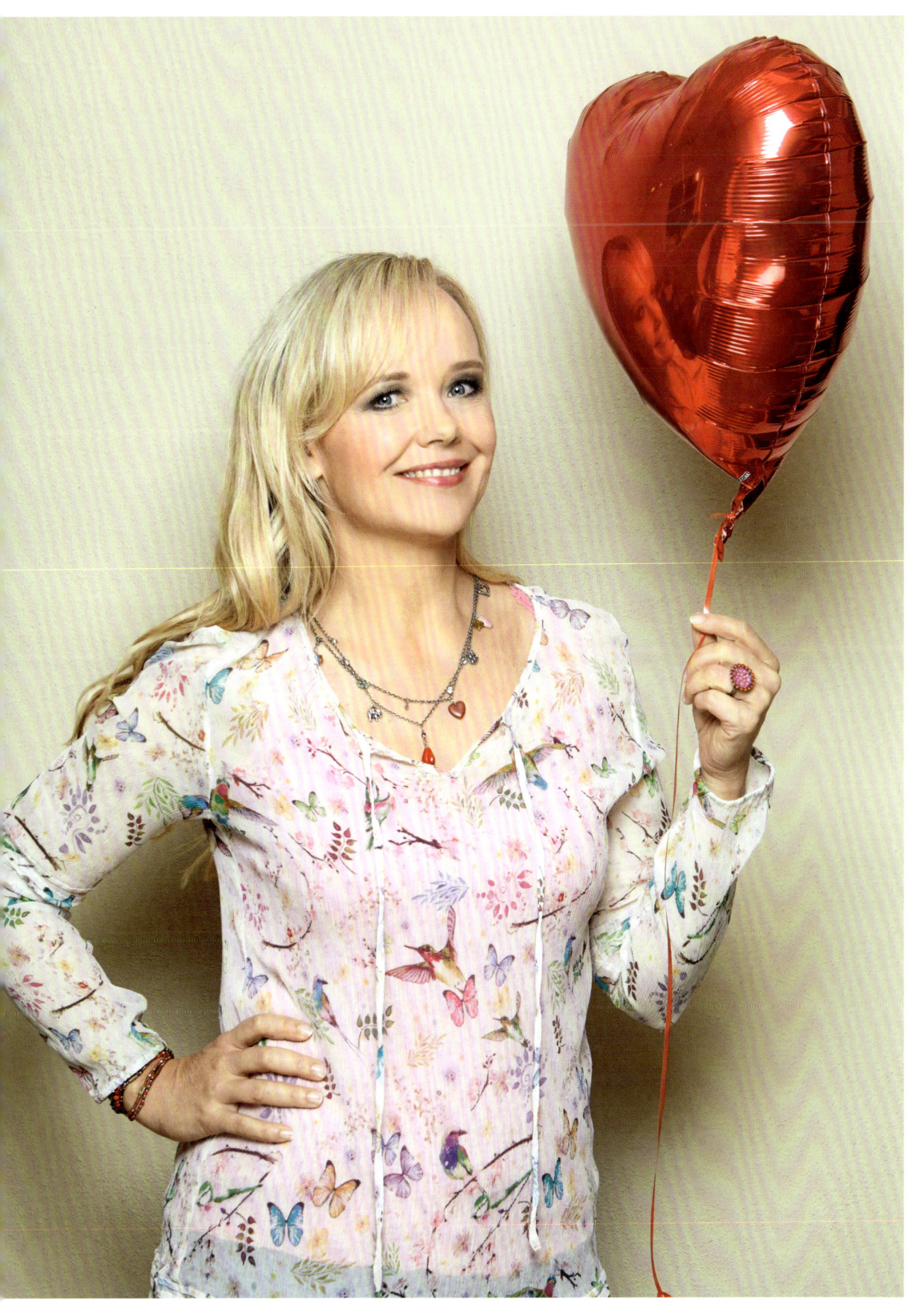

Arteriosklerose

Man kann die Krankheit durchaus als heimtückisch bezeichnen. Wir fühlen uns gesund und munter, dabei zündelt die Arteriosklerose bereits an unserem wichtigsten Versorgungssystem, den arteriellen Gefäßen. Umgangssprachlich wird dieser Prozess als Verkalkung bezeichnet. Je weiter er fortschreitet, desto enger werden die Gefäße. Schlecht für die störungsfreie Versorgung des Körpers mit Sauerstoff und Nährstoffen.

Die Schlagadern verzweigen sich wie ein Fluss-delta in immer kleinere Arme und Ärmchen, die sogenannten Kapillaren, zu einem gigantischen Versorgungsnetz. Wie überall im Körper kann es auch hier zu krankhaften Veränderungen kommen, vor allem zu Arteriosklerose.

Ursachen

Eine der Ursachen, die man nicht beeinflussen kann, ist die normale Alterung der Gefäße. Eine andere ist die genetische Komponente. So fanden Leipziger Forscher heraus, dass das Gen, das für Arteriosklerose verantwortlich ist, quasi über Kreuz weitergegeben wird. Trägt ein

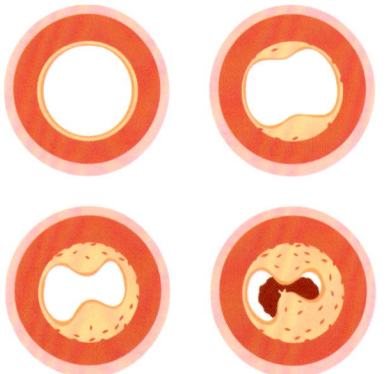

Arteriosklerose verursacht sehr lange keine Symptome. Erst wenn die Schlagadern um 70 bis 90 Prozent verengt sind, treten Beschwerden auf.

weiblicher Nachkomme dieses Gen, wurde es vom männlichen Vorfahren weitergeben und umgekehrt. Will man also beim Menschen ergründen, wie es zu Arteriosklerose und deren Folgen kommt, spielt auch die Vererbungslinie eine Rolle.

Gesunde Adern sind weich, elastisch und flexibel. Im Laufe eines Lebens machen sie einiges durch. Sie sind unterschiedlichen mechanischen Reizen ausgesetzt, müssen sich mit Viren und Bakterien herumschlagen und mit zahlreichen Schadstoffen fertigwerden. Das hinterlässt Spuren. Es kommt zu Einengungen, Verdickungen und Elastizitätsverlust. Verstärkend wirken Risikofaktoren wie Rauchen, Bluthochdruck, erhöhte Blutfettwerte, Diabetes und Übergewicht.

Tatort Intima

Arteriosklerose spielt sich vorrangig in der Intima ab, der dünnen Innenschicht der Schlagadern, auch Endothel genannt. Durch diverse Einflüsse kann es leicht zu Verletzungen dieser empfindlichen Schicht oder zu Störungen ihres Stoffwechsels kommen.

Normalerweise werden winzige Schäden problemlos repariert. Doch irgendwann sind die körpereigenen Reparaturkolonnen überfordert. Zum Schutz wandern nun Muskelzellen aus der mittleren Gefäßschicht ins Endothel. Es kommt zu Verdickungen. Außerdem führt die

Einlagerung von Cholesterin und Kalk in das Endothel zu ganz unterschiedlichen Entzündungs- und Wachstumsreaktionen. Am Ende bildet sich eine bindegewebsartige Kapsel, die Plaque. Reißt eine Plaque auf, versucht der Körper, die Wunde zu schließen. In Millisekunden lagern sich Blutplättchen an, wie man es auch von der Wundheilung an der Körperoberfläche kennt. Dieser Mechanismus kann in dem engen Gefäß jedoch lebensgefährliche Folgen haben. Denn es entsteht ein Gerinnsel, das das Gefäß verschließt. Es kann zu einem Herzinfarkt oder Schlaganfall kommen (siehe Symptome rechts unten), der Betroffene schwebt in Lebensgefahr!

Symptome

Abhängig davon, welches Organsystem besonders stark von der Arteriosklerose betroffen ist, zeigen sich unterschiedliche Symptome. Sind es die Koronararterien, verspürt der Betroffene zum Beispiel eine unangenehme Enge in der Brust oder er bekommt im schlimmsten Fall einen Herzinfarkt. Ist die Beinarterie angegriffen, kommt es zu typischen Schmerzen beim Gehen. Sind die Beckenarterien von Verkalkung betroffen, kann bei Männern im Frühstadium die Erektionsfähigkeit gestört sein. Dies ist übrigens eines der am häufigsten verschwiegenen Symptome und führt unbehandelt zu Impotenz. Schwindel, Verwirrtheit, Gedächtnis- und Konzentrationsstörungen können Symptome einer Veränderung der Halsschlagader sein. Sind die großen, mittleren und kleineren Gefäße stärker geschädigt, spricht man von einer Makroangiopathie, sind die sehr kleinen Endabschnitte der Arterien betroffen, bezeichnet man das als Mikroangiopathie.
Eine ausgeprägte Mikroangiopathie, vor allem an den Unterschenkel- und Fußarterien, den kleinen Gefäßen der Niere und des Augenhin-

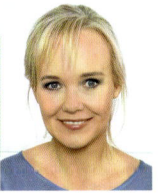
Risiken im Blick haben

Treffen die Risikofaktoren Bluthochdruck, Diabetes mellitus, Übergewicht, hoher Harnsäurespiegel, verstärkte Blutgerinnung (erhöhter Fibrinogenspiegel), hohe Cholesterinwerte oder Bewegungsmangel auf Sie zu, sollten Sie sich regelmäßig beim Arzt vorstellen. Nutzen Sie die kostenlosen Vorsorgeuntersuchungen ab dem 35. Lebensjahr.

tergrunds, findet sich oft als Folge eines langjährigen Diabetes. Die häufigsten Krankheitsbilder, die als Folge einer Arteriosklerose entstehen, sind koronare Herzkrankheit (siehe S. 136), Schlaganfall und periphere arterielle Verschlusskrankheit (PAVK, siehe S. 128).

VERSCHLÜSSE VON ARTERIEN SIND NOTFÄLLE – 112 ANRUFEN!

Zögern Sie nicht, bei einem Verdacht auf Arterienverschluss den Notarzt zu rufen!
- **Symptome Schlaganfall:** Sinnes- oder Sprachstörungen sowie Lähmungserscheinungen
- **Symptome Herzinfarkt:** anhaltender Brustschmerz mit Ausstrahlung bis in den Kiefer und linken Arm (siehe S. 136), bei Frauen auch starke Übelkeit und Schwäche (siehe S. 17)
- **Symptome Beinverschluss:** Schmerzen mit Weißverfärbung und Kühlerwerden des betroffenen Beins (siehe S. 129)

Diagnose

Der Mensch ist so alt wie seine Gefäße. Es gibt alte Menschen, deren Arterien die Durchlässigkeit und Elastizität eines gesunden 40-Jährigen haben, und umgekehrt die „alten" Jungen, deren Gefäße ziemlich ramponiert sind. Ab dem 35. Lebensjahr können Sie alle zwei Jahre einen Gesundheitscheck in Anspruch nehmen. Die Vorsorgeuntersuchung soll die stillen Killer für Herz und Hirn – Bluthochdruck, Diabetes oder Fettstoffwechselstörungen – rechtzeitig ausfindig machen. Leider nutzen viel zu wenige Menschen diese Möglichkeit: nur etwa 23 Prozent der Frauen und 22 Prozent der Männer. Bedenken Sie: Arterien beginnen bereits ab dem 40. Lebensjahr (manchmal noch früher) zu altern.

Was der Anblick verrät

Unser Inneres findet seinen Ausdruck auch im Äußeren. So manifestieren sich Sorgen bei-

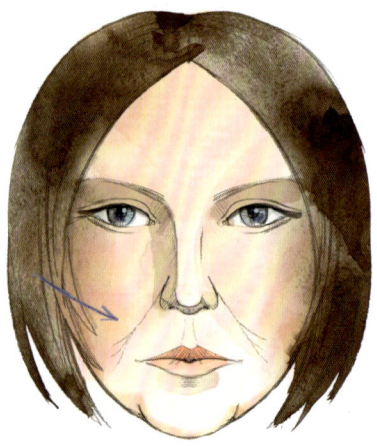

Zweigen im unteren Bereich der Nasolabialfalte mehrere Fältchen Richtung Ohr ab, ist das ein Hinweis auf Durchblutungsstörungen der Koronararterien infolge einer Arteriosklerose.

spielsweise im Gang, an der Gesichtsfarbe, einem nach innen gekehrten Blick. Jeder kann diese Signale verstehen. Auch Krankheiten senden Signale nach außen. So deuten blaue Lippen auf eine Herzschwäche hin, eine Schwellung am unteren Hals weist auf eine mögliche Schilddrüsenproblematik hin.

Der Schweizer Naturarzt Natale Ferronato entwickelte eine spezielle Systematik der organ- und funktionsspezifischen Krankheitszeichen im Gesicht. Auch Erkrankungen der Herzkranzgefäße hinterlassen nach seiner Auffassung Spuren im Gesicht oder sind ein Hinweis auf eine beginnende Erkrankung beziehungsweise die Bereitschaft dazu. Ein geübter Pathophysiognomiker kann diese Warnzeichen oftmals erkennen, bevor der Betroffene überhaupt Beschwerden entwickelt. Allerdings müssen diese Hinweise diagnostisch abgeklärt werden, bevor eine Therapie gestartet werden kann.

Standardtherapie

Ein gesunder Lebensstil ist die beste Vorbeugung von Arteriosklerose, aber auch Voraussetzung für eine erfolgreiche Behandlung. Im Frühstadium ist sogar eine Heilung möglich (siehe Ornish-Programm S. 142). Im fortgeschrittenen Stadium können verschiedene Maßnahmen eine Weiterentwicklung der Krankheit verhindern oder verlangsamen.

Je nach Schwere der Erkrankung kommen Medikamente zum Einsatz, manchmal ist das Setzen eines Stents oder ein operativer Eingriff nötig. „Blutverdünner" (Gerinnungshemmer) können die Bildung von Blutgerinnseln verhindern. Des Weiteren geht es um die Behandlung der Risikofaktoren wie Bluthochdruck (siehe ab S. 72), Fettstoffwechselstörungen (siehe ab S. 94) und Diabetes (siehe ab S. 104). Rauchen ist absolut tabu, sonst sind die meisten anderen Bemühungen umsonst (siehe ab S. 20).

Wechselwarmes Fußbad

Dieses Fußbad ist ein patentes Gefäßtraining. Es senkt den Blutdruck, fördert die Durchblutung in den Beinen und beruhigt das vegetative Nervensystem. Der Zusatz von Rosmarin im warmen Wasser erhöht die Wirksamkeit bei Kreislaufstörungen. **Wichtig:** Nicht bei Krampfadern und peripherer Verschlusskrankheit im Stadium III und IV anwenden.

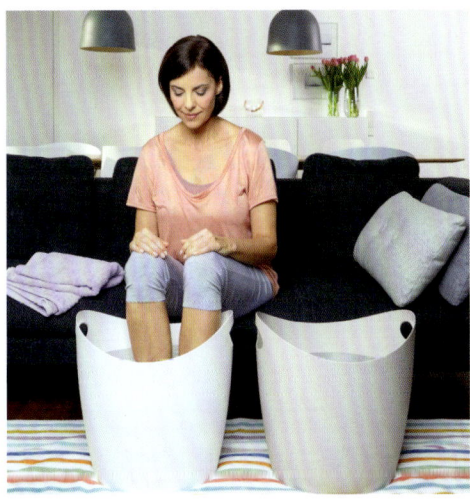

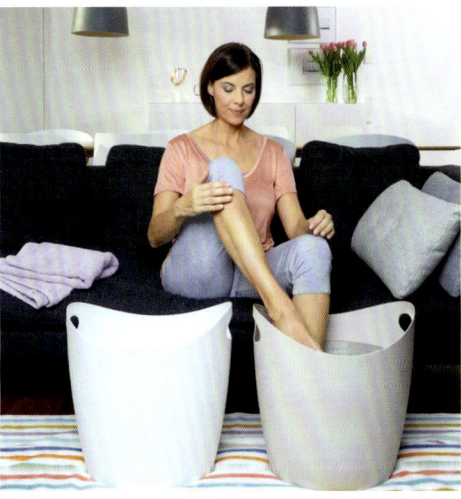

1. Füllen Sie zwei hohe Schüsseln oder Eimer knapp kniehoch mit Wasser – das eine etwa 18°C kühl, das andere 36 bis 38°C warm. Stellen Sie Ihre Beine zuerst 5 Minuten in das warme, dann 10 bis 20 Sekunden in das kalte Wasser.

2. Wiederholen Sie die Warm-kalt-Prozedur. Zum Schluss das kalte Wasser nur abstreifen, die Fußsohlen abtrocknen. Ziehen Sie Socken an und erwärmen den Körper wieder durch Gehen oder eine kurze Bettruhe.

Naturheilkunde

Regen Sie die Selbstheilungskräfte Ihres Körpers an und stärken Sie dadurch die Gefäße. Das macht angeschlagene Arterien wieder leistungsfähig.

Wasseranwendungen

Wechselwarme, kalte oder warme Wasseranwendungen sind ein wirksames Gefäßtraining.
● Die Beine werden nach der Anwendung von **wechselwarmen Fußbädern** wieder besser durchblutet (siehe S. 51).

● Ein **kaltes Armbad** (siehe S. 153) regt den Kreislauf an und ist beruhigend. **Wichtig:** nicht bei schweren Herz- und Hauterkrankungen!
● Der Klassiker der Hydrotherapie ist **Wassertreten nach Kneipp** (siehe S. 122). Es wird bei leichten arteriellen Durchblutungsstörungen, der peripheren arteriellen Verschlusskrankheit (Stadium I) sowie leichtem Bluthochdruck und funktionellen Herzbeschwerden empfohlen. Außerdem wirkt es beruhigend auf das vegetative Nervensystem, regt den Stoffwechsel an und ist als Einschlafhilfe gut geeignet.

Wassertreten für zu Hause

Das Wassertreten ist eine der bekanntesten und einfachsten Kneipp-Anwendungen. Es stärkt die Abwehrkräfte und ist ein hervorragendes Training für das gesamte Herz-Kreislauf-System. Auch bei leichtem Bluthochdruck und funktionellen Herzbeschwerden ist es empfehlenswert. **Wichtig:** Nicht bei Harnwegsinfektionen, Blasen- und Nierenkrankheiten, Unterleibsinfektionen und schweren arteriellen Durchblutungsstörungen anwenden.

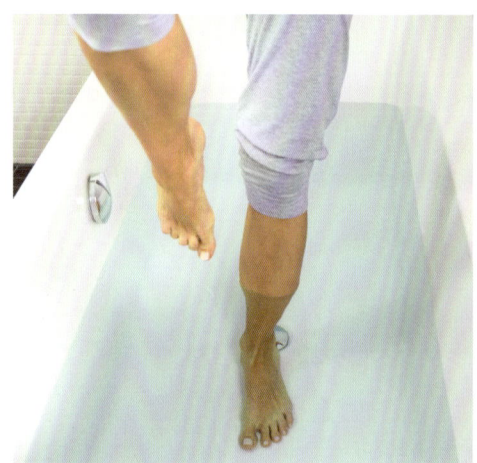

1. Lassen Sie so viel kaltes Wasser (maximal 18 °C) in die Badewanne ein, dass Ihre Knie im Stehen noch nicht bedeckt sind. **Wichtig:** Die Beine und Füße müssen warm sein.

2. Steigen Sie in die Wanne und schreiten Sie „im Storchengang" auf der Stelle. Ziehen Sie bei jedem Schritt ein Bein vollständig aus dem Wasser, die Fußspitze zeigt dabei nach unten. Steigen Sie aus der Wanne, sobald der Kältereiz zu stark wird.

3. Abschließend das Wasser nur abstreifen, die Fußsohlen abtrocknen. Ziehen Sie Socken an und erwärmen Sie die Beine wieder durch Gehen, Fußgymnastik oder Bettruhe.

Pflanzliche Mittel

● **Buchweizen** (Fagopyrum esculentum Moench) enthält reichlich Rutin, das in Kombination mit anderen sekundären Pflanzenstoffen gefäßschützende und -stärkende Eigenschaften hat. Das Pseudogetreide empfiehlt sich deshalb zur Prävention von Arteriosklerose. Für einen Buchweizenkrauttee kochen Sie 1 Esslöffel getrocknetes Buchweizenkraut (Apotheke) mit 1 großen Tasse Wasser etwa 3 Minuten. 7 bis 10 Minuten zugedeckt ziehen lassen, abseihen. Täglich 3 Tassen trinken.

● Die flüchtigen Lauchöle im **Knoblauch** verbessern die Fließeigenschaft des Bluts, wodurch die Arteriosklerose verlangsamt wird. Nehmen Sie täglich etwa 2 Knoblauchzehen zu sich. Sie können aber auch 3-mal täglich 300 Milligramm Knoblauch-Fertigpräparat verwenden (Apotheke). **Wichtig:** Bei Einnahme von Gerinnungshemmern sollten Sie die Knoblauchdosierung mit Ihrem Arzt besprechen und Ihre Blutgerinnungswerte in kürzeren Abständen überprüfen lassen. Der weniger geruchsintensive **Bärlauch** enthält die Lauchöle in geringerer Konzentration. Greifen Sie im Frühjahr zu, wenn die grünen Blätter sprießen.

● **Padma 28** geht auf ein tibetisches Rezept zurück und besteht aus über 20 Pflanzen. Es kann die Arteriosklerosetherapie wirkungsvoll unterstützen, vor allem bei peripherer arterieller Verschlusskrankheit (PAVK, siehe ab S. 128). Einnahme nach Packungsbeilage.

• Zur Vorbeugung von Arteriosklerose sowie zur Therapie im Frühstadium gibt es das **anthroposophische Mittel** Scleron® (Weleda). Nehmen Sie 1-mal täglich 2 Tabletten. Empfehlenswert sind auch Arnica/Betula comp. Tropfen (Weleda). Davon vorbeugend 1- bis 2-mal täglich 10 Tropfen über 8 Wochen einnehmen, maximal 2-mal im Jahr, am besten im Frühjahr und Herbst. Bei Durchblutungsstörungen je nach Schweregrad 1- bis 4-mal täglich 10 Tropfen über 6 bis 8 Wochen als Kur. Vor erneuter Anwendung 2 bis 3 Monate Pause einlegen.

Ausleitende Verfahren

Ein **Aderlass**, der immer ärztlich begleitet werden sollte, verbessert die Fließeigenschaften des Bluts. Durch den Blutstau in den verengten Gefäßen kann es zu gefährlichem Bluthochdruck, Schlaganfall oder Herzinfarkt kommen. Außerdem werden durch die Ausleitung neue Blutzellen gebildet, die mehr Sauerstoff aufnehmen können.

Schüßler-Salze

Calcium fluoratum sowie Silicea D12 tragen zur Stabilisierung der Gefäßwände bei. Silicea sorgt generell für die Elastizität von Geweben. Zur Vorbeugung oder unterstützend zu der Therapie nehmen Sie 3-mal täglich 2 Tabletten über einen längeren Zeitraum ein. Wenn Sie beide Schüßler-Salze einnehmen, dann bitte im Wechsel. Lassen Sie die Tabletten auf oder unter der Zunge zergehen, entweder 30 Minuten vor oder 1 Stunde nach dem Essen.

Heilmittel aus aller Welt

• Nach dem Verständnis der Traditionellen Chinesischen Medizin (TCM) ist Arteriosklerose auf eine Ansammlung von Schleim zurückzuführen, wodurch ein Milz-Chi-Mangel entsteht. Die Behandlung erfolgt vorwiegend über die Ernährung, bei der der Patient vermehrt **schleimlösende Lebensmittel** zu sich nehmen soll, wie beispielsweise Hirse, Roggen, Kürbis, Ingwer und schwarzer Tee.

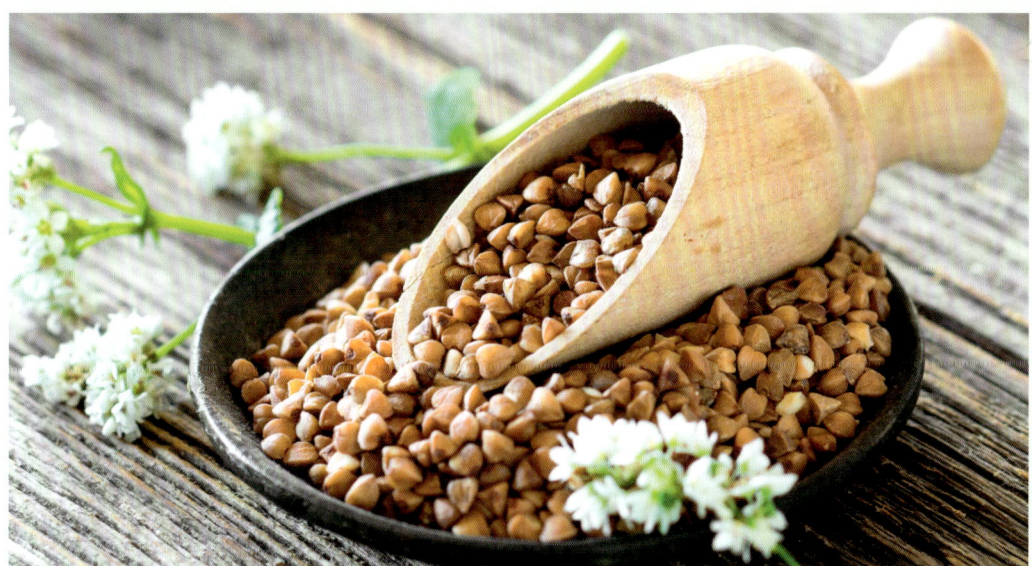

Essen Sie öfter mal gefäßschützenden Buchweizen, beispielsweise in Form von Porridge (siehe S. 180).

● Auch der Ayurveda sieht in der Auswahl und Zubereitung der – je nach Dosha (siehe ab S. 58) – individuell richtigen Lebensmittel einen wesentlichen Therapieansatz. Denn Lebensmittel werden sowohl in der Traditionellen Chinesischen Medizin (TCM) als auch im Ayurveda nicht in die Kategorie gesund oder ungesund eingeteilt, es wird vielmehr gefragt, für wen etwas individuell schädlich oder zuträglich ist. Bei dieser speziellen Auswahl der Lebensmittel geht es darum, das Verdauungsfeuer (Agni, siehe S. 60) und den Stoffwechsel wieder in Balance zu bringen.

● **Guggulu**, das Harz der indischen Myrrhe (Commiphora mukul), gilt als eines der wirksamsten Mittel für den gesunden Stoffwechsel. Es hat eine „auskratzende" Wirkung, verbessert das Fließverhalten des Bluts und senkt die Blutfettwerte. Auch bei der Behandlung von Bluthochdruck kommt Guggulu zum Einsatz. Wenden Sie das Myrrheharz nach Packungsbeilage an.

Homöopathie

Homöopathische Mittel können die Therapie unterstützen (siehe Tabelle unten).

Ernährung

Leicht verdaulich, wenig Fleisch, Eier, Milchprodukte und Fett, aber viele Ballaststoffe, das ist die ideale Ernährung, um Arteriosklerose vorzubeugen oder eine bestehende zu stoppen. Vor allem übergewichtige Menschen profitieren davon, wie eine Metaanalyse des Deutschen Instituts für Ernährungsforschung zeigt. Übergewicht geht oft mit Entzündungsreaktionen in den Gefäßen einher, das bedeutet ein erhöhtes Risiko für Arteriosklerose und Herzinfarkt. Bei Studienteilnehmern, die sich vorwiegend pflanzlich ernährten (geringe Mengen Milch, Eier und Fisch waren erlaubt), gingen der Entzündungsmarker C-reaktives Protein (CRP) und die Werte für Interleukin-6 deutlich zurück. Die Studie zeigt, dass man selbst viel tun kann, um einem Herzinfarkt vorzubeugen. Der amerika-

Homöopathische Mittel zur Unterstützung der Therapie bei Arteriosklerose

Leitsymptomatik	Mittel, Potenz und Dosierung
Mikroangiopathie, kalte Gliedmaßen	Abrotanum D3, 3-mal täglich 5 Globuli*
„Ameisenlaufen", Durchblutungsstörungen, kalte Hände und Füße	Secale cornutum D6, 3-mal täglich 5 Globuli*
Arteriosklerose im Gehirn: depressive Neigung, dunkle Gedanken, Mutlosigkeit	Hypericum perforatum D3, 3-mal täglich 5 Globuli*
Arteriosklerose im Darmbereich: Neigung zu Krämpfen, Empfindungsstörungen	Plumbum metallicum D12, 3-mal täglich 5 Globuli*

* Detaillierte Hinweise zur Einnahme siehe S. 65

Die Frucht der Götter für fitte Gefäße

Der gesundheitliche Nutzen von Granatäpfeln wird in vielen Kulturen seit Jahrtausenden beschrieben (siehe unten). So kommen Sie ohne Küchenschlacht an die köstlichen Kerne:

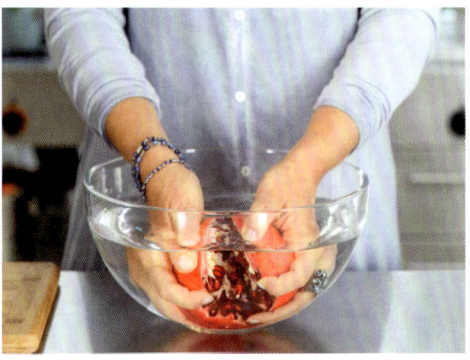

1. Füllen Sie eine Schüssel mit kaltem Wasser. Schneiden Sie am Blütenansatz des Granatapfels ein Stück heraus. Schneiden Sie dann entlang der Trennhäute leicht ein. Brechen Sie den Granatapfel in der Schüssel auseinander.

2. Die Kerne sinken auf den Grund, während die Trennhäute und die Schale nach oben schwimmen. Jetzt können Sie die Abfälle ganz leicht entfernen. Die Kerne durch ein Sieb gießen und pur, im Obstsalat oder Müsli genießen.

nische Arzt Dean Ornish empfiehlt ebenfalls eine – idealerweise vegane – Ernährung mit einem hohen Anteil an Gemüse, Obst, Hülsenfrüchten und Soja (siehe S. 142).

● Starkes und langes **Erhitzen von Eiweißen** in Kombination mit Fetten und Zucker lässt sogenannte Glykierungsendprodukte entstehen. Sie können vom Körper nicht verstoffwechselt werden. Diese „Abfälle" haben offensichtlich Einfluss auf arteriosklerotische Prozesse. Denn umgekehrt konnte gezeigt werden, dass die gleiche Kost durch weniger starkes Erhitzen günstige Effekte in den Gefäßwänden hatte. Gemüse und Fisch also besser dünsten und Fleisch bei niedrigen Temperaturen (80 bis 160 °C) garen. Die Traditionelle Chinesische Medizin (TCM) und der Ayurveda empfehlen schonendes Dünsten bereits seit Jahrhunderten.

● **Ingwer** stärkt die Gefäßgesundheit auf vielfältige Weise. Er sorgt dafür, dass weniger LDL-Cholesterin oxidiert, also „ranzig" wird. Zudem mindert er die Gerinnungsbereitschaft der Blutplättchen und wirkt damit infarktvorbeugend.

Ingwer vergrößert den Querschnitt der Blutgefäße, was den Blutdruck senkt. Schützen Sie Ihr Herz, indem Sie täglich 2 bis 3 Tassen Ingwerwasser trinken (siehe S. 98).

● **Granatäpfel** enthalten reichlich sekundäre Pflanzenstoffe, die die Gefäße vor Ablagerungen schützen und bestehende sogar verringern. Gleichzeitig können damit der Blutdruck und das „schlechte" LDL-Cholesterin gesenkt werden. Trinken Sie täglich 1 Glas Granatapfelsaftschorle (1:1 verdünnt). Oder essen Sie Granatapfelkerne pur (siehe Kasten oben).

● **Tomaten** gehören zu den beliebtesten Gemüsearten, und das ist gut so. Das in Tomaten enthaltene Lycopin bietet offensichtlich einen Zellschutz und soll so auch vor Arteriosklerose schützen. Besonders gut verfügbar ist dieser Stoff in gekochten Tomaten. Zudem soll die gallertartige Flüssigkeit um die Samen die Anlagerung von Blutplättchen hemmen.

● **Rote Bete** enthält viel Nitrat, das im Stoffwechselprozess zu Stickstoffmonoxid umgebaut wird. Dieses Gas macht die Gefäße

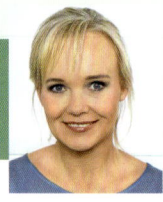
Mehr Ruhe im Leben

Zur europäischen Variante der Bachblüten gibt es auch das australische Pendant der Buschblüten (von Ian White, Love Remedies, Living Essences; siehe auch S. 76, 77). Wer immer auf dem Sprung ist, zu viele Verpflichtungen hat und sich permanent anstrengt, sollte mal die Essenz Black-eyed Susan probieren. Sie hilft, einen Gang runterzuschalten und inneren Frieden zu finden. Anwendung nach Packungsbeilage.

geschmeidig und damit dehnbarer, in der Folge sinkt der Blutdruck. Menschen mit Herzschwäche profitieren davon, indem ihre Belastbarkeit steigt. Außerdem enthält Rote Bete viel von den „Herzmineralien" Kalium und Magnesium.

Medikament Bewegung

Der Internist, Kardiologe und Sportmediziner Wildor Hollmann empfahl bereits vor 20 Jahren, durch körperliche Aktivität wöchentlich rund 1.500 zusätzliche Kalorien (250 Kalorien täglich) zu verbrauchen – und zwar nicht durch sportliche Höchstleistungen, sondern durch moderate Betätigungen. Strengen Sie sich also an, aber nie so, dass Sie außer Puste geraten. Für das Herz, den Kreislauf, die Atmung, den Stoffwechsel und auch das Gehirn ist es am gesündesten, wenn man sich bei einer Pulsfrequenz von etwa 50 Prozent der persönlichen Höchstleistung bewegt. Ein 60-jähriger mäßig trainierter Mensch, der einen Ruhepuls von

70 hat, liegt etwa bei 140 Schlägen Höchstleistung. Wenn Sie untrainiert, über 40 Jahre oder gar herzkrank sind, sollten Sie Ihren Trainingspuls vom Arzt ermitteln lassen.

● Eine besonders gut geeignete Bewegungsart ist Walking (siehe rechts). Dieser schonende Ganzkörpersport verbessert die Herz-Kreislauf-Kondition und die Durchblutung. Dem Körper wird vermehrt Sauerstoff zugeführt, was für das Herz gut ist. Walking regt die Fettverbrennung an und fördert die allgemeine Beweglichkeit. Um diese Vorteile optimal zu nutzen, kommt es auf die richtige Technik an. Mittelgroße, zügige Schritte belasten die Gelenke weniger als weit ausholende, langsame Schritte. Die Steigerung der Kondition hängt nicht nur von der Gehstrecke ab, sondern vor allem davon, wie viel Schritte Sie pro Minute machen.

Schritte pro Minute	Art des Walking
unter 100 Schritte	kein Walking
100–110 Schritte	langsames Walking
110–120 Schritte	flottes Walking
120–130 Schritte	schnelles Walking
über 130 Schritte	Powerwalking

Entspannung

Stress greift komplex in den Körper ein. Über die Freisetzung des Stresshormons Noradrenalin wird die Bildung von Leukozyten im Knochenmark aktiviert, also fälschlicherweise das Immunsystem aktiviert. Denn Leukozyten werden zur Bekämpfung von Infektionen und nicht von Stress gebraucht. Sind zu viel Leukozyten im Blut unterwegs, heften sie sich in den Arterienwänden an und treiben die Bildung von instabilen Plaques voran (siehe S. 119).

Richtig walken

Walking ist ein schonender Ganzkörpersport, der Stress abbaut,
sich positiv auf das Wohlbefinden auswirkt und die Kondition verbessert. Außerdem
werden die Muskeln besser durchblutet und Verklebungen gelöst.
Wichtig ist die Stocklänge: Halten Sie den Stock vor dem Körper – der Unterarm
sollte zum Oberarm einen rechten Winkel bilden. Als Faustformel
für die Stocklänge gilt: Körpergröße mal 0,65. Achten Sie beim Walken
darauf, dass der Stock nach dem Abdrücken losgelassen und nur noch über die
Schlaufen gehalten wird. Der Abdruckarm ist dabei fast gestreckt.

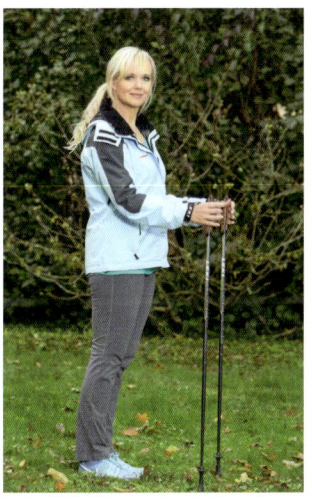 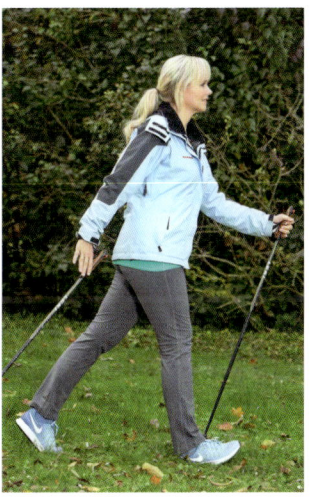 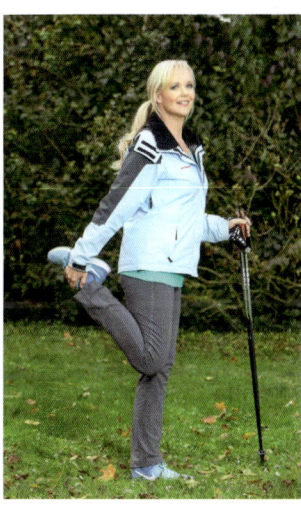

1. Die Hände an den Stöcken sind locker geschlossen oder leicht geöffnet. Geballte Fäuste deuten auf eine Verkrampfung hin. Der Armwinkel sollte etwa 90 Grad betragen. Wenn Sie auf einem Naturboden walken, sollten die Stöcke eine Lochspur hinterlassen. Das gilt als Zeichen für den richtigen Krafteinsatz. Falscher Stockeinsatz kann zu Nackenproblemen führen.

2. Setzen Sie Ihre Füße möglichst so auf, dass die Fußspitzen in die Gehrichtung zeigen. Die Füße sollten bei jedem Schritt flächig über der Ferse aufsetzen. Stock und damit die Arme und Beine bewegen sich immer diagonal, nicht parallel. Schwingen Sie die Stöcke richtig aus, bevor Sie sie auf dem Boden aufsetzen. Dann wieder gut abstoßen, das verleiht dem Körper einen Vorwärtsschub.

3. Nach dem Walking sollten Sie sich etwas Zeit für das Dehnen der Muskeln nehmen. Sie können sich dafür zum Beispiel mit der linken Hand auf den Stöcken abstützen, mit der rechten Hand ziehen Sie den rechten Fuß locker an den Po heran. Achten Sie dabei darauf, dass die Knie parallel sind. Halten Sie die Dehnung einige Atemzüge lang und wechseln Sie danach die Seite.

Periphere arterielle Verschlusskrankheit

Etwa jeder Fünfte über 65 Jahre ist von Durchblutungsstörungen der Beinarterien betroffen. Die meisten Menschen wissen nichts davon, denn die Erkrankung verläuft lange Zeit ohne Beschwerden. Doch bereits in diesem symptomlosen Zustand verdoppelt sich das Risiko eines vorzeitigen Todes durch schwere Herz-Kreislauf-Komplikationen wie Herzinfarkt und Schlaganfall. Durchblutungsstörungen sind gefährliche Erkrankungen.

Die periphere arterielle Verschlusskrankheit (PAVK) ist eine Durchblutungsstörung der Extremitäten, also der Arme und Beine. Hauptursache ist mit 95 Prozent eine Arteriosklerose in den betroffenen Gefäßen. Vorrangig tritt die Erkrankung in den großen Bein- und Beckenarterien auf, in 10 Prozent aller Fälle in den Armen. Am häufigsten findet sich die Gefäßproblematik im Bereich des Oberschenkels.

Ursachen

Zu den Ursachen von PAVK, die man nicht beeinflussen kann, gehören das Alter und das Geschlecht. Das Risiko erhöht sich bei Männern über 45 und bei Frauen über 55 Jahren. Männer erkranken zudem häufiger. Auch eine erbliche Veranlagung spielt eine Rolle. Die Entstehung und das Fortschreiten der PAVK wird vor allem durch Rauchen begünstigt. Nicht umsonst kursiert im Volksmund der Begriff „Raucherbein". Zu den weiteren Ursachen zählen Diabetes mellitus, Bluthochdruck, zu viel LDL-Cholesterin, Fehl- und Überernährung sowie Stress und Bewegungsmangel. Je mehr dieser Risikofaktoren zusammenkommen, desto größer ist die Gefahr einer PAVK.

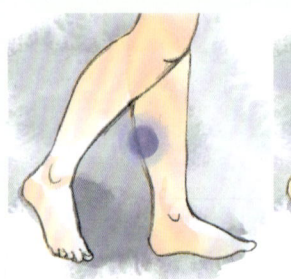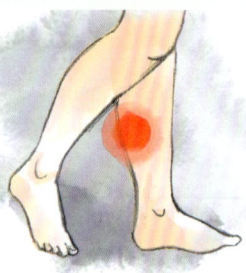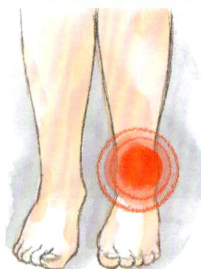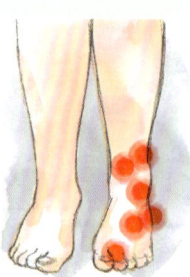

Der Verlauf der PAVK ist in vier Stadien eingeteilt.

Stadium I: geringe Engstellen, keine Beschwerden, Diagnose ist Zufallsbefund.

Stadium II: Schmerzen unter der Engstelle in Wade, Oberschenkel oder Gesäß, Schmerzen beim Gehen längerer Strecken.

Stadium IIa: schmerzfreies Gehen mehr als 200 Meter. **Stadium IIb:** schmerzfreies Gehen unter 200 Meter.

Stadium III: Schmerzen in Füßen und Zehen in Ruhe.

Stadium IV: Das Gewebe ist zerstört (Nekrose), Amputationsgefahr!

Test: Sind Ihre Beine gut durchblutet?

Wichtig: Diesen Test nicht ab Stadium II b der PAVK und bei Herzschwäche durchführen!

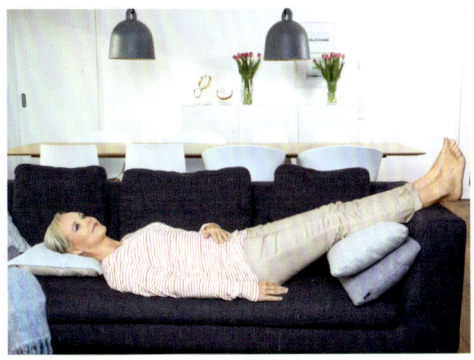

1. Legen Sie sich im Bett oder auf dem Sofa auf den Rücken. Die Unterschenkel werden auf Kissen oder der Sofalehne um 45 Grad erhöht gelagert. Kreisen Sie 1 bis 2 Minuten lang leicht mit den Füßen. Dann setzen Sie sich auf und lassen die Beine über den Bett- oder Sofarand hängen.

2. Werden Ihre Beine und Füße in der erhöhten Lage sehr blass und dauert es lange, bis sie nach dem Aufsetzen wieder ihre normale Farbe erlangen, könnte das auf eine PAVK hindeuten. Lassen Sie das von Ihrem Arzt untersuchen.

Symptome

Die Erkrankung verläuft lange Zeit unauffällig (Stadium I), später verursacht sie Schmerzen beim Gehen (Stadium II, auch als Schaufensterkrankheit bezeichnet), dann auch in Ruhe (Stadium III). Im Stadium IV führt sie in der betroffenen Region zum Untergang von Gewebe. (Zur Einteilung der Stadien siehe auch Illustration links.)

Eine bundesweite Studie brachte alarmierende Erkenntnisse: Bereits in Stadium I, also dem „stummen" Stadium, in dem der Betroffene noch nichts von seiner Erkrankung spürt, besteht ein erhöhtes Risiko für Herzinfarkt und Schlaganfall mit Todesfolge oder Komplikationen. Weil die Krankheit mehr oder weniger das gesamte arterielle System erfasst, treten sehr häufig lebensbedrohliche Herzinfarkte und Schlaganfälle auf. Kommt zur PAVK noch Diabetes dazu, verdreifacht sich das Sterberisiko im Vergleich zur Normalbevölkerung.

Da die wenigsten Betroffenen etwas von ihrer Erkrankung und der bestehenden Gefahr wissen, fordern Mediziner, in den Check-up ab 35 Jahren (siehe S. 120) die Diagnose der PAVK mit einzubeziehen. Das sollte am besten über die Bestimmung des Knöchel-Arm-Index (ABI, siehe S. 130) geschehen. Er ist sehr aussagekräftig für die Beurteilung des Risikos für Herzinfarkt und Schlaganfall.

Akute Verschlusssache

Ein akuter Arterienverschluss äußert sich durch plötzliche heftige Schmerzen in den Gliedmaßen, Blässe und Kältegefühl. In der betroffenen Extremität, also dem Bein oder Arm, können keine Arterienpulse mehr gefühlt werden. Dauert der plötzliche Arterienverschluss länger als 12 Stunden, wird das Körperteil gefühllos. Falls die Beckenarterien blockiert sind, kann auch ein Schockzustand eintreten. Dies ist ein absoluter Notfall! Unbehandelt droht das Absterben des Gewebes, was eine Amputation notwendig machen kann.

Im schlimmsten Fall können verschleppte Gerinnsel Gefäßverschlüsse im Herz (Herzinfarkt) oder im Hirn (Schlaganfall) verursachen und damit zum Tod führen.

Diagnose

Die meisten Patienten suchen den Arzt auf, wenn Schmerzen beim Gehen auftreten. Nach der Befragung folgt eine körperliche Untersuchung: Betrachten (Blässe) und Befühlen der Haut (Temperatur), Tasten der Fuß- und Beinpulse, Abhören der Gefäße sowie ein Gehtest. Auch eine Knöchel- oder Zehendruckmessung wird durchgeführt.

Besteht ein begründeter Verdacht, müssen Ort und Ausmaß der Gefäßverengung bzw. des -verschlusses bestimmt werden. Dazu sind weitere Untersuchungen durch Gefäßspezialisten (Angiologen oder Gefäßchirurgen) notwendig. Mittels Ultraschall-Doppleruntersuchung (Doppler-Sonografie) kann das Ausmaß der Durchblutungsstörung erfasst werden. Mit ihr wird die Fließgeschwindigkeit in den Gefäßen bestimmt und Gefäßverengungen oder -verschlüsse können sichtbar gemacht werden. Eine Röntgenkontrastdarstellung der Beinarterien (Angiografie), MRT und CT kommen vor allem vor operativen Eingriffen zum Einsatz.

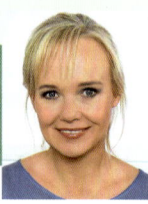

Mein besonderer Tipp

Auf zur Wassergymnastik!

Kombinieren Sie die Wirkungen von Wasser und Bewegung. In vielen Schwimmbädern oder Fitnessstudios werden regelmäßig Wassergymnastikkurse angeboten. Gerade für Menschen, die wegen Gelenkbeschwerden „an Land" nicht so beweglich sind, ermöglicht der Auftrieb im Wasser sehr viel mehr Bewegungsfreiheit ohne Schmerzen.

Der Knöchel-Arm-Index

Um das Risiko für eine PAVK zu ermitteln, wird der Knöchel-Arm-Index (engl. Ankle Brachial Index, abgekürzt ABI), bestimmt. Dafür wird der Blutdruck über eine bestimmte Zeit sowohl an den Armen als auch am Knöchel gleichzeitig gemessen. Der Wert am Knöchel wird durch den Wert am Arm geteilt. Normalerweise sind beide Werte gleich, der ABI beträgt also 1. Bei schlechter Durchblutung der Beine ist der Blutdruck am Knöchel geringer als am Arm. Der Quotient liegt dann unter 1. Werte unter 0,9 deuten mit hoher Wahrscheinlichkeit auf eine Durchblutungsstörung der Beine hin. Bei einem ABI von 0,5 besteht eine schwere Durchblutungsstörung in den Beinen und vermutlich im ganzen Körper. Viele Studien zeigen, dass der ABI-Wert auch etwas über das allgemeine Gefährdungsrisiko für Herzinfarkt und Schlaganfall aussagt.

Standardtherapie

Die Basisbehandlung umfasst bis zum Stadium II b ein standardisiertes Gehtraining, wenn nötig eine Gewichtsabnahme und Rauchstopp, die Kontrolle beziehungsweise medikamentöse Einstellung von Blutzucker und Blutdruck sowie die Senkung des LDL-Cholesterins. Um die Bildung von Blutgerinnseln zu verhindern, verschreibt der Arzt in der Regel 100 Milligramm ASS pro Tag oder Clopidigrel. Für die Stadien III und IV kommen in besonderen Fällen sogenannte vasoaktive Wirkstoffe zum Einsatz. Sie sollen unter anderem einen „Beininfarkt" verhindern beziehungsweise das Absterben von Gewebe. In schweren Fällen hilft nur eine Operation.

Naturheilkunde

Die wichtigste Maßnahme zur Vorbeugung beziehungsweise zur Eindämmung bereits bestehender Beschwerden ist die Bewegungsthera-

Umschläge mit Arnika

Umschläge mit verdünnter Arnikatinktur regen die Durchblutung in den Gliedmaßen an.

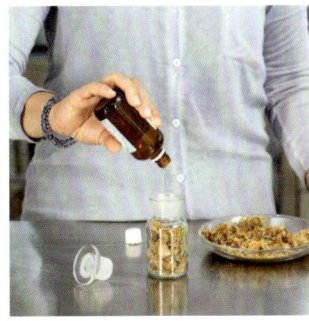 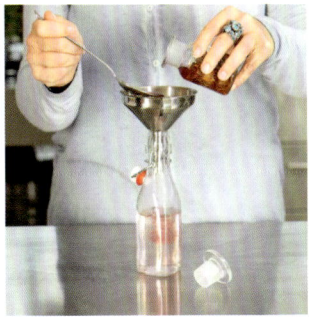 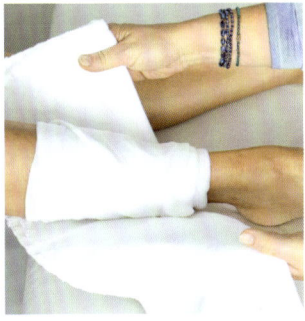

1. Geben Sie 10 Gramm getrocknete Arnikablüten mit 90 Milliliter Alkohol (70 %; Apotheke) in ein verschließbares Glas. Lassen Sie den Ansatz 2 Wochen an einem hellen Platz ziehen und schütteln Sie ihn täglich. Dann abseihen.

2. Für die Anwendung die Tinktur im Verhältnis 1:5 verdünnen, pur kann es zu Rötungen und Ekzemen mit Bläschen kommen. Dafür 1 Esslöffel Arnikatinktur mit etwa 100 Milliliter Wasser in einem Gefäß (Flasche oder Tasse) mischen und in eine kleine Schüssel geben.

3. Ein Baumwolltuch in die verdünnte Tinktur tauchen und gut ausdrücken. Das Tuch auf das betroffene Bein oder den Arm legen und ein trockenes Tuch darüberlegen. Erneuern Sie den Umschlag, sobald er anfängt, sich zu erwärmen, also nach 15 bis 30 Minuten.

pie gefolgt von Änderungen im Lebensstil, ganz besonders der Verzicht aufs Rauchen (siehe S. 21). Aber auch Wassertherapie und Pflanzenheilmittel verbessern das Gesamtbild.

Wasseranwendungen

● **Temperaturansteigende Armbäder** (siehe S. 161) eignen sich zur Durchblutungsanregung in den Beinen (Stadium I und II). Sie haben sozusagen eine „Fernwirkung". Nach dem gleichen Prozedere können auch **temperatursteigende Fußbäder** durchgeführt werden, wenn diese ohne Schmerzen vertragen werden (eventuell nur auf der gegenüberliegenden, weniger betroffenen Seite). Durchblutungsfördernde Zusätze wie Eukalyptus, Rosmarin, Fichtennadel oder Rosskastanie steigern die Wirkung.

● **Kohlendioxid-Teilbäder** haben eine sehr günstige Wirkung im Stadium I und II der PAVK. Wenden Sie sie kurmäßig mindestens 2 Wochen 3-mal wöchentlich an. Sie verbessern die Durchblutung der kleinsten Gefäße, der Kapillaren, und regen sogar die Neubildung von Gefäßen an, wie Studien belegen. Die Bäder sind sehr wirksam, aber auch nicht ganz ungefährlich. **Wichtig:** Halten Sie sich genau an die Packungsbeilage der Badetabletten und achten Sie auf die Gegenanzeigen wie Herzschwäche oder Lungenbeschwerden.

● Als kurmäßige Badekur sind auch **Kohlensäurebäder** wirksam. Besprechen Sie mit dem Hausarzt, welche Badekuren oder **hydroelektrische Anwendungen** (Zwei-, Vierzellen- oder Stangerbad) für Sie infrage kommen.

- **Arnikaumschläge** regen die Durchblutung an (siehe S. 131). Alternativ können Sie Umschläge mit Arnikagelee (Apotheke) machen. **Wichtig:** Ab Stadium II b keine Umschläge und Wärmflaschen auflegen und keine temperatursteigenden Fußbäder vornehmen.

Pflanzliche Mittel

- **Knoblauch** beeinflusst die Elastizität der Gefäße positiv. Nehmen Sie täglich etwa 2 Knoblauchzehen zu sich. Sie können aber auch 3-mal täglich 300 Milligramm Knoblauch-Fertigpräparat verwenden (Apotheke). **Wichtig:** Bei Einnahme von Gerinnungshemmern sollten Sie die Knoblauchdosierung mit Ihrem Arzt besprechen und Ihre Blutgerinnungswerte in kürzeren Abständen überprüfen lassen.
- **Ginkgoblätterextrakte** (Ginkgo bilobae folium) können die schmerzfreie Gehstrecke verlängern. Nehmen Sie 2- bis 3 -mal täglich 120 bis 160 Milligramm Fertigpräparat (Tebonin®, Rökan® novo oder Ginkobil®) ein.

Ausleitende Verfahren

Einer oder mehrere Aderlässe können, wenn es ärztlich angezeigt ist, sinnvoll sein. Neben den verbesserten Fließeigenschaften des Bluts (siehe S. 76) kann mit Ausleitungen außerdem eine Verlängerung der schmerzfreien Gehstrecke erreicht werden.

Anthroposophie

Zur Vorbeugung von Arteriosklerose empfiehlt die anthroposophische Medizin Arnica/Betula comp. kurmäßig 2-mal im Jahr über je 8 Wochen. Nehmen Sie am besten im Frühjahr und Herbst 1- bis 2-mal täglich 10 Tropfen. Zusätzlich können Sie die Schmerzstellen 2- bis 3-mal täglich mit Abrotanum-Salbe einreiben.

Schüßler-Salze

Bei schmerzhaften Muskelkrämpfen kann das Schüßler-Salz Nr. 7 (Magnesium phosphoricum) helfen. Geben Sie 10 Tabletten in 1 Tasse heißes Wasser und trinken es schluckweise.

Homöopathische Mittel zur Unterstützung der Therapie der Schaufensterkrankheit

Leitsymptomatik	Mittel, Potenz und Dosierung
Kribbeln, Taubheitsgefühle und Schmerzen, verursacht durch Schädigungen von kleinen und kleinsten Gefäßen, Kältegefühl	Abrotanum D3, 3-mal täglich 5 Globuli*
Schmerzen in den Beinen beim Laufen	Espeletia grandiflora D6, 3-mal täglich 2 Tabletten*
Kribbeln, Gefühl der Kälte und Muskelkrämpfe an Händen und Füßen (besonders bei Rauchern)	Tabacum D6, 3-mal täglich 5 Globuli*

* Detaillierte Hinweise zur Einnahme siehe S. 65

Heilmittel aus aller Welt

Für das aus der tibetischen Medizin stammende Kräutermittel Padma 28 ist eine klinische Wirkung belegt. In diversen Studien konnte eine deutliche Zunahme der schmerzfreien Gehstrecke gezeigt werden. Padma 28 wirkt durchblutungsfördernd, antibakteriell und entzündungshemmend. Nehmen Sie anfangs 3-mal täglich etwa 1 Stunde vor den Mahlzeiten 2 Tabletten mit viel Flüssigkeit ein. Wenn eine Besserung eingetreten ist, reduzieren Sie auf 1 bis 2 Tabletten täglich. Das Mittel ist in Deutschland trotz guter Studienlage nicht zugelassen, kann aber über ein Privatrezept in der Apotheke bestellt werden.

Homöopathie

Eine Reihe von homöopathischen Mitteln kann die Therapie der Schaufensterkrankheit unterstützen (siehe Tabelle).

Ernährung

Eine reichhaltige, abwechslungsreiche, bunte und vorwiegend pflanzliche Ernährung mit reichlich Gemüse, Hülsenfrüchten, Obst, Nüssen, vollwertigem Getreide und Ölsaaten kann einen wichtigen Beitrag zu Ihrer Gefäßgesundheit leisten. So nehmen Sie auch automatisch ausreichend Ballaststoffe auf (siehe S. 100).

Bewegung

Nehmen Sie im wahrsten Sinne die Beine in die Hand. Bewegung jeglicher Art ist die beste Vorbeugung und verhindert oder verlangsamt das Voranschreiten der Erkrankung. Sollten Sie bereits ausgeprägte Symptome der Schaufensterkrankheit (Claudicatio intermittens) haben, ist das tägliche Gehtraining die wichtigste Therapie. Schwimmen und Radfahren sind nicht geeignet, da sie die Durchblutung in den Beinen weniger steigern. Je konsequenter Sie das Geh-

training machen, desto mehr regen Sie Ihre Selbstheilungskräfte an. Als Grund für die Effektivität des Gehtrainings werden unter anderem eine Verbesserung der Endothelfunktion (siehe S. 118), die Bildung von Gefäßen, die Zunahme kleiner Kapillaren sowie bessere Fließeigenschaften des Bluts verantwortlich gemacht. Bei PAVK ist der Körper bestrebt, neue Gefäße, sogenannte Umgehungskreisläufe, zu bilden. Das heißt nichts anderes, als dass der Körper seine eigenen Bypässe legt, um eine bessere Durchblutung zu erreichen. Dafür lohnt es sich doch zu trainieren! Vielleicht schließen Sie sich einer Gefäßsportgruppe an, zumindest zum Erlernen des standardisierten Gehtrainings. Eine Studie ergab, dass Gehtraining die Durchblutung mindestens so fördert wie das Einsetzen eines Stents.

Vielen Patienten hilft es, Buch über ihr Training und ihre Erfolge zu führen. Das motiviert, man hat die Fortschritte schwarz auf weiß und kann sie dem Arzt mitteilen.

Richtig trainieren

Bevor Sie mit dem Training beginnen, ermitteln Sie die Strecke, die Sie schmerzfrei laufen können. Gut die Hälfte bis zwei Drittel dieser Distanz sollte Ihre erste Trainingsstrecke sein, und zwar täglich in relativ zügigem Tempo. Wiederholen Sie diese Strecke mehrfach, idealerweise sind es insgesamt 20 bis 30 Minuten täglich. Trainieren Sie möglichst täglich, da Sie sonst keinen nachhaltigen Effekt erzielen können. Ermitteln Sie nach 2 bis 3 Wochen Training erneut, welche Strecke Sie nun schmerzfrei zurücklegen können. Danach berechnen Sie Ihre neue Trainingseinheit.

Becken- oder Unterschenkeltyp?

Abhängig davon, ob die Beckenarterie oder Abschnitte der Beinarterie verengt sind, müssen die jeweils darunterliegenden schlechter durchbluteten Muskelgruppen durch entsprechende Übungen besonders gefordert werden.

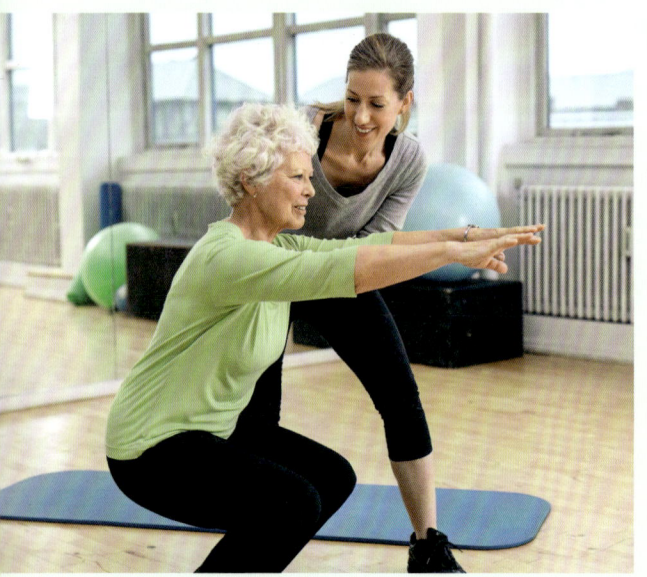

Kniebeugen sind ideal für den Beckentyp, sie trainieren Gesäß, Oberschenkel, Unterschenkel, Füße.

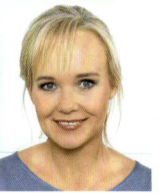

Mein besonderer Tipp

Schön der Reihe nach

Gerade Frauen möchten dieses und jenes auch noch schnell neben vielen anderen Dingen erledigen. Doch weder Frauen noch Männer sind für Multitasking geschaffen. Wer versucht, alles auf einmal zu schaffen, setzt sich zusätzlichem Stress aus. Gehen Sie die Dinge der Reihe nach an. Und wenn die Wäsche mal nicht gebügelt ist, geht die Welt auch nicht unter.

Beckentyp: Rudern im Rollsitz (Rudermaschine), Luftradeln, Sitzmärsche, Kniebeugen
Oberschenkeltyp: Zehenstands- und Fußrollübungen (siehe rechts)
Unterschenkeltyp: Zehenspreiz- und Zehenkrallübungen, Wadendehnung
Bauen Sie diese Übungen regelmäßig in Ihren Alltag ein. Zehenstandsübungen kann man immer wieder zwischendurch über den Tag verteilen. Die anderen Übungen können Sie zum Beispiel abends beim Fernsehen ausführen.

Wadendehnung

Halten Sie sich mit den Händen an einer Stuhllehne oder einem Tisch fest. Führen Sie ein Bein ausgestreckt etwas nach vorne, die Ferse bleibt fest auf den Boden gedrückt. Ziehen Sie die Zehen zum Körper, ohne dass die Ferse den Kontakt zum Boden verliert. Sie spüren in der Wade eine leichte Dehnung. Halten Sie die Spannung ein paar Sekunden. Wechseln Sie zum anderen Bein. Führen Sie die Wadendehnung 5- bis 10-mal mit jedem Bein durch.

Übungen für die Unterschenkel

Zusätzlich zum Gehtraining sind Übungen wichtig. Ist die obere Beinarterie betroffen, müssen die Unterschenkel trainiert werden, zum Beispiel mit diesen Übungen.

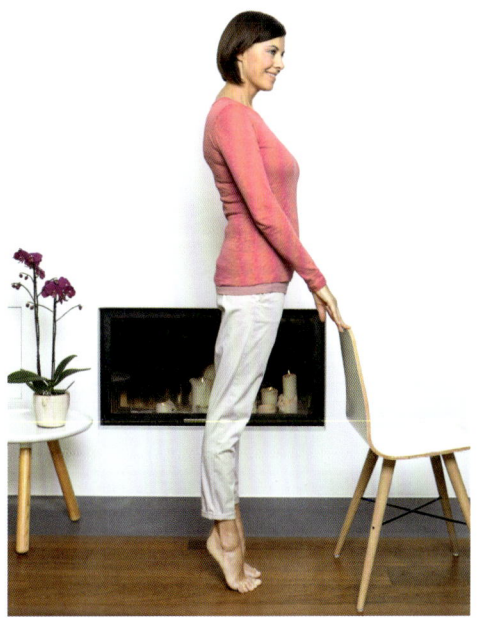

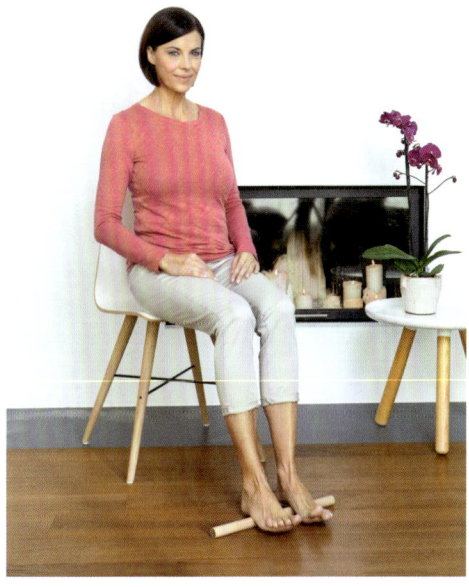

1. Verteilen Sie das Gewicht gleichmäßig auf beide Beine. Heben Sie langsam die Fersen vom Boden und verteilen Sie das Gewicht auf die Großzehenballen. Sie verspüren ein leichtes Ziehen in der Wadenmuskulatur.

2. Senken Sie die Fersen wieder langsam auf den Boden. Fühlen Sie, wie die Wadenmuskulatur entspannt. Führen Sie diese Übung 3- bis 4-mal durch.

1. Setzen Sie sich auf einen Stuhl. Legen Sie einen Holzstab (30 bis 40 Zentimeter lang, 2 bis 3 Zentimeter Durchmesser), zum Beispiel einen abgesägten Besenstiel, unter die Füße.

2. Rollen Sie den Stab mit beiden Füßen von der Ferse bis zur Fußspitze. Drücken Sie Ihre Füße dabei immer fester auf den Boden und erhöhen Sie damit die Rollgeschwindigkeit des Stabs. Dauer: etwa 3 Minuten.

Entspannung

Stress und Reizüberflutungen beeinflussen unsere Gefäße negativ (siehe S. 29, 126). Viele Menschen sind sich über ihre persönlichen Stressfaktoren nicht im Klaren. Verschaffen Sie sich deshalb in aller Ruhe mal einen Überblick. Ein allgegenwärtiger Stressor ist heute die ständige Erreichbarkeit per Telefon, Kurznachrichten und Mails sowie die Informationsflut. Machen Sie sich frei davon. Schalten Sie automatische Benachrichtigungen aus, die mit Piepen und Summen einhergehen. Lassen Sie Anrufe auf den Anrufbeantworter laufen und rufen Sie zurück, wenn Sie Ruhe dafür haben.

Koronare Herzkrankheit

Im Laufe des Lebens können sich die Herzkranzgefäße massiv verändern. Der häufigste Grund dafür ist Arteriosklerose. Sind die Einengungen so massiv, dass das Herz unterversorgt ist, spricht man von koronarer Herzkrankheit (KHK). Sie ist die häufigste Erkrankung des Herzens. Das typische Symptom dafür ist Angina pectoris, das Gefühl der Brustenge. Die Folgen von KHK können Herzrhythmusstörungen, Herzschwäche und Herzinfarkt sein.

Ursachen

Neben den normalen Alterungsprozessen, denen das Herz unterliegt, sind es vor allem Bluthochdruck, Diabetes, erhöhte Blutfette und Übergewicht, das sogenannte metabolische Syndrom (siehe S. 13), die zu einer Arteriosklerose der Herzkranzgefäße führen. Ein weiterer Risikofaktor ist Stress. Wird das Herz zusätzlich durch Rauchen und übermäßigen Alkoholkonsum traktiert, geht ihm noch schneller die Puste aus. Denn genau das passiert, wenn das eigene Blutversorgungssystem des Herzens, die Koro-

nararterien, verkalken und eng werden: Der Herzmuskel kann nicht mehr ausreichend mit Sauerstoff versorgt werden.

Eine weitere Ursache für KHK kann eine genetische Vorbelastung sein. Man gilt als gefährdet, wenn die Mutter vor dem 66. oder der Vater vor dem 55. Lebensjahr einen Herzinfarkt erlitten hat. Zudem gibt es vererbte Fettstoffwechselstörungen, wie die familiäre Hypercholesterinämie. Betroffene können schon in jungen Jahren einen Schlaganfall oder Herzinfarkt erleiden. Auch das Geschlecht spielt eine Rolle. Bei Männern steigt das Risiko bereits ab dem 45. Lebensjahr. Frauen sind durch die weiblichen Hormone bis zur Menopause besser vor KHK geschützt.

Symptome

Das Leitsymptom der koronaren Herzkrankheit ist Angina pectoris (Brustenge). Dabei kommt es zu einem stechenden Schmerz oder Druckgefühl hinter dem Brustbein oder im linken Brustkorbbereich, der in die linke oder rechte Schulter, den linken oder rechten Arm, aber auch in Unterkiefer, Oberbauch oder Rücken ausstrahlen kann. Weitere Symptome sind ein noch nie erlebter Vernichtungsschmerz, Angstgefühl bis hin zu Todesangst, Herzrhythmusstörungen, Übelkeit und Atemnot. Auslöser für diese Beschwerden sind häufig körperliche oder psychische Belastungen.

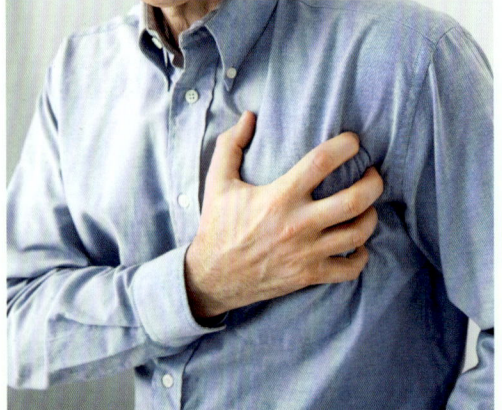

Ein Herzinfarkt kann viele Symptome haben. Aber Achtung: Bei mehr als 10 Prozent der Patienten können Sauerstoffmangelzustände des Herzens auch völlig ohne Schmerzen auftreten. Dann spricht man von einer „stummen" Angina pectoris.

Bei Frauen treten oftmals keine Brustschmerzen, sondern lediglich Kurzatmigkeit, Schwindel, Übelkeit und Erbrechen auf.

Angina pectoris

Man unterscheidet zwischen einer stabilen und einer instabilen Angina pectoris.

● Bleiben die Anfälle im Lauf der Zeit gleich, werden also nicht schlimmer und verschwinden durch Medikamente oder Ausruhen innerhalb weniger Minuten, spricht man von einer **stabilen Angina pectoris**.

● Verschlimmern sich die Beschwerden im Vergleich zu vorhergehenden Anfällen, wird die Belastungsschwelle als Auslöser geringer oder treten sogar in Ruhe Beschwerden auf, spricht man von einer **instabilen Angina pectoris**. Bei dieser Form besteht ein besonders hohes akutes Herzinfarktrisiko.

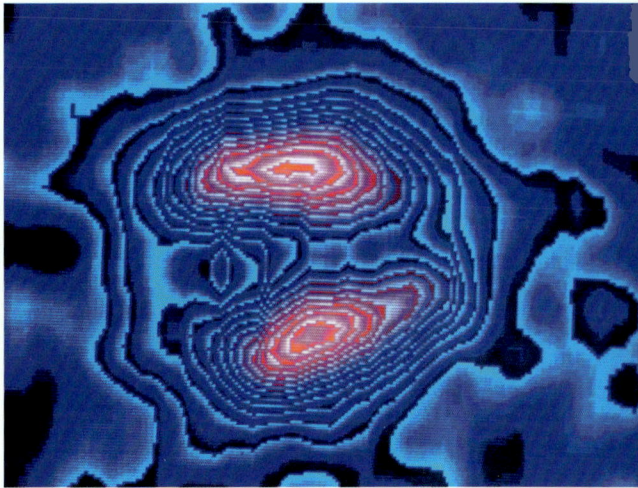

Mit einer Myokard-/Herzszintigrafie untersucht man die Durchblutung des Herzmuskels sowie die Herzfunktion. Auch den Erfolg einer Therapie (Stent oder Bypass) kann man damit beurteilen.

> Bessert sich der Angina-pectoris-Anfall nicht durch Nitroglycerin-Medikamente (Sprays/Kapseln), besteht der Verdacht auf einen Herzinfarkt.
> **NOTARZT RUFEN – 112!**

Diagnose

Beim Arzt werden nach einem Gespräch und körperlicher Untersuchung verschiedene Laboruntersuchungen und ein Ruhe- sowie ein Belastungs-EKG vorgenommen. Für einen eindeutigen Befund wird das Herz zusätzlich mit verschiedenen bildgebenden Verfahren untersucht. Das Ausmaß der Durchblutungsstörungen kann so sichtbar gemacht werden. Der Kardiologe verwendet dabei Echokardiografie (Ultraschall des Herzens), Myokardszintigrafie (nuklearmedizinisches Verfahren) und Magnetresonanztomografie (MRT; auch Kernspintomografie genannt).

Wird durch diese nichtinvasiven (nicht in den Körper eingreifenden) Untersuchungsmethoden der Verdacht auf eine koronare Herzkrankheit erhärtet, folgt die invasive Untersuchung der Herzkranzarterien mittels Koronarangiografie. Hierbei wird unter Röntgenbeobachtung Kontrastmittel über einen Katheter direkt in die Herzkranzgefäße geleitet. So können Verengungen oder Verschlüsse sicher diagnostiziert werden.

Gallensteine und Herzinfarktrisiko

In mehreren internationalen Studien, so auch in der deutschen EPIC-Studie (European Prospective Investigation into Cancer and Nutrition), wurde ein erhöhtes Risiko für Herzinfarkte und Schlaganfälle in Verbindung mit Gallensteinen festgestellt. Die Schwankungsbreite lag zwischen 2 und 50 Prozent. Es lohnt sich also, bei Gallensteinen stets auch das Herz im Blick zu haben.

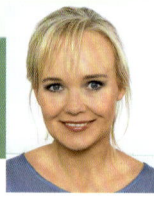
Trockene Wärme ist hilfreich

Bei Schmerzen in der Herzgegend kann trockene Wärme für die Entspannung der Muskulatur und Weitung der Koronargefäße sorgen. Dafür erhitzen Sie ein mehrfach gefaltetes trockenes Tuch im Backofen so stark, wie Sie es auf der Haut ertragen können, und legen es auf die Herzgegend. So lange liegen lassen, bis es ausgekühlt ist. Ein Heizkissen kann den gleichen Effekt erzielen. Legen Sie es 15 bis 20 Minuten auf die Herzgegend.

Standardtherapie

Eine koronare Herzerkrankung ist – wie jede Erkrankung des Herzens – ein Fall für den Arzt. Das Wichtigste ist, eventuell vorhandene Grunderkrankungen (zum Beispiel Diabetes, Bluthochdruck) zu behandeln sowie die Lebensstil-Risikofaktoren wie Stress, Rauchen und Alkohol zu minimieren oder am besten zu beseitigen.

Es gibt eine Vielzahl von Medikamenten, die den Blutdruck senken, das Herz vor zu viel Aufregung schützen, das Blut flüssiger halten oder die Blutfette senken. Gegen die akuten Symptome von Angina pectoris gibt es Nitroglycerinsprays und -kapseln.

Abhängig von der Art der Herzerkrankung können weitere Maßnahmen notwendig sein. Bei einer Herzkatheteruntersuchung etwa kann nicht nur diagnostiziert, sondern auch gleich therapiert werden: Verengte Herzkranzgefäße werden durch das Aufpumpen eines eingeführten Ballons aufgedehnt (Dilatation). Zusätzlich können Metallröhrchen (Stents) eingesetzt werden, um neuerlichen Verengungen entgegenzuwirken.

Eingriffe am Herzen sind vor allem dann erforderlich, wenn mehrere Herzkranzgefäße verengt sind. Dann fällt oft die Entscheidung für einen oder mehrere Bypässe. Das bedeutet, dass operativ „Umgehungswege" eingepflanzt werden, die das Blut um die Engstellen herumleiten. Diese Bypässe können aus körpereigenen Gefäßen (meist zuvor aus den Armen entnommen) oder Kunstmaterial bestehen.

Naturheilkunde

Da die Risikofaktoren für eine koronare Herzerkrankung zu etwa 90 Prozent im Lebensstil begründet sind, können Sie selbst viel dazu beitragen, schädigende Einflüsse auf Ihr Herz zu minimieren. Die Naturheilkunde bietet zahlreiche Maßnahmen zur Unterstützung an. Dazu gehört vor allem der bessere Umgang mit Stress (siehe S. 29). Er macht etwa 40 Prozent des Herzinfarktrisikos aus.

Aber vor allem auch die Ernährung sowie Heilkräuter und Wasseranwendungen eignen sich, um das Herz zu stärken und den Herzkillern den Kampf anzusagen. Wer sich konsequent um eine ausgeglichene Lebensführung bemüht, hat die Chance, dass sich Verengungen an den Herzkranzgefäßen sogar zurückbilden. Es lohnt sich also, aktiv zu werden.

Wasseranwendungen

Integrieren Sie mehrmals in der Woche am besten zwei Wasseranwendungen in den Alltag. Zum Beispiel diese Kombination:

● Morgens ein **temperaturansteigendes Armbad**, das bei Angina pectoris nicht zu heiß sein sollte (siehe S. 161) – und abends ein **warmes Armbad** zur Herzentkrampfung und allgemeinen Entspannung (siehe rechts).

Warmes Armbad

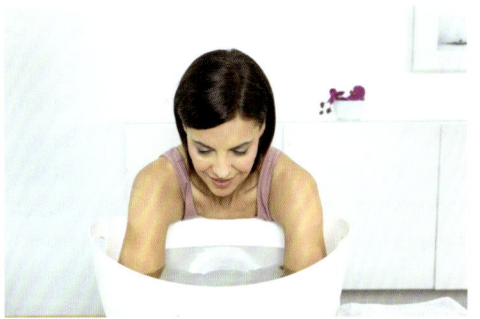 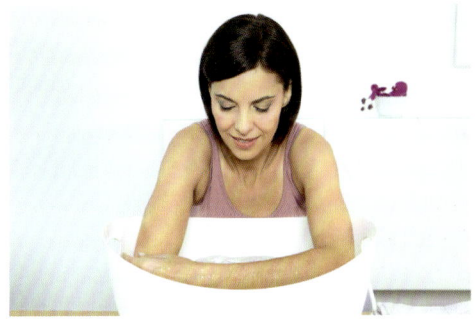

1. Füllen Sie eine Armbadewanne oder ein Waschbecken mit warmem Wasser (36 bis 38 °C). Setzen Sie sich auf einen Stuhl. Tauchen Sie beide Arme (Unterarme abwinkeln) bis knapp unter die Achselhöhlen ein.

2. Lassen Sie die Arme etwa 20 Minuten im Wasser. Anschließend kurz kalt abwaschen, das Wasser nur mit den Händen abstreifen. Die Arme etwa 1 Minute lang leicht schwingen, damit sie wieder gut warm werden.

Warmer Armwickel

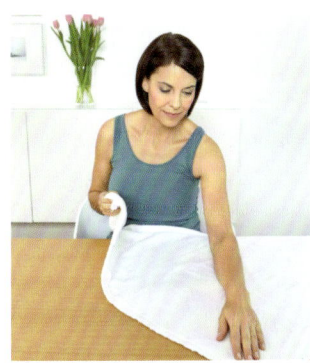 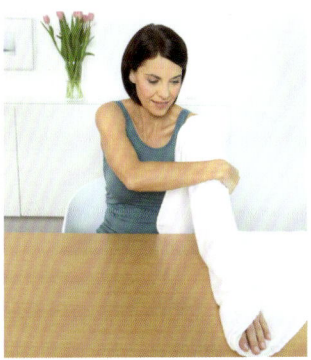 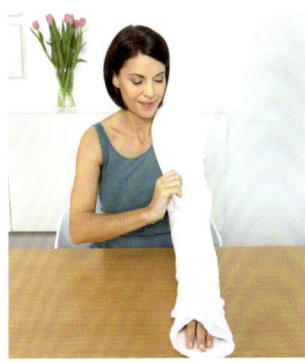

1. Ein professioneller Armwickel ist kompliziert. Diese vereinfachte Variante können Sie gut auch alleine hinbekommen. Legen Sie 3 Leinen- oder Baumwolltücher (je ca. 60 × 90 cm) bereit. Tauchen Sie ein Tuch in sehr warmes Wasser, wringen es aus und legen es auf die anderen beiden Tücher.

2. Legen Sie Ihren Arm diagonal auf die Tücher. Schlagen Sie die Tücher ausgehend von einer Ecke so um den Arm, dass sie möglichst fest und glatt am Arm anliegen. Wickeln Sie dann die Tücher von der anderen Ecke aus darüber. Fixieren Sie das Ende am besten mit einem Verschlussclip.

3. Schlagen Sie die Zipfel an der Schulter und an der Hand etwas nach innen ein. Lassen Sie den Wickel so lange aufliegen, bis er abgekühlt ist. Der warme Wickel regt die Herzfunktionen an, fördert die Durchblutung, beruhigt die Atmung und aktiviert den Stoffwechsel.

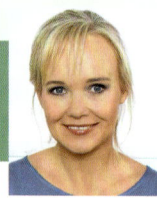

Pflanzensalben für die Herzregion

Der englische Naturheilmediziner Henry Head entdeckte 1889, dass bestimmte Hautareale, er nannte sie Segmente, über Nervenbahnen mit inneren Organen verbunden sind. Diese Zonen werden als Head'sche Zonen bezeichnet. Stimuliert man Hautsegmente, die dem Herzen zugeordnet sind, etwa durch Einreiben mit Salbe, wirkt sich das auch indirekt auf das Herz aus (Segmenttherapie). Die Durchblutung und der Stoffwechsel im Herzen werden verbessert. Diese Therapie ist einfach durchzuführen und hat sich bei Angina pectoris bewährt. Reiben Sie herznahe Segmente (siehe rechts) ein, etwa mit Cor-Vel® (enthält Kampher, Fichtenöl, Menthol und Rosmarinöl) oder Aurum/Lavendula comp. (siehe Tipp S. 154).

• Zur Anregung der Herzfunktion eignen sich **warme Armwickel** (siehe S. 139).
• Ein **warmer Heublumensack** (siehe S. 97) auf der Herzgegend wirkt ebenfalls anregend. Auch bei Herzangst ist Wärme zu empfehlen.
• Machen Sie zur Entlastung des Herzens abends öfter ein **warmes Fußbad** von etwa 15 Minuten Dauer. Reiben Sie die Füße danach mit einem nassen, kalten Lappen ab.
Wichtig: Warme Wasseranwendungen wirken beruhigend auf das vegetative Nervensystem. Kälteanwendungen sollte man bei koronarer Herzkrankheit unterlassen, sie können einen Angina-pectoris-Anfall auslösen.

Pflanzliche Mittel

• **Knoblauch** ist zur Vorbeugung und bei bestehender KHK empfehlenswert. Nehmen Sie täglich etwa 2 Knoblauchzehen zu sich. Sie können aber auch 3-mal täglich 300 Milligramm Knoblauch-Fertigpräparat verwenden (Apotheke). **Wichtig:** Bei Einnahme von Gerinnungshemmern sollten Sie die Knoblauchdosierung mit Ihrem Arzt besprechen und Ihre Blutgerinnungswerte häufiger überprüfen lassen.
• **Weißdorn** unterstützt die Herztätigkeit und ergänzt die schulmedizinische Therapie. Weißdornextrakte senken den peripheren Gefäßwiderstand und fördern die Durchblutung des Herzmuskels. Darüber hinaus wird auch die Reizschwelle des Herzens erhöht. Am besten wirken Fertigpräparate (Apotheke). Häufig werden 2-mal täglich 450 Milligramm empfohlen. Fragen Sie einen Naturheilkundearzt nach Ihrer individuellen Dosis. Die Wirkung tritt erst nach 6 Wochen ein.
• **Artischockenblätterextrakt** kurbelt den Fettstoffwechsel an und senkt das LDL-Cholesterin. Sie können ihn zum Beispiel als Kapseln von Hepar-SL® oder Herbadirekt einnehmen.
• Tees aus **Melisse, Baldrian** oder **Passionsblume** wirken bei Nervosität und innerer Unruhe beruhigend und stressabbauend. Über den Tag verteilt können Sie mit Melissentee nervöse Zustände lindern: Dafür 3 Teelöffel getrocknete Melissenblätter mit 1 Tasse heißem Wasser übergießen, 10 Minuten ziehen lassen und abseihen. 3-mal täglich 1 Tasse trinken. Oder Sie verwenden Kombinations-Fertigpräparate aus Melisse, Baldrian und Passionsblume wie Phytonoctu® oder Vivinox Day. Sie wirken vor allem schlaffördernd.
• **Lavendel** ist empfehlenswert bei Angst und Unruhe, beispielsweise Lasea®-Kapseln, die den Lavendelölextrakt Silexan® enthalten. Nehmen Sie 1-mal täglich 1 Kapsel ein. Zur Schlafförde-

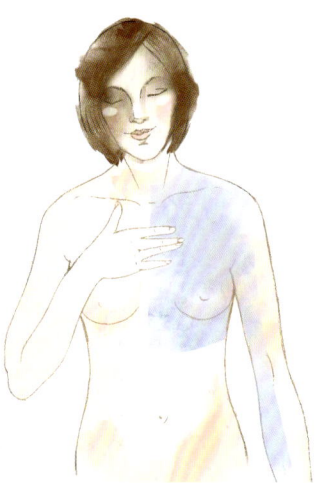

Reiben Sie die zum Herz gehörenden Hautareale, also die linke Brustseite bis zur Schulter und die Innenseite des linken Arms, mit durchblutungsfördernden Salben ein (siehe Tipp links).

rung eignet sich ein Lavendelsäckchen. Legen Sie es in Kopfkissennähe, die beruhigende Wirkung von Lavendel funktioniert auch über die Nase. Das emotionale Zentrum im Gehirn, das limbische System, wird durch den Duft direkt angesprochen. Auch ein Lavendelölwickel ist gut für das Herz (siehe S. 174).

Neuraltherapie

Es gibt Beschwerden, die Angina pectoris ähneln, ihre Ursache aber in chronischen Entzündungen der Wirbelgelenke beziehungsweise Rippen-Brustgelenke oder in Nervenreizungen der Interkostalnerven haben. Auch die dem Herzen zugeordneten Hautsegmente (Head'sche Zonen, siehe Tipp links) sowie die Schilddrüse kommen infrage. Neuraltherapeuten behandeln solche Störfelder mit lokalen Betäubungsinjektionen (Procain). Dies führt zu einer Neuorientierung des Gewebes, die Störfelder können vom Körper abgebaut werden.

Anthroposophie

In einigen Städten Deutschlands, etwa in Berlin, Hamburg, München und Rostock, gibt es sogenannte **Herzschulen**, die das anthroposophische Gesundheitskonzept speziell auf die koronare Herzerkrankung zugeschnitten haben. Diese Schulen bieten ein interdisziplinäres Angebot für Herzpatienten und deren Partner. Bewegungsangebote, künstlerische Therapien, Ernährungsschulung sowie ärztliche und seelische Begleitung sollen die notwendige Lebensstilveränderung anregen und unterstützen, um einem Herzinfarkt vorzubeugen oder nach einem Infarkt das Leben neu zu gestalten. Es gibt Intensiv-Wochenendkurse, Herzschultage, aber auch Jahreskurse. Die Kosten müssen von den Patienten jedoch selbst getragen werden.

Heilmittel aus aller Welt

Schwer verdauliche Nahrung mit einem hohen Anteil an tierischem Eiweiß oder tierischen Fetten begünstigt aus Sicht der Ayurveda und der modernen Wissenschaft schädliche Ablagerungen in den Gefäßen. Kommt eine geschwächte Verdauung dazu, können schwer abbaubare Nahrungsrückstände den Körper nicht verlassen und lagern sich in Körpergeweben ab, unter anderem in den Gefäßen. Es kommt zu arteriosklerotischen Veränderungen.

• Zur Anregung der Verdauung eignen sich ballaststoffreiche **Gemüse, Trockenfrüchte, Samen und Nüsse**.

• Trinken Sie für eine gute Cholesterinbalance und zur Anregung des Leberstoffwechsels mehrmals täglich **Ingwerwasser** (siehe S. 98). Ingwer wirkt zudem entzündungshemmend und beugt Thrombosen vor.

• **Galganttee** hilft bei Beschwerden durch Angina pectoris. Dazu 1 Messerspitze Galgantpulver mit 1 Tasse heißem Wasser aufgießen und trinken.

Ernährung

In diesem Buch wurden bereits häufiger Lebensmittel empfohlen, die eine gefäßschützende Wirkung haben können. In der Tabelle unten sehen Sie eine kleine Übersicht.

Behalten Sie außerdem Ihre Kalium- und Magnesiumzufuhr im Blick. Diese beiden Mineralien sind besonders wichtig für das Herz (siehe S. 163). Doch eines ist auch klar: Allein mit einer gesunden Ernährung haben Sie die Gefahren für das Herz nicht im Griff. Der Angriff auf die Gefäße muss an allen Fronten gestoppt werden. Das heißt, sie müssen sämtlichen Risikofaktoren den Kampf ansagen. Dabei helfen verschiedene Programme, wie Herzschulen (siehe S. 141) und das Ornish-Herzprogramm.

Das Ornish-Herzprogramm

Der amerikanische Arzt Dean Ornish legte 1990 eine aufsehenerregende Studie vor, in der er mittels Herzkatheteraufnahmen nachwies, dass durch intensive Lebensstiländerung der Verlauf der koronaren Herzkrankheit gestoppt und sogar rückgängig gemacht werden kann. Lebensstiländerung beinhaltet für Dean Ornish neben Nikotinverzicht nachhaltige Änderungen in den Bereichen Ernährung, Bewegung, Umgang mit Stress und soziale Beziehungen (siehe auch ab S. 28). Bei der Ernährung steht eine ausgeprägt fettarme und vegane Kost an erster Stelle. Großes Augenmerk legt Ornish auf regelmäßigen Gesundheitssport, Stressabbau mittels Yoga und Meditation und die psychosoziale Kompetenz.

Der berühmteste Patient von Dean Ornish ist der ehemalige US-Präsident Bill Clinton. Er erlitt 2004 einen Herzinfarkt und bekam vier Bypässe. 2010 verstopfte ein Bypass, Clinton konnte in einer Notoperation gerettet werden. Er veränderte seinen Lebensstil und ernährte sich vorübergehend vegan. Seit einiger Zeit steht auch hin und wieder Fisch auf dem Tisch.

Nahrungsmittel und ihre Wirkungen

Nahrungsmittel	Wirkung
Granatapfel	verbessert die Durchblutung
Hafer	cholesterinsenkend
Kakao, dunkle Schokolade	verbessert die Funktion der Gefäßinnenwand
Knoblauch	verbessert die Elastizität der Gefäße
Leinsamen (geschrotet), Flohsamen	senken das „schlechte" LDL-Cholesterin
Lein- oder Rapsöl, Walnüsse	machen Gefäße geschmeidiger, senken das Herzinfarktrisiko
Fisch	entzündungshemmend und „Weichmacher" für die Gefäße

Bewegung

Urzeit-Menschen mussten große Strecken zurücklegen, um Nahrung zu finden. Wir modernen Menschen wechseln meist nur vom Autositz in den Bürostuhl und dann in den Feierabendsessel. Wer seinem Herzen Gutes tun will, muss raus aus dieser „Sitzfalle". Das sagt schon der normale Menschenverstand und wissenschaftlich belegt ist der gesundheitliche Effekt von Bewegung längst. Sogar operative Eingriffe sind so vermeidbar.

Wählen Sie eine Ausdaueraktivität, die Ihnen Spaß macht und sich gut in den Alltag integrieren lässt. Idealerweise sollten Sie 3 bis 5 solcher Aktivitäten pro Woche einplanen. Am besten jeweils 30 bis 45 Minuten, aber auch kleinere Einheiten von 3-mal 10 Minuten zählen. Das kann beispielsweis eine Kombination aus Walken und Radfahren sein. Bei schlechtem Wetter kann man auf dem Fahrradergometer trainieren oder auch mal einen Regenspaziergang machen. Wer gerne tanzt, sollte sich wieder für einen Tanzkurs anmelden.

Leistungsgrenze ermitteln

Bevor Sie mehr Bewegung in Ihr Leben bringen, müssen Sie mit Ihrem Hausarzt oder Kardiologen Ihre individuelle Belastungsgrenze ermitteln. Das geschieht durch ein Belastungs-EKG. Wird der Test wegen Angina pectoris, auffälliger EKG-Veränderungen oder Herzrhythmusstörungen abgebrochen, trainieren Sie fortan bei 65 Prozent der Leistung, die ohne diese Auffälligkeiten bewältigt wurde.

Herzsportgruppen

Nach einem Herzinfarkt ist es besonders ratsam, das Training in einer Herzsportgruppe zu beginnen. Dort ist man mit Menschen zusammen, die Ähnliches erlebt haben, und kann sich austauschen. Eine Gruppe steigert zudem die

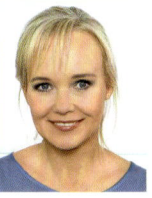

Sonne ins Herz

Sonnenlicht ist nicht nur gut für die Seele, sondern auch für das Herz. Denn Studien zeigen: Im Sommer sterben weniger Menschen an Herzinfarkt oder Schlaganfall als im Winter. Schon 20 Minuten Sonnenbaden pro Tag reichen aus, um das Risiko zu senken. Nutzen Sie vor allem im Winter jede Möglichkeit, um Sonne zu tanken. Besonders günstig sind Aufenthalte im Gebirge.

Motivation, die gemeinsame Sportverabredung einzuhalten. In Herzsportgruppen ist auch stets ein Arzt dabei, das nimmt vielen Patienten die Angst vor dem Training.

Entspannung

Auf dem letzten amerikanischen Kardiologenkongress bewiesen Herzspezialisten die sanften, heilsamen Wirkungen von **Yoga** und **Meditation** auf das Herz anhand zahlreicher Forschungen. Die damit verbundene tiefe Atmung stärkt Herz und Lunge. Einfache Yogaübungen sind auch eine gute Möglichkeit, um Stress abzubauen (siehe S. 145, 146).

Ärger, Armut und Alleinsein

Der US-Mediziner Dean Ornish integrierte in sein Herzprogramm (siehe S. 142) auch das Thema liebevolle menschliche Beziehungen und soziale Unterstützung („love and support"). Denn nicht nur körperliche Belastungen wirken sich negativ auf das Herz aus, auch psychosoziale Faktoren erhöhen das Risiko für eine koronare Herzerkrankung oder beeinflussen deren Verlauf ungünstig. Zu diesen „weichen" (psychosozialen) Faktoren gehören:

- Alleinsein ohne ausreichende Unterstützung durch Freunde, Familie oder Nachbarn
- ärmliche Verhältnisse
- Stress am Arbeitsplatz oder im Privatleben
- Neigung zu negativen Gefühlen (vor allem zu Depression)
- schnelle Verärgerung, Feindseligkeit

Deshalb gibt es hier auch immer wieder Anregungen, wie Sie mit positiven Gedanken Ihr Herz gesünder machen können (siehe S. 114). Die meisten Verfahren kosten kein Geld, nur ein bisschen Mut und Aufmerksamkeit. Probieren Sie die Macht der positiven Gedanken aus!

Alte Gewohnheiten sind hartnäckig

Einen Herzinfarkt zu erleiden, ist wahrhaft ein Schlag vor den Bug. Wenn der Infarkt nicht genetisch begründet ist, sagt einem das Herz in diesem akuten Fall deutlich: Ich kann so nicht mehr weitermachen!

Fast alle Betroffenen sind anfangs motiviert, etwas zu ändern. Doch allmählich schleichen sich die alten Gewohnheiten wieder ein. Warum ist das so? Wieso finden wir Wasseranwendungen, grünen Tee trinken, Grünzeug essen und mehr Bewegung oftmals so banal und lästig? Gewohnheiten erleichtern das Leben, indem sie viele Abläufe automatisieren, etwa Zähne putzen, anziehen, Essen zubereiten, und oft sind sie auch mit einem Belohnungseffekt verknüpft, wie etwa Fernsehen und Naschen,

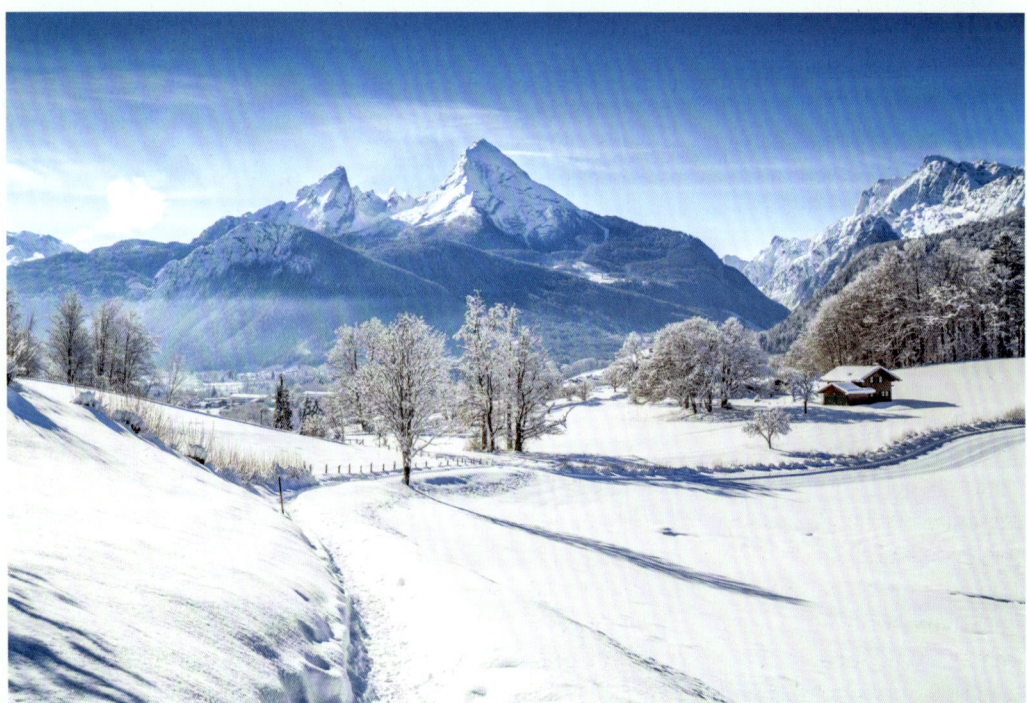

Schnee erhöht die Reflexion des Sonnenlichtes um ein Vielfaches. Dann tankt man auch im Winter viel Vitamin D. Ein Mangel an Vitamin D erhöht das Risiko für Herzerkrankungen.

Negative Gefühle wegatmen

Diese Übung aus der TCM soll ungute Gefühle in Liebe, Freude und Glück verwandeln. Wiederholen Sie die Atemübung bei Niedergeschlagenheit und Herzbeschwerden mindestens 6-mal. Der heilende Laut ist „Hooooooooooo".

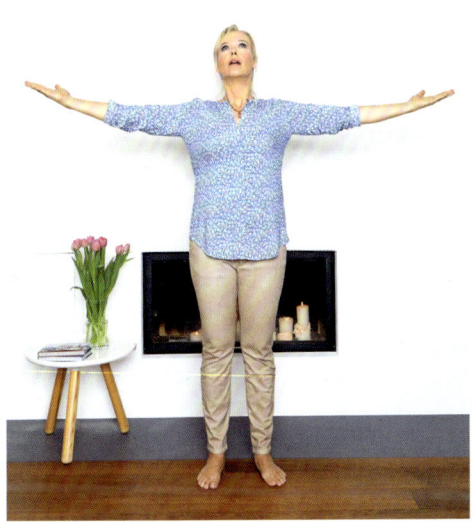 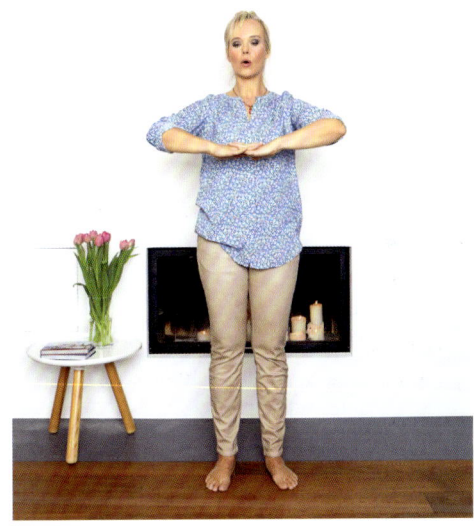

1. Stehen Sie bequem und verbannen Sie den Alltag so gut es geht aus Ihren Gedanken. Strecken Sie die Arme seitlich in Schulterhöhe aus, die Handflächen zeigen nach oben. Richten Sie Ihren Blick nach oben.

2. Führen Sie die Hände langsam vor die Brust, verschränken Sie die Finger, die Handflächen zeigen nach unten. Langsam und leise mit „Hooooooooooo" ausatmen, die Hände dabei vor dem Körper absenken.

Kaffeetrinken und Rauchen. Muster sind in einer bestimmten Region des Gehirns gespeichert, auf die wir mit unseren Gedanken keinen Zugriff haben. Wir können an den Mustern nur etwas ändern, indem wir eine alte Gewohnheit mit einer neuen überschreiben. Damit das funktioniert, müssen wir die neue Gewohnheit mit dem alten Auslöser verknüpfen. Essen Sie also immer Chips, sobald Sie auf dem Sofa sitzen, wird allein der Anblick des Sofas Appetit auslösen und Sie zur Tüte greifen lassen. Sie könnten beschließen, dass Sie das Sitzen auf der Couch künftig mit einer Handarbeit verknüpfen oder die Chips gegen Gemüsesticks tauschen. Probieren Sie verschiedene Ideen aus diesem Kapitel einmal aus und finden Sie für sich heraus, was Ihnen helfen kann, eine alte durch eine neue Gewohnheit zu ersetzen.

Lichttherapie

Bei Neigung zu depressiven Verstimmungen und gegen jahreszeitliche Depressionen hilft Lichttherapie. Lichtduschen aus dem Elektrohandel leisten dabei gute Dienste.

Yoga-Brustatmung für den Herzraum

Sie können Ihren Atem mit der Kraft der Gedanken in verschiedene Körperregionen lenken, mit dieser Yogaübung in den Herzraum. Der Herzschlag wird langsamer und gleichmäßiger, der Blutdruck sinkt. Mit regelmäßigen Atemübungen kann sogar das Herzinfarktrisiko gesenkt werden. Ein Erwachsener kommt pro Tag auf rund 20.000 Atemzüge – das sind im Jahr mehr als 7 Millionen!

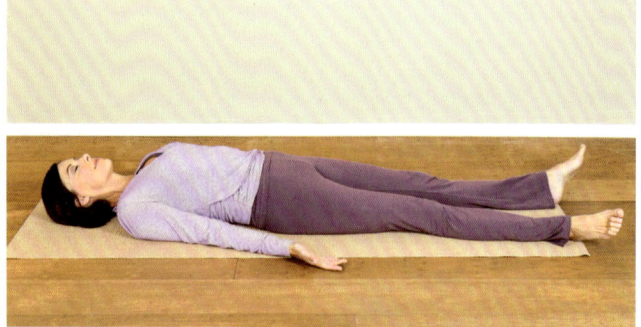

1. Legen Sie sich bequem auf den Rücken, die Beine sind leicht geöffnet, die Arme etwas vom Körper abgespreizt. Schließen Sie die Augen und ziehen Sie sich in Ihren inneren Raum zurück. Entspannen Sie die Gesichtsmuskulatur und schenken Sie sich ein inneres Lächeln. Ihr Brust- und Bauchraum entspannen sich.

2. Legen Sie eine Fingerspitze auf den kleinen Brustbeinfortsatz oberhalb des Nabels. Konzentrieren Sie sich auf diesen Bereich und beobachten Sie, in welchem Maße sich Ihr Atem vertieft und entspannt. Achten Sie darauf, wie Ihr Herz diesen Rhythmus annimmt und wie das Auf und Ab des Atems den Herzraum beruhigt.

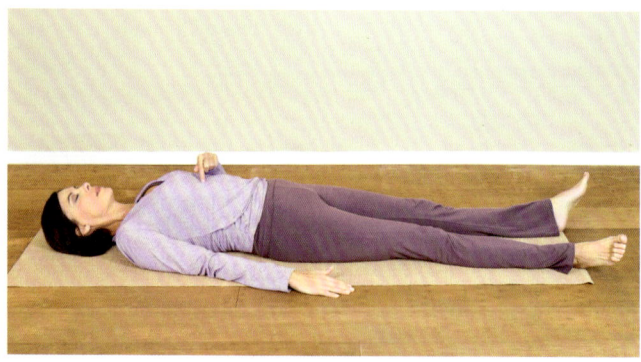

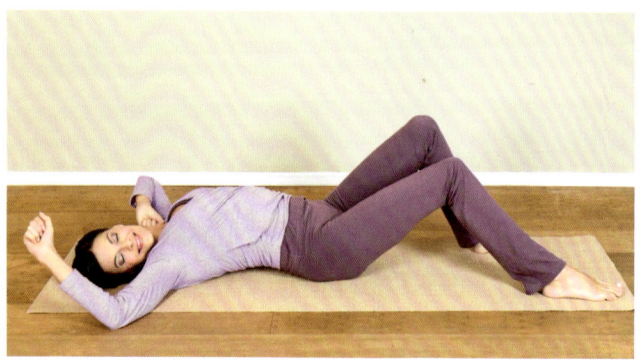

3. Stellen Sie sich vor, mit dem Herzen zu atmen. Atmen Sie 5 Minuten lang mit Ihrem Herzen ruhig und tief ein und wieder aus. Zum Ende hin vertiefen Sie Ihren Atem bewusst. Dann dehnen und rekeln Sie sich und nehmen das Gefühl friedvoller Kraft in Ihrem Herzen mit in den Alltag.

Heiterkeit entlastet das Herz

Freude reduziert die Stresshormone und damit auch die Gefahren für das Herz. Nun ist es in einem Erwachsenenleben nicht immer so einfach, Heiterkeit an den Tag zu legen. Aber es gibt einen einfachen Trick, um sich in eine positive Stimmung zu versetzen: ein „künstliches" Lachen (siehe S. 77). Durch diesen muskulären Impuls kann man seine Gefühle „umprogrammieren". Übrigens: 6-jährige Kinder lachen etwa 300-mal am Tag, Erwachsene lediglich 15- bis 100-mal.

Homöopathie

Wie bei der Herzschwäche können Sie auch bei der koronaren Herzerkrankung Strophactiv D4 (Wabain, siehe S. 165) oder Strophantab (Heel) 3-mal täglich unter der Zunge zergehen lassen. Oder Sie unterstützen Ihr Herz mit DHU Strophantus Globuli D12, 3-mal täglich 5 Globuli. Nach einem Herzinfarkt eignet sich zur unterstützenden Therapie Arnica montana D6. Nehmen Sie es 3-mal täglich, wenn das Herz nach körperlicher Anstrengung schmerzt.

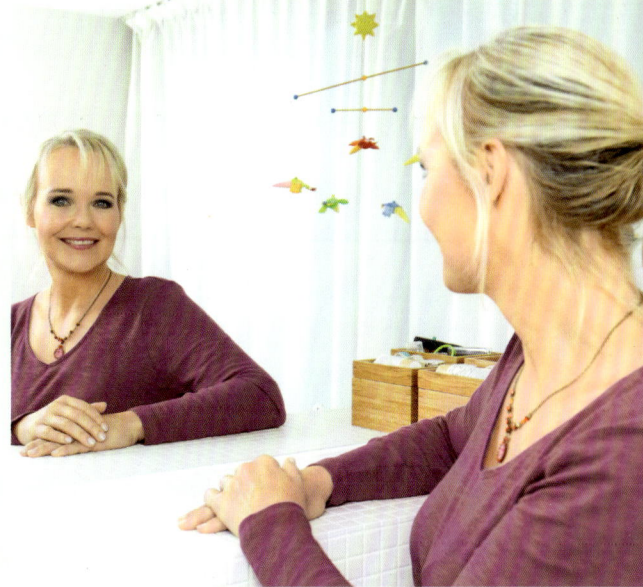

Ziehen Sie die Mundwinkel nach oben. Nach kurzer Zeit wird aus dem künstlichen Lächeln ein echtes.

Bei krampfartigen Herzschmerzen, die vorwiegend nachts auftreten, können Sie das Mittel Naja naja D12 einsetzen. Nehmen Sie 2-mal täglich 5 Globuli.

Homöopathische Mittel zur Unterstützung der Therapie bei Angina pectoris

Leitsymptomatik	Mittel, Potenz und Dosierung
plötzlicher stechender Schmerz, in den linken Arm ziehend, mit Angst gepaart	Aconitum napellus D3, 3-mal täglich 5 Globuli*
Herzschmerz mit Engegefühl	Arnica montana D6, 3-mal täglich 5 Globuli*
Herzenge, Herzjagen, Atemnot und Angst	Cactus grandiflorus D3, 3-mal täglich 5 Globuli*

* Detaillierte Hinweise zur Einnahme siehe S. 65

Das Broken-Heart-Syndrom

Die Diagnose „gebrochenes Herz" klingt wie aus einem Kitschroman, ist aber tatsächlich eine sehr ernst zu nehmende Erkrankung. Erstmals wurde das Broken-Heart-Syndrom von japanischen Forschern 1990 beschrieben. Sie stellten es vor allem bei älteren Frauen fest, die ihren Mann verloren hatten. Die Symptome fühlen sich an wie bei einem Herzinfarkt, es ist aber keiner. Und dennoch können sie ebenso lebensbedrohlich sein.

Das gebrochene Herz zeigt die enge Verbindung zwischen Körper, Geist und Seele so deutlich wie kaum eine andere akute Erkrankung. Vom Broken-Heart-Syndrom oder von der Tako-Tsubo-Kardiomyopathie, wie Mediziner es nennen, sind vor allem Frauen betroffen (80 bis 90 Prozent). Sie sind durchschnittlich 70 Jahre alt.

Ursachen

Das gebrochene Herz tritt meist infolge starker emotionaler Belastungen auf, wie dem Verlust eines geliebten Menschen, nach einem heftigen Streit, einer Operation oder einem Unfall. Seit 2011 wird am Universitätsspital Zürich ein Register über diese Erkrankung geführt. Erstmals wurden dabei auch Zusammenhänge mit positiv aufwühlenden Ereignissen, wie einer Hochzeit oder einem Lottogewinn, dokumentiert: Das sogenannte Happy-Heart-Syndrom macht allerdings nur etwa 4 Prozent dieser Herzerkrankung aus.

Symptome und Diagnose

Die Symptome sind wie bei einem Herzinfarkt: heftige Brustschmerzen, Atemnot, Übelkeit. So schlimm, dass Betroffene meist schnell eine Klinik aufsuchen. Das EKG und einige Blutwerte deuten auf einen Herzinfarkt hin. Erst eine Katheteruntersuchung bringt Klarheit: Bei einem Broken-Heart-Syndrom ist nämlich kein Herzkranzgefäß verstopft, wie es bei einem Infarkt der Fall wäre. Wissenschaftler vermuten, dass die extreme Stresssituation das vegetative Nervensystem besonders stark in Erregung versetzt. Die wiederum führt zu einer massiven Überflutung mit Stresshormonen. Der Herzmuskel gerät dadurch wahrscheinlich in einen Krampfzustand, möglicherweise verkrampfen auch die kleinen Gefäße zeitweise. Das führt zu einer Minderdurchblutung und einer Einschränkung der Herzfunktion. Sobald sich die Gefäße wieder entspannen, verschwinden auch die Symptome. Hält die Gefäßverspannung allerdings zu lange an, kommt es zu Herzmuskelschäden bis hin zum Herztod.

Therapie

Die Diagnose Broken Heart oder gebrochenes Herz ist für Betroffene ein ganz klares Zeichen: Auch wenn man es vielleicht nicht wahrhaben möchte, man stresst sich und das Herz viel zu sehr! Wenn wir unsere seelische Not nicht erkennen, sendet der Körper unterschiedliche Signale – und manchmal ist es ein heftiges Signal mitten aus dem Herzen.

Anders als lange angenommen, ist das Broken-Heart-Syndrom ähnlich ernst zu nehmen wie ein Herzinfarkt, der durch Arteriosklerose verursacht wird. In der Regel kommen die Patienten daher auch auf die Intensivstation und werden medikamentös behandelt.

Was Sie selbst tun können

● **Akutfall:** Hier hilft nur eins – unverzüglich den Notarzt rufen!

● **Vorbeugen:** Damit es aber gar nicht erst so weit kommt, sollte man in seelisch belastenden Zeiten auf sein Herz hören, sich viel bewegen und Entspannungstherapien praktizieren. Nehmen Sie sich einmal pro Woche Ihre persönliche Auszeit: ein Kinofilm, eine Rückenmassage oder ein Treffen mit der Freundin im Café. Was auch immer es ist, tun Sie es! Sie werden sehen, es tut Ihnen gut! Wichtig ist auch, den Blutdruck im Blick zu haben.

● **Ursachen aufspüren:** Um zu vermeiden, dass man ein weiteres Mal ein gebrochenes Herz erleidet, ist es wichtig, die Auslöser aufzuspüren. Meistens ist etwas Einschneidendes passiert oder man weiß, was oder wer einem anhaltenden Ärger bereitet. Schwierig ist jetzt nur, zu akzeptieren, dass man diese Umstände oder Menschen nicht ändern kann. Lediglich unsere Sicht auf die Dinge und unser Verhalten können wir ändern, damit wir nicht krank werden oder bleiben.

● **Energie speichern:** Bereichern Sie Ihre Spaziergänge um eine besonders intensive Naturerfahrung, indem Sie sich Ihren ganz persönlichen Kraftplatz suchen. Einen Ort, der Ihnen besonders gefällt, an dem Sie die Natur spüren und auftanken können. Gehen Sie so oft dahin, wie Sie Ruhe brauchen. Das Handy bleibt zu Hause. Sie werden erstaunt sein, welche Kraft und innere Ruhe Sie plötzlich verspüren.

Professionelle Hilfe

● **Psychotherapie:** Bei einer so ernsten Erkrankung rate ich zu Psychotherapie. Erfahrene Therapeuten helfen, Strategien im Umgang mit Problemen zu entwickeln. Im Anhang (siehe S. 231) finden Sie eine Adresse für die Suche nach Psychotherapeuten in Ihrer Gegend.

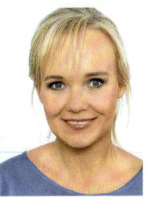

Mein besonderer Tipp

Das Glück im Alltag entdecken
Eine effektive Anti-Stress-Methode ist das „Danke sagen". Schreiben Sie täglich fünf Dinge auf, für die Sie dankbar sind. Worüber haben Sie sich trotz aller Widrigkeiten gefreut? Die Sonne? Ein Stück Schokolade? Die Enkel? Wenn Sie sich auf die positiven Dinge im Leben fokussieren, sinkt Ihr Stresspegel und Sie fühlen sich einfach glücklich.

● **Schreibtherapie:** Psychotherapeuten arbeiten vor allem in Kliniken mit der Poesietherapie-Methode. Schreiben Sie das Unaussprechliche auf und verarbeiten Sie so Belastendes.

Zur Ruhe kommen

Menschen mit überstandenem Broken-Heart-Syndrom müssen sorgsam auf sich achten. Deshalb gibt es in diesem Buch zahlreiche Angebote, wie man Stress managt und welche naturheilkundlichen Anwendungen das vegetative Nervensystem positiv beeinflussen und einen zur Ruhe kommen lassen (siehe S. 91, 171).

Tumore im Auge behalten

Patienten mit Broken-Heart-Syndrom tragen häufiger als andere eine verborgene Krebserkrankung in sich. Eine Studie zeigte, dass 18 Prozent der knapp 300 untersuchten Patienten von einer Tumorerkrankung betroffen ware. Die Deutsche Gesellschaft für Kardiologie empfiehlt daher, eine kleine Tumorsuche an die Behandlung anzuschließen.

Funktionelle Herzbeschwerden

**Das Herz rast, kommt ins Stolpern oder schmerzt sogar. Das fühlt
sich bedrohlich an, doch bei 30 bis 40 Prozent der Patienten, die einen Arzt
wegen solcher Beschwerden aufsuchen, lassen sich keine krankhaften
Veränderungen am Herzen feststellen. Selbst diese scheinbar gute Nachricht
führt bei den meisten nicht zur Besserung. Im Gegenteil: Die Beschwerden
bleiben und mit ihnen die Angst.**

Ist das Herz organisch gesund, doch in seiner Funktion gestört, spricht man von funktionellen Herzbeschwerden. Sie kommen meist bei Jüngeren und vor allem bei Menschen vor, die viel Stress ausgesetzt und psychisch angeschlagen sind. Sehr empfindsame oder depressive Menschen sind besonders gefährdet.

Ursachen

Es ist noch nicht geklärt, was die bedrohlichen Symptome an einem gesunden Herzen auslöst. Doch offensichtlich gibt es einen Zusammen-

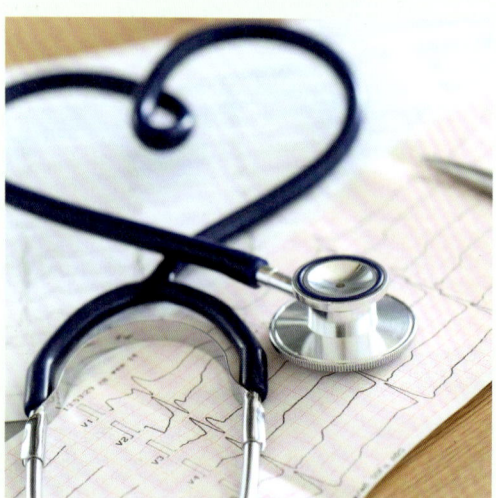

Die Diagnose funktionelle Herzbeschwerden erfolgt über den Ausschlussweg. Es werden alle Ursachen in Betracht gezogen und Befunde erhoben.

hang zwischen dem vegetativen Nervensystem, das sich zu stark im Erregungsmodus befindet, und den Reaktionen des Herzens darauf. Man spricht aus diesen Gründen auch von einer Herzneurose.

Welche Macht gerade die Nerven auf das Herz haben, kennt jeder. Wenn uns das Herz sprichwörtlich bis zum Hals schlägt, dann haben wir in der Regel ein Problem und auch Angst. Kurzfristig, etwa vor einer Prüfung, einem Auftritt oder beim ersten Rendezvous, ist das kein Problem. Doch anhaltende emotionale Konflikte gehen vielen Menschen im wahrsten Sinne des Worts ans Herz. Mediziner behandeln funktionelle Herzbeschwerden deshalb wie eine Angststörung.

Auch starke Blähungen, das sogenannte Roemheld-Syndrom, kann Herzbeschwerden verursachen. Die Gasansammlungen im Bauch drücken über das Zwerchfell auf das Herz.

Symptome

Diffuse Symptome wie Herzstolpern, Herzrasen, Beklemmung, Atembeschwerden, Angst- und Panikattacken werden umso stärker erlebt, je intensiver sich der Betroffene damit auseinandersetzt. Oft treten sie intervallweise auf. Der Patient neigt dazu, sich mehr und mehr zu schonen, und gerät in einen Teufelskreis. Mitunter dauert es Jahre, bis das Leiden erkannt und behandelt wird.

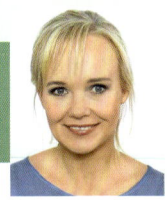
Der Knubbeltest

Liegen keine organischen Gründe und auch keine Angstzustände für Ihre Beschwerden vor, versuchen Sie mit einem Test, schmerzhafte Punkte in der Herzregion zu ertasten. Solche Punkte können nämlich ebenfalls die Ursache für Herzbeschwerden sein. Legen Sie sich dafür auf den Rücken und tasten Sie mit einem Finger den Bereich ab, in dem die Schmerzen auftreten. Drücken Sie im Vergleich dazu auf schmerzfreie Körperstellen. Sind Sie in der Herzregion auf Schmerzpunkte, Verhärtungen oder schmerzhafte Knubbel gestoßen, kann Ihnen ein Osteopath oder Manualtherapeut helfen.

Diagnose

Zunächst müssen organische Erkrankungen des Herzens wie koronare Herzerkrankung oder ein Herzinfarkt ausgeschlossen werden. Auch ein möglicher Bluthochdruck oder Lungenerkrankungen sollten abgeklärt werden.

Was der Anblick verrät

Menschen mit funktionellen Herzbeschwerden neigen zu einer vorgebeugten Haltung (siehe unten), die man lediglich in Gefahrensituationen automatisch einnimmt. Denn dann duckt man sich, um sich zu schützen. Ist die Schrecksituation vorbei, richtet man sich wieder auf, die Muskulatur entspannt sich. Menschen mit funktionellen Herzbeschwerden sind häufig angstgeplagt, weshalb eine gekrümmte Kör-

perhaltung bei ihnen oft chronisch geworden ist. Ihre Bauch- und Brustmuskulatur sind in Dauerspannung, der Brustkorb ist nach innen gezogen. Es entstehen Verklebungen, Knubbel (siehe Tipp) und Verhärtungen. Diese wirken sich auf die Atmung und das Herz aus.

Standardtherapie

Der wichtigste Schritt ist die Akzeptanz, dass die Erkrankung einen Bezug zu seelischen Belastungen hat. Auf dieser Grundlage kann man mit der Hilfe von Ärzten und Therapeuten die eigenen Kraftquellen mobilisieren. Trauen Sie sich und Ihrem Herzen wieder mehr zu!

Wie bei allen Angststörungen empfiehlt sich auch hier eine Psychotherapie. Die Patienten lernen schrittweise, mit den Herzattacken umzugehen, ihrem Körper wieder zu vertrauen und ihre Angst zu bewältigen. Ein Psychoanalytiker oder Psychosomatiker befasst sich mit der Vorgeschichte der Patienten und versucht, der eigentlichen Ursache der Probleme auf die Spur zu kommen. Gleichzeitig erlernen die Betroffenen Entspannungsmethoden, um mit

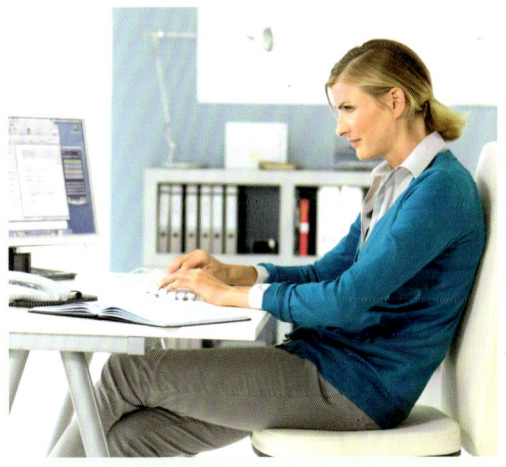

Das Zusammenziehen der vorderen Körperseite wirkt sich auf Dauer negativ auf das Herz aus.

Kalter Armguss

Diese Wasseranwendung regt die Blutzirkulation in den Armen an und hat eine „Fernwirkung" auf die Durchblutung des Herzmuskels. Sie wirkt zudem erfrischend auf Kreislauf und Nervensystem sowie herzberuhigend durch die vertiefte Atmung. Diese Anwendung eignet sich auch für ältere Menschen, denn man kann sie im Sitzen auf dem Wannenrand ausführen.

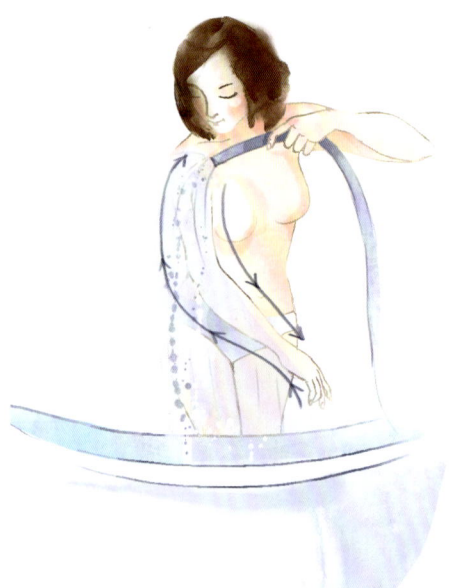

1. Entfernen Sie den Duschkopf. Beugen Sie den Oberkörper über die Bade- oder Duschwanne. Führen Sie den kalten Wasserstrahl vom rechten Handrücken (am kleinen Finger beginnend) an der Armaußenseite aufwärts bis zur Schulter.

2. Bewegen Sie den Wasserstrahl 3- bis 4-mal leicht hin und her, sodass ein glatter Wasserfilm den Arm umhüllt. Nun die Hand nach außen drehen und den Wasserstrahl an der Arminnenseite abwärts bis zu den Fingerspitzen führen.

3. Wiederholen Sie den Armguss am linken Arm. Zum Schluss nicht abtrocknen, sondern das Wasser nur abstreifen. Dann anziehen, damit der Körper sich wieder erwärmt.

künftigen Stresssituationen klarzukommen. Körpertherapeutische Behandlungen wie Musik, Malen, Tanz sind ebenfalls hilfreich.

Naturheilkunde

Auch in der Naturheilkunde stehen Therapien, die dem Stressabbau und der Entspannung dienen, im Vordergrund.

Wasseranwendungen

● Das **kalte Armbad** nennt man die „Tasse Kaffee der Naturheilkunde". Es reguliert Herz, Blutdruck und Durchblutung (siehe rechts).

● Der **kalte Armguss** hat ebenfalls eine belebende und erfrischende Wirkung auf den Kreislauf und das Nervensystem (siehe oben). Die Atmung wird tiefer und das Herz ruhiger.

Pflanzliche Mittel

● **Weißdornblätter und -blüten** fördern die Durchblutung des Herzens und mildern Herzrhythmusbeschwerden. Häufig werden von einem Fertigpräparat (Apotheke) 2-mal täglich 450 Milligramm empfohlen. Fragen Sie einen Naturheilkundearzt nach Ihrer individuellen Dosis. Die Wirkung tritt erst nach 6 Wochen ein.

● **Herzgespannkraut, Maiglöckchenkraut und Melissenblätter**: Lassen Sie bei vegetativ bedingten Beschwerden in der Apotheke die Kräuter zu gleichen Teilen mischen. Übergießen Sie 2 Teelöffel davon mit 1 Tasse kochendem Wasser, 10 Minuten ziehen lassen, abseihen. 3 bis 6 Wochen lang morgens und abends je 1 Tasse trinken.

● **Weißdornblüten, -blätter, Melissenblätter und Herzgespannkraut**: Bei Beschwerden, die mit Müdigkeit und Leistungsschwäche einhergehen, lassen Sie sich in der Apotheke eine Teemischung aus 60 Gramm Weißdorn 20 Gramm Melissenbättern und 20 Gramm Herzgespannkraut zusammenstellen. Übergießen Sie 1 Teelöffel davon mit kochendem Wasser, 10 Minuten ziehen lassen, abseihen. 2- bis 3-mal täglich 1 Tasse trinken.

● **Kalmus, Galgant, Erdrauchkraut und Melissenblätter**: Sind die Beschwerden auf das Roemheld-Syndrom (siehe S. 150) zurückzuführen, kann eine Mischung aus diesen Kräutern reizlindernd sein. Dafür 80 Gramm Kalmuswurzel, 40 Gramm Galgantwurzel, 30 Gramm Erdrauchkraut und 20 Gramm Melissenblätter in der Apotheke zusammenstellen lassen. Übergießen Sie 1 bis 2 Teelöffel der Mischung mit 1 Tasse kochendem Wasser, 15 Minuten ziehen lassen. Vor dem Essen jeweils 1 Tasse trinken (2 bis 3 Tassen täglich).

Osteopathie

In manchen Fällen ist ein Osteopath die Lösung der Beschwerden, denn orthopädische Probleme führen bisweilen zu Herzbeschwerden: Eine **Blockierung am Rippenwirbelgelenk** Th3/4 kann

Kaltes Armbad

Ein kaltes Armbad beruhigt das Herz, belebt den Geist, reguliert den Blutdruck und fördert die Durchblutung. Führen Sie das Armbad mehrmals in der Woche, am besten nachmittags durch. **Wichtig:** Nicht bei Angina pectoris anwenden!

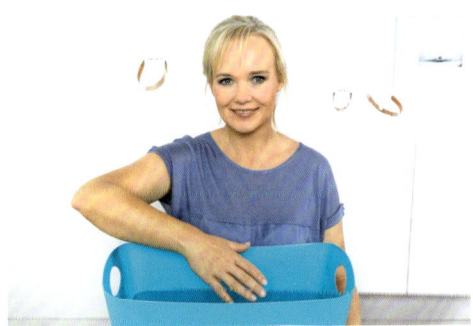

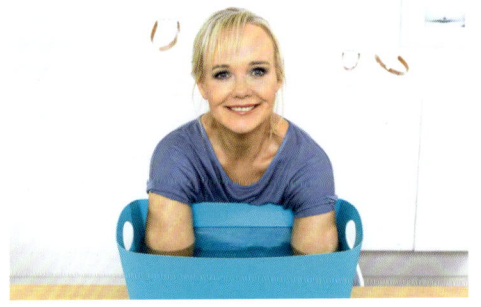

1. Sie benötigen dafür eine Armbadewanne oder ein Waschbecken, das tief genug ist, damit Sie die Arme bis zur Mitte der Oberarme eintauchen können. Lassen Sie kaltes Wasser – je kälter, desto besser – einlaufen.

2. Zuerst den rechten, dann den linken Arm eintauchen. Je nach Verträglichkeit 10 bis 30 Sekunden verharren. Zum Schluss nicht abtrocknen, das Wasser nur abstreifen. Dann anziehen, damit der Körper sich wieder erwärmt.

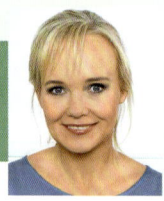

Gold, Lavendel und Rosen beruhigen

Leiden Sie unter stressbedingten Herzbeschwerden, sollten Sie zur Entspannung Ihre Herzgegend mit Aurum/Lavendula comp. (Weleda) einreiben. Die Creme besteht aus potenziertem Gold, Lavendelöl und Rosenblütenextrakt. Sie entfaltet ihre beruhigende Wirkung sowohl über die Haut als auch über den Geruchssinn.

durchaus auch Durchblutungsstörungen und Arrhythmien des Herzens verursachen.

Patienten mit häufigen **Nackenverspannungen** können ebenfalls Herzbeschwerden verspüren. Das liegt daran, dass der Herzbeutel im vorderen Halsbrustbereich aufgehängt ist und die Verspannungen Einengungen verursachen.

Homöopathie

Eine Reihe von homöopathischen Mitteln unterstützt die Therapie bei funktionellen Herzbeschwerden (siehe Tabelle).

Heilmittel aus aller Welt

Eine Akupunkturbehandlung kann Menschen mit funktionellen Herzbeschwerden helfen, das innere Gleichgewicht wiederherzustellen. Bei leichtem bis mittlerem Bluthochdruck kann eine Senkung durch Akupunktur erzielt werden. Eventuell wird die Behandlung mit einer individuellen Kräutertherapie kombiniert.

Ernährung

Mit gezielter Ernährung können Sie Ihren Energiestoffwechsel verbessern und den Herzrhythmus stabilisieren (siehe ab S. 34). Wählen Sie Lebensmittel mit viel Magnesium, Kalium und Omega-3-Fettsäuren (etwa Leinöl und Fisch). Meiden Sie Kaffee und Alkohol weitgehend, und behalten Sie Ihren Salzkonsum im Blick, um den Blutdruck nicht unnötig anzuregen.

Homöopathische Mittel zur Unterstützung der Therapie bei funktionellen Herzbeschwerden

Leitsymptomatik	Mittel, Potenz und Dosierung
plötzliche, stechende Herzschmerzen	Aconitum napellus D12, 2-mal täglich 5 Globuli*
Herzschmerzen mit Atemnot, Schwindel	Adonis vernalis D6, 3-mal täglich 1 Tablette*
stechende Herzschmerzen, Herzstolpern, Schwäche	Convallaria majalis D3, 3-mal täglich 5 Globuli*
Kloßgefühl im Hals, stiller Kummer, Schlaflosigkeit	Ignatia D6, 3-mal täglich 5 Globuli*

* Detaillierte Hinweise zur Einnahme siehe S. 65

Gehmeditation

Bei regelmäßigem Üben beruhigt Gehmeditation nicht nur den Geist, sondern auch das Herz-Kreislauf-System. Führen Sie die Gehmeditation 10 bis 15 Minuten durch.

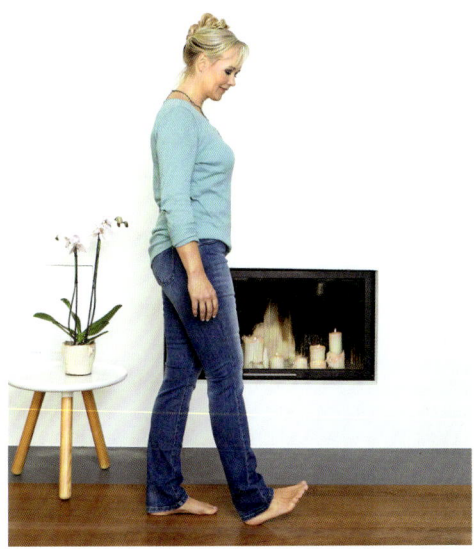 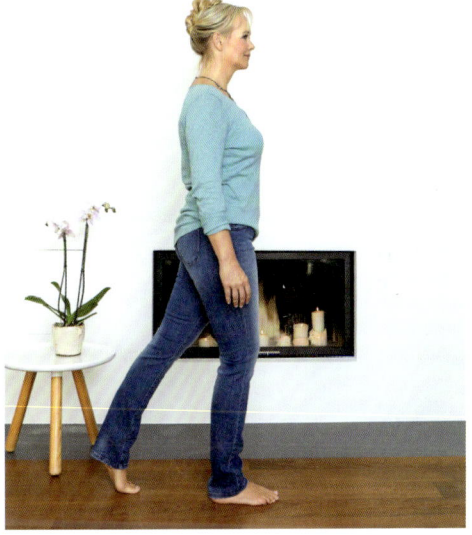

1. Stellen Sie sich aufrecht hin und wandern Sie mit Ihrer Aufmerksamkeit vom Kopf bis zu den Zehen durch den ganzen Körper. Entspannen Sie Arme und Beine. Verlagern Sie dann das Gewicht auf den linken Fuß und heben Sie langsam den rechten Fuß. Führen Sie ihn in Zeitlupe nach vorn und setzen Sie ihn mit der Ferse auf. Spüren Sie, wie Sie den Boden berühren.

2. Verlagern Sie das Gewicht auf den rechten Fuß. Führen Sie nun den linken Fuß langsam nach vorn und rollen ihn in Zeitlupe ab. Bleiben Sie mit Ihrer Konzentration bei diesem einen Schritt. Spüren Sie, wie sich der Kontakt mit dem Boden anfühlt. Erst wenn Sie ganz auf dem rechten Fuß stehen, heben Sie die linke Ferse für den nächsten Schritt.

Bewegung

Regelmäßige Bewegung trägt zur Linderung der Beschwerden bei. Um die Herzleistung wieder zu erhöhen, ist Ausdauertraining wichtig. Fahrradfahren, Schwimmen oder Walken (siehe S. 126) – wählen Sie, was Ihnen Spaß macht, und steigern Sie sich allmählich. Sie werden staunen, wie leistungsfähig Ihr Herz wird. Verbinden Sie regelmäßige Bewegung mit Entspannung (siehe rechts).

Entspannung

Durchbrechen Sie den Teufelskreis aus Ängsten und Beschwerden, indem Sie sich klarmachen, dass Sie keine gefährliche Krankheit haben. Erkennen Sie die Ursachen für Stress und psychische Belastungen. Nehmen Sie sich Zeit für sich selbst. Achten Sie auf einen gleichmäßigen Tagesablauf. Empfehlenswert sind regelmäßige Meditationen (siehe oben), aber auch Yoga, Tai-Chi, Qigong und Feldenkrais.

Herzschwäche

Das „starke" Geschlecht ist besonders anfällig für Herzerkrankungen, vor allem für Herzinfarkt. Bei der Herzschwäche hingegen ist es umgekehrt. Sie tritt bei Frauen häufiger auf als bei Männern und verläuft bei ihnen auch häufiger tödlich. Woran das liegt, ist noch unklar. Deshalb ist es wichtig, dass auch Frauen ihr Herz vor Bluthochdruck und Arteriosklerose schützen, damit es gar nicht erst schwach wird.

Eine Herzschwäche (Herzinsuffizienz) liegt vor, wenn die Pumpleistung des Herzens nicht mehr stark genug ist, um den Körper und das Herz selbst ausreichend mit Blut zu versorgen. Sie entwickelt sich in der Regel schleichend. Etwa 50.000 Menschen sterben jährlich an einer Herzschwäche.

Ursachen

Koronare Herzkrankheit, überstandener Herzinfarkt, Herzklappenfehler, unbehandelter Bluthochdruck, Entzündung des Herzmuskels oder der Herzinnenhaut – dies sind die häufigsten

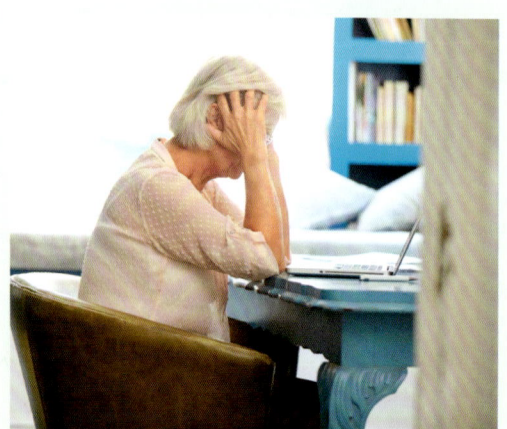

Etwa 5 Liter Blut pumpt das Herz pro Minute erst durch die Lunge und dann in den Kreislauf. Bei körperlicher Anstrengung oder psychischem Stress können es bis zu 20 Liter sein.

Ursachen für Herzschwäche. Aber auch eine Überfunktion der Schilddrüse, Alkoholmissbrauch sowie starkes Übergewicht können zugrunde liegen. Menschen mit angeborenen Herzfehlern haben ebenfalls ein erhöhtes Risiko für eine Herzschwäche.

Ab 30 altert das Herz

Die Leistungsfähigkeit des Herzens nimmt jenseits des 30. Geburtstags um etwa 1 Prozent jährlich ab. Ein 80-Jähriger verfügt also nur noch über rund 50 Prozent seiner Herzkraft. Das liegt daran, dass im Lauf der Zeit das Herz seine Form verändert, es wird größer, der Herzmuskel wird von mehr Bindegewebe durchzogen. Die Herzklappen und auch die Gefäße werden starrer, es kommt vermehrt zu Einlagerung von Fettgewebe. Das bleibt nicht ohne Folgen für die Herzfunktionen: Der Blutdruck steigt, die Reaktionsfähigkeit auf äußere Reize sowie die Sauerstoffaufnahme werden geringer. Dann braucht ein ansonsten gesundes Altersherz sanfte Unterstützung, um keine zusätzlichen Schäden wie Herzmuskelschwäche oder Herzrhythmusstörungen zu entwickeln.

Depressionen gehen aufs Herz

Herzschwäche geht mit Depression häufig einher, etwa 20 bis 40 Prozent der Patienten sind davon betroffen. Und diese Kombination ist offenbar gefährlicher als bislang vermutet. Depressionen erhöhen die Sterblichkeit um das Fünffache – egal, wie schwer die Erkrankung ausgeprägt ist, egal, welches Alter die Patienten haben oder wie hoch ihr Blutdruck ist. Besonders die Altersdepression wird von vielen Betroffenen und leider auch von Ärzten nicht wahrgenommen. Nicht jede psychische Veränderung im Alter ist mit dem Alter zu erklären. Depressionen schränken das Leben stark ein. Die Betroffenen sind antriebslos und finden ihr Dasein manchmal nicht mehr lebenswert. Zudem verstärken Depressionen körperliche Probleme, auch die am Herzen. Viele Erkrankungen wiederum fördern Depressionen.

Wichtig ist es zu klären, ob eine andere (Herz-)Erkrankung oder Medikamente die Depression ausgelöst haben. Einschneidende negative Erlebnisse sind häufig die Auslöser für Depressionen. Gefährdet sind Menschen, die psychischen Stress zu sehr in ihr Leben lassen und keine guten Strategien haben, um auf sich aufzupassen. Studien haben gezeigt, dass auch die Gene eine Rolle spielen.

Symptome

Etwa 1,8 Millionen Menschen leiden hierzulande an einer Herzschwäche. Je nach Schweregrad macht sie sich mit Erschöpfung, Atemnot und Herzrhythmusstörungen bemerkbar. Weitere Symptome können häufiges nächtliches Husten, Schwindelanfälle bis hin zu Ohnmacht sowie Schwellungen an Bauch und Beinen sein. Auch ein unerklärbares schnelles Schwanken des Gewichts kann auf Herzschwäche deuten.

Drei Arten von Insuffizienz

● **Linksherzinsuffizienz:** Die linke Hälfte des Herzens pumpt Blut, das in der Lunge mit Sauerstoff angereichert wurde, in den Kreislauf. Ist die Leistungsfähigkeit vermindert, staut sich das Blut, und es kommt zu Einlagerungen in der

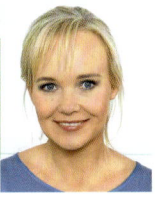

Mein besonderer Tipp

Den richtigen Weg finden

Eine Depression kann und muss medikamentös behandelt werden (siehe S. 14). Bei leichten und mittleren Formen würde ich die pflanzliche Alternative hoch dosiertes Johanniskraut (apothekenpflichtig; etwa Laif®, Neuroplant® Aktiv) empfehlen. Doch das allein reicht oft nicht. Es gilt, sich der eigenen Persönlichkeit anzunähern, die „Wer-bin-ich-Frage" zu klären. Dabei helfen Kunst- oder Körpertherapien sowie eine Gesprächstherapie. Dieser Weg kann lang und steinig sein, aber die Depression zwingt oft zu massiven Veränderungen in unserem inneren und äußeren Leben. Doch darin liegt auch eine Chance. Nach dem Durchschreiten des Tals können wir gestärkt durchs Leben gehen. Naturheilkundliche Therapien, von denen viele auch eine vegetative Umstimmung bewirken – wie Wasseranwendungen –, sind da eine gute Stütze. Was manchmal ganz banal klingt, kann durchaus zum Erfolg führen.

Lunge. Dabei gelangt Blutflüssigkeit in die Lungenbläschen (Lungenödem), was den Luftaustausch und somit die Sauerstoffaufnahme behindert. Es kommt zu Atemnot.

● **Rechtsherzinsuffizienz:** Durch eine geschwächte rechte Herzhälfte wird der Rückfluss des sauerstoffarmen Bluts zum Herzen gedrosselt. Es entsteht ein Stau in den Körpergeweben und Organen. Typische Symptome sind Wassereinlagerungen (Ödeme) in den Beinen und im Bindegewebe (siehe Test unten). Ödeme schädigen auf Dauer das Gewebe und die Organe, sie müssen behandelt werden.

• **Globale Herzinsuffizienz:** Hier liegt eine Schwäche beider Herzkammern vor. Die Patienten fühlen sich oft erschöpft, schwach, und sie ermüden bei Anstrengungen rasch.

Der Knöcheltest

Im frühen Stadium einer Rechtsherzinsuffizienz sind Wassereinlagerungen in den Beinen noch kaum sichtbar, trotzdem kann das Herz bereits geschwächt sein. Machen Sie deshalb gelegentlich den Knöcheltest. Drücken Sie dafür mit dem Finger die Haut in der Knöchelgegend ein. Wenn Sie den Finger wegnehmen, sollte die Haut schnell wieder straff sein. Hat das Gewebe jedoch Wasser eingelagert, hinterlässt der Druck eine deutliche Delle. Eine häufige andere Ursache für Wassereinlagerungen ist eine Venenschwäche in den Beinen. Informieren Sie Ihren Arzt auf jeden Fall über das Testergebnis.

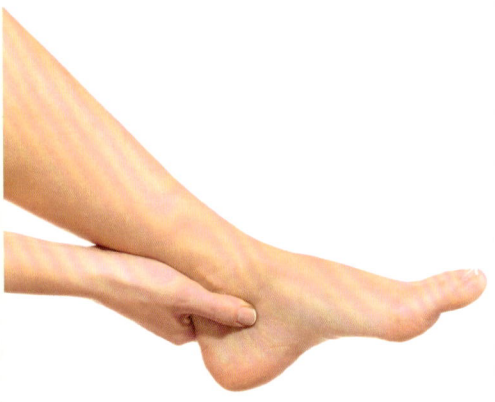

Der Knöcheltest zeigt, ob im Gewebe in der Knöchelgegend Wasser eingelagert ist.

Diagnose

Bereits die Befragung des Patienten gibt dem Arzt wichtige Hinweise auf eine mögliche Herzschwäche. Des Weiteren werden der Blutdruck gemessen und verschiedene bildgebende Verfahren veranlasst: Ein Röntgenbild des Brustkorbs zeigt eventuelle Stauungen in der Lunge. Ein EKG ermittelt Herzrhythmusstörungen. Die wichtigste Untersuchung ist die Echokardiografie, eine Ultraschalluntersuchung des Herzens. Hier kann der Kardiologe in Echtzeit die Pumpfunktion des Herzens, die Arbeit der Herzklappen und eventuelle Schäden an den Klappen beurteilen. Auch die Größe von Vorhöfen, Herzkammern und Herzklappen kann gemessen und die Beweglichkeit der Herzwände beim Herzschlag beurteilt werden. Mittels Doppler-Echokardiografie beobachtet man zusätzlich das Strömungsverhalten des Bluts. So erhält man Aufschluss darüber, ob die Herzklappen normal funktionieren, verengt oder undicht sind. Bei Verdacht auf eine Durchblutungsstörung der Herzkranzgefäße oder eine Herzklappenerkrankung kann auch eine Herzkatheteruntersuchung notwendig werden.

Was der Anblick verrät

Die Zunge spielt bei der Diagnose in der Traditionellen Chinesischen Medizin (TCM) eine große Rolle. Veränderungen in Farbe, Form und Belag können auf Störungen im Organismus hinweisen. Doch auch in der westlichen Medizin wird das Aussehen der Zunge bei bestimmten Erkrankungen berücksichtigt. Sind beispielsweise die Venen an der Zungenunterseite besonders dick und geschlängelt, zeigen sie einen „Stau" an und geben damit einen Hinweis auf eine Herzschwäche, Krampfadern oder Hämorrhoiden. Stark hervortretende Halsvenen können ebenfalls ein Zeichen für eine Herzschwäche sein.

Schweregrade der Herzschwäche

Je nach Beschwerden wird die Herzschwäche in verschiedene Schweregrade eingeteilt. Am häufigsten wird dabei die Klassifikation der New Yorker Herzvereinigung, der New York Heart Association (NYHA), verwendet.

Stadium I: Körperliche Alltagsbelastungen verursachen noch keine auffällige Erschöpfung, es kommt auch noch nicht zu Atemnot oder Herzrhythmusstörungen.

Stadium II: Körperliche Alltagsbelastungen wie Treppensteigen führen über das normale Maß hinaus zu Erschöpfung, Atemnot oder Herzrhythmusstörungen.

Stadium III: Bereits geringe körperliche Belastungen verursachen Erschöpfung, Atemnot oder Herzrhythmusstörungen. Im Ruhezustand treten keine Beschwerden auf.

Stadium IV: Beschwerden bei allen körperlichen Aktivitäten und auch in Ruhe. Der Patient wird bettlägerig.

Standardtherapie

Herzschwäche ist nicht heilbar, kann aber durch die Therapie um eine Schweregrad-Stufe verbessert werden. Die Stadien III und IV gehören unbedingt in die Hand eines Kardiologen.

● Im leichten bis mittleren Stadium (I, II) einer Herzinsuffizienz steht neben einer Behandlung mit Medikamenten (ACE-Hemmer, Betablocker und Diuretika) eine Änderung des Lebensstils im Mittelpunkt, insbesondere ein sofortiger Rauchstopp ist wichtig (siehe S. 22, 23).

● Ist die Erkrankung fortgeschritten (III, IV), kommen weitere Maßnahmen wie Herzklappenersatz, Aufweitung von Herzkranzgefäßen (Dilatation), Bypassoperation oder das Einsetzen eines Herzschrittmachers infrage.

● In besonders schweren Fällen von Herzschwäche kann oft nur eine Herztransplantation lebensrettend sein.

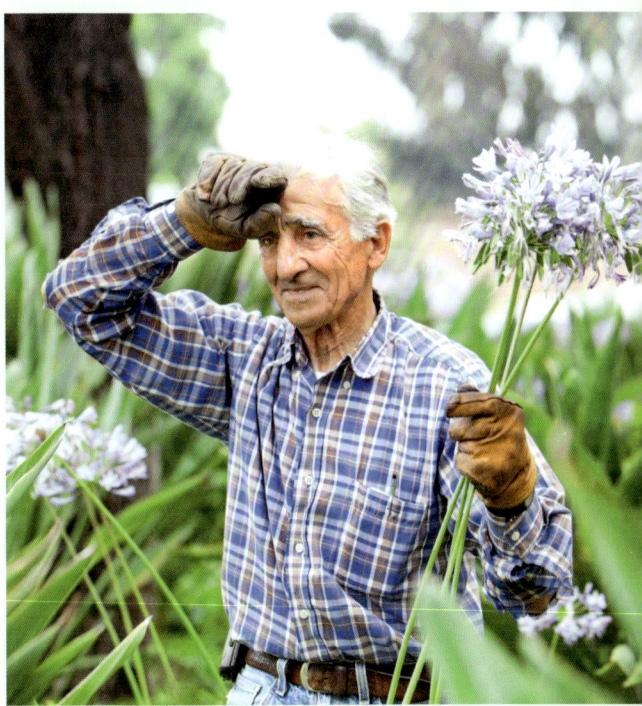

Im Alter dauert es länger, bis sich der Puls nach körperlicher Anstrengung normalisiert.

Naturheilkunde

Ihr Herz braucht vor allem Entlastung. Dazu können begleitend zur konventionellen Therapie naturheilkundliche Verfahren und pflanzliche Präparate beitragen, besonders in den Stadien I und II, aber auch im Stadium III. Eine herzfreundliche Ernährung, gut dosierte Bewegung und die Vermeidung von Stress unterstützen das Herz und verbessern die Lebensqualität spürbar.

Wasseranwendungen

Bäder, Güsse oder Wickel fördern die Weitstellung der Gefäße und unterstützen so die medikamentöse Therapie. Nehmen Sie 2 Wasseranwendungen pro Tag vor, mindestens jedoch 3-mal pro Woche.

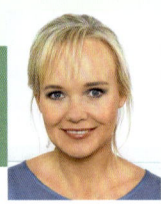
Sauna trainiert Herz und Gefäße

Die heiße finnische Sauna sollten Sie meiden. Die milde Bio- oder Dampfsauna ist aber sogar bei Herzschwäche im Stadium III ein gutes Training. Regelmäßiges Saunieren senkt den Blutdruck, da sich die Gefäße durch die Temperaturreize weiten und zusammenziehen. Das Herz selbst kann seine Ausstoßkraft verbessern, sodass mehr Blut in den Körper gelangt. Wichtig ist das Abkühlen nach jedem Saunagang. Das Tauchbecken ist bei Herzschwäche tabu. Spülen Sie sich dafür kurz und kalt mit dem Schlauch ab: Beginnen Sie herzfern außen am rechten Fuß. Anschließend 15 bis 20 Minuten ruhen. **Wichtig:** Keine Sauna bei akuten Herzerkrankungen. Patienten mit Herzinsuffizienz und Herzklappenersatz sollten das Saunieren mit ihrem Arzt besprechen.

● **Warme Bäder** wirken entspannend und blutdrucksenkend. Bei Herzschwäche eignet sich das Sitzvollbad. Dabei reicht das Wasser nur bis zum Bauchnabel.

● Ein **kalter Armguss** beruhigt das Herz (siehe S. 152) und verhilft zu einer tieferen Atmung.

● Ein **temperaturansteigendes Armbad** wirkt herzentkrampfend (siehe rechts).

Pflanzliche Mittel

● Kaum eine andere Heilpflanze wird so sehr mit dem Herz verknüpft wie **Weißdorn**. Weißdorn stimuliert die Herzleistung, indem er die Kontraktion und damit das Schlagvolumen des Herzens verbessert. Die Inhaltsstoffe der Blätter und Blüten sind Flavonoide, Procyanidine und Phenolsäuren. Sie erweitern die Herzkranzgefäße, was zu einer besseren Sauerstoffversorgung des Herzmuskels führt. Weißdornextrakte können Sie gut mit schulmedizinischen Medikamenten kombinieren. Die beste Wirkung erzielt man mit standardisierten Präparaten (Apotheke). Häufig werden 2-mal täglich 450 Milligramm empfohlen. Fragen Sie einen Naturheilkundearzt nach Ihrer individuellen Dosis. Die Wirkung tritt erst nach 6 Wochen ein.

● Tee aus **Buchweizenkraut** (siehe S. 122) wirkt gefäßschützend.

● Sebastian Kneipp haben wir die Wiederentdeckung des **Rosmarins** als herzstärkendes Heilmittel zu verdanken. Er empfahl Rosmarinwein (siehe S. 162).

● Ätherisches **Rosenöl** öffnet das Herz und beruhigt die Nerven. Verrühren Sie 2 bis 4 Tropfen Rosenöl und 1 Teelöffel Honig in 1 Tasse lauwarmem Wasser oder Tee. Trinken Sie 2-mal täglich 1 Tasse.

● Ein Tee aus **Zitronenmelisse** und **Johanniskraut** wirkt harmonisierend und ist vor allem für das sogenannte Altersherz zu empfehlen. Lassen Sie die Kräuter zu gleichen Teilen in der Apotheke mischen. Übergießen Sie 2 Teelöffel davon mit 1 großen Tasse kochendem Wasser, 5 Minuten zugedeckt ziehen lassen, abseihen. Mit Honig süßen und nach Belieben trinken.

Anthroposophie

Zur begleitenden Therapie kann die Vitalität des Herzmuskels mit Primula/Convallaria comp. Globuli (Wala) gestärkt werden. Dieses Mittel findet auch bei nachlassender Herzkraft im Alter Anwendung. 3- bis 4-mal täglich 10 bis 15 Globuli einnehmen. Bei leichter Herzmuskelschwäche, übermäßigem Stress und als

Temperaturansteigendes Armbad

Ein warmes Armbad, bei dem die Temperatur gesteigert wird, wirkt herzentkrampfend. Es ist zur Vorbeugung einer Herzschwäche und bei Altersherz zu empfehlen.
Wichtig: Nicht anwenden bei Lymphstau, Venenleiden und Lymphödem der Arme.

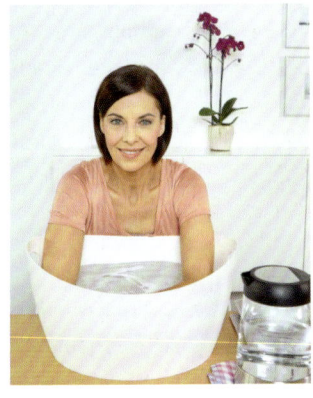 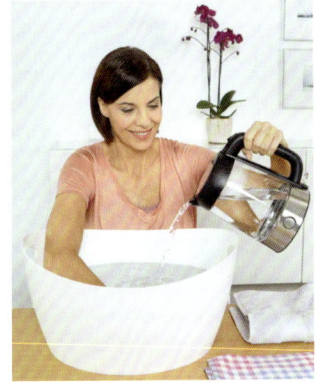 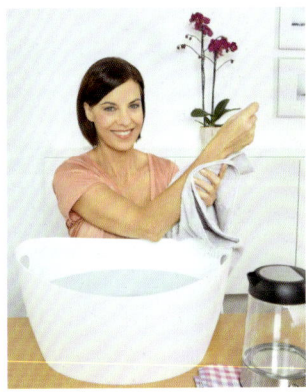

1. Stellen Sie eine Kanne mit heißem Wasser bereit. Füllen Sie eine Armbadewanne oder ein Waschbecken mit Überlauf mit hautwarmem Wasser (etwa 33 °C). Stellen Sie einen Stuhl vor die Wanne oder das Becken.

2. Setzen Sie sich bequem hin und tauchen Sie erst den rechten, dann den linken Arm ein. Steigern Sie die Temperatur innerhalb von 15 bis 20 Minuten auf 39 °C bis maximal 41 °C, indem Sie heißes Wasser dazugießen.

3. Trocknen Sie zum Schluss die Arme ab und bekleiden Sie sich wieder. Ruhen Sie anschließend 15 bis 30 Minuten auf der Couch oder im Bett.

Herzschutz in besonderen Belastungssituationen wie Operationen oder Infektionen helfen Crataegus Dilution Tropfen (Weleda). 3- bis 4-mal täglich 15 bis 20 Tropfen. Aurum/Cardiodoron comp. Tropfen ist ein Kombinationspräparat aus Eselsdistel, Wiesenprimel, Schlüsselblume, Arnika und dem Sonnenmetall Gold. 3- bis 4-mal täglich 15 bis 20 Tropfen einnehmen. Es ist zusätzlich zur konventionellen Therapie bei Herzerkrankungen wie Bluthochdruckherz oder Herzschwäche geeignet. Es kann auch zur Unterstützung des Altersherzens zum Einsatz kommen.

Heilmittel aus aller Welt

Zusätzlich zur normalen Behandlung der Herzschwäche hat **Tai-Chi** in einer amerikanischen Studie hervorragende Ergebnisse gezeigt: Nach nur 12 Wochen täglichen Übens war die Lebensqualität der Probanden deutlich gestiegen. Auch beim 6-Minuten-Gehtest, der Auskunft über die Belastungsfähigkeit gibt, zeigten die Tai-Chi-Teilnehmer Verbesserungen. Tai-Chi kombiniert langsame, zielgerichtete Bewegungen mit koordiniertem Atmen, mentaler Entspannung und Selbstwahrnehmung. Es ist auch für ältere Menschen sehr gut geeignet. Für den

Rosmarinwein herstellen

Rosmarinwein ist eine Empfehlung von Pfarrer Kneipp. Trinken Sie 3 Wochen lang am frühen Abend 1 kleines Likörglas Rosmarinwein als stärkende Kur bei leichter Herzschwäche.

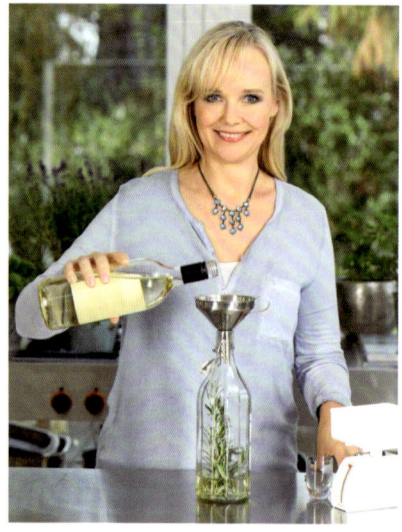

1. Wiegen Sie 20 Gramm frische Rosmarinzweige mit einer Küchenwaage ab. Die Zweige unter fließendem kalten Wasser abbrausen und trocken schütteln.

2. Stecken Sie die Rosmarinzweige in eine große Glasflasche.

3. Gießen Sie durch einen Trichter 1 Flasche Weißwein zu den Zweigen und lassen Sie den Ansatz etwas 1 Woche ziehen.

4. Gießen Sie den Wein durch ein feines Sieb in eine Kanne und füllen Sie ihn mithilfe des Trichters in eine zweite Flasche. Bewahren Sie den Rosmarinwein verschlossen im Kühlschrank auf. Er hält sich dort mehrere Wochen.

Einstieg in das Tai-Chi buchen Sie am besten einen Kurs in der Volkshochschule oder einem guten Fitnessstudio. Übungen aus dem Qigong und Yoga sind bei Herzschwäche ebenfalls empfehlenswert (siehe S. 114, 115, 165).

Ernährung

Grundsätzlich gelten die Empfehlungen, die ab S. 34 beschrieben sind. Auch die Ornish-Diät tut vielen Patienten gut (siehe S. 142).

Vorsicht, Salz!

Belasten Sie Ihr Herz nicht durch zu viel Salz, vor allem, wenn Sie schon mit Wassereinlagerungen zu kämpfen haben. Denn Salz bindet Wasser im Körper. Achten Sie vor allem auf verstecktes Salz (siehe S. 78). Würzen Sie verschwenderisch mit Kräutern, wie dem herzstärkenden Rosmarin. Backkartoffeln mit Rosmarin etwa sind eine Delikatesse und schnell zubereitet. Träufeln Sie zum Schluss noch etwas Leinöl darüber, es enthält jede Menge gesunde Omega-3-Fettsäuren (siehe S. 79).

Rote-Bete-Saft pusht das Herz

Im Rahmen einer kleinen Studie nahmen die Teilnehmer 1 Woche lang täglich 70 Milliliter Rote-Bete-Saft zu sich. Die Ergebnisse waren verblüffend: Die Ausdauer der Teilnehmer verbesserte sich um 24 Prozent. Auf dem Fahrradergometer hielten sie 75 Prozent ihrer maximalen Belastbarkeit 7,5 Minuten statt wie zu Beginn 6 Minuten durch. Gleichzeitig sank ihr zuvor erhöhter Blutdruck um 5 bis 10 mmHG.

Weniger Flüssigkeit

Wer mit Ödemen zu tun hat und entwässernde Medikamente (Diuretika) einnimmt, sollte nicht zu viel trinken – höchstens 1,5 bis 2 Liter pro Tag. Legen Sie jede Woche einen Reis-, Kartoffel- oder Obsttag ein, um Wasser auszuleiten. So entlasten Sie Ihr Herz. Auch Teilfasten (siehe S. 88) ist wirkungsvoll bei Ödemen.

Magnesium und Kalium

Ein Magnesium- und Kaliummangel kann zu Herzrhythmusstörungen führen. Für Patienten mit Herzschwäche sind diese Störungen besonders gefährlich, da sie die Beschwerden verschlechtern, schlimmstenfalls sogar zum Herzversagen führen können. Lassen Sie deshalb Ihre Magnesium- und Kaliumwerte regelmäßig überwachen (siehe auch Tipp). Achten Sie bei Ihrer Ernährung auf diese Herzmineralien.

Sehr gute Magnesiumlieferanten sind: Kakao, Cashewnüsse, Mandeln, Vollkornbrot, Haferflocken und Hülsenfrüchte. Der Magnesiumbedarf eines Erwachsenen beträgt 300 bis 400 Milligramm pro Tag. Bei Kalium sind die Toplieferanten Hülsenfrüchte, Grünkohl, Trockenfrüchte, Bananen, Nüsse und Samen. Der Kaliumbedarf eines Erwachsenen beträgt 2 bis 4 Milligramm pro Tag.

Eisen

Ein weiteres wichtiges Mineral für das Herz ist Eisen. Mehr als der Hälfte der Patienten haben einen Eisenmangel. In schweren Fällen können die Eisenspeicher durch Infusionen aufgefüllt werden. Damit es nicht so weit kommt, lassen Sie Ihre Werte regelmäßig überprüfen und essen Sie eisenreiche Lebensmittel. Kombinieren Sie diese immer mit etwas Vitamin C, etwa mit Zitronensaft, dann wird das Eisen besser aufgenommen. Die besten Eisenlieferanten sind Leber und Fleisch, aber auch bestimmte Pflanzen:

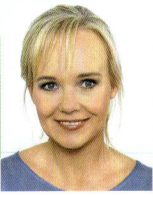

Mein besonderer Tipp

Magnesium fürs Herz

Normalerweise bin ich keine Befürworterin von Nahrungsergänzungsmitteln. Es gibt jedoch deutliche Hinweise darauf, dass ein Mangel an Magnesium die Herzleistung mindert und die Sterblichkeit bei Herzschwäche erhöht. In einer großen Studie (MACH-Studie) wurde Patienten mit schwerer Herzinsuffizienz (NYHA III und IV) zusätzlich Magnesiumorotat gegeben. Im Ergebnis mit einer Vergleichsgruppe konnte die Herzfunktion gesteigert und die Sterblichkeit infolge der Erkrankung verringert werden.

Die Kombination von Magnesium mit Orotsäure führt zu einer optimalen Aufnahme von Magnesium in die Zellen. Nicht nur Patienten mit Herzinsuffizienz profitieren davon, sondern auch Menschen mit Herzrhythmusstörungen und Angina pectoris. Anwendung nach Packungsbeilage. Unterrichten Sie Ihren Arzt unbedingt über die Einnahme von Nahrungsergänzungsmitteln.

● **Leber:** Sie hat unter allen Lebensmitteln den höchsten Eisenanteil (bis zu 30 Milligramm pro 100 Gramm bei Entenleber).

● **Weizenkleie:** Sie ist der reichhaltigste pflanzliche Eisenlieferant (16 Milligramm pro 100 Gramm).

● **Kürbiskerne:** Kürbiskerne enthalten nicht nur viel Eisen, sondern auch zahlreiche Vitamine (12,1 Milligramm pro 100 Gramm).

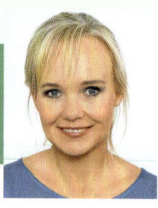
Kurieren Sie Infekte unbedingt aus!

Auch gesunde junge Menschen können eine schwere Herzschwäche entwickeln. Nicht selten ist die Ursache dafür ein nicht auskurierter grippaler Infekt. Die Keime greifen das Herz an, durch die Entzündung kommt es zur Schwächung, im Extremfall zum plötzlichen Herztod. Wird die Erkrankung diagnostiziert, muss oft ein Kunstherz das geschwächte Herz unterstützen. Manchmal erholt es sich durch diese Entlastung und kehrt zu alter Stärke zurück. Doch für viele Betroffene wird ein Kunstherz zur Übergangslösung, bis (hoffentlich) ein Spenderherz gefunden wird. Kurieren Sie deshalb Infekte gut aus, und bleiben Sie nach schweren Infekten noch ein paar Tage daheim.

● **Sesam:** Die würzigen Samen sind vielseitig einsetzbar, etwa in Brot, Müslimischungen und Tahin (10 Milligramm pro 100 Gramm).

● **Hülsenfrüchte:** Die Toplieferanten sind Mungobohnen und weiße Bohnen, gefolgt von Erbsen (8,6 Milligramm pro 100 Gramm).

Bewegung

Neben den beschriebenen moderaten Bewegungsformen aus dem fernöstlichen Kulturkreis (Tai-Chi, Qigong und leichtem Yoga, siehe S. 161) sollten Sie – außer im Stadium IV der Erkrankung – jede Chance zur Bewegung nutzen, um die verbliebene Leistungsfähigkeit Ih-

res Herzens zu trainieren und lange zu erhalten. Abhängig davon, wie stark die Belastbarkeit des Herzens eingeschränkt ist, wählen Sie die richtige Dosis für die Bewegung.

Stadium I: Meiden Sie Spitzenbelastungen. Ansonsten sind alle Bewegungsformen möglich, insbesondere moderate Ausdauerbelastungen mit 60 bis 70 Prozent der maximalen Leistungsfähigkeit. Sehr zu empfehlen sind Fahrradfahren und ausgedehnte zügige Spaziergänge. Vorsicht hingegen beim Schwimmen. Durch den Druck im Wasser wird das Herz stärker belastet.

Stadium II: ähnlich wie im Stadium I, allerdings sollte die Ausdauerbelastung bei höchstens 60 Prozent der maximalen Leistungsfähigkeit liegen. Sobald Beschwerden auftreten, unbedingt eine Erholungspause einlegen.

Stadium III: Spaziergänge ohne Steigungen, Gymnastik im Sitzen. Sobald Beschwerden auftreten, unbedingt eine Pause einlegen.

Stadium IV: eventuell Krankengymnastik

Entspannung

Schnelligkeit bestimmt heute unser Berufs- und Privatleben. Selbst Kinder haben oft das Gefühl, dass die Zeit nur so rast. Das wäre vor 20 oder 30 Jahren noch undenkbar gewesen. Gerade das Herz reagiert auf Dauerstress sehr empfindlich. Stress ist deshalb ein bedeutsamer Risikofaktor für Herzschwäche. Lassen Sie sich nicht in jeden Strudel hineinziehen und hetzen Sie nicht von einem Event zum nächsten. Weniger ist manchmal mehr.

Organisieren Sie sich Auszeiten für ein Hobby und für Freunde. Nehmen Sie sich Zeit für Ihren Körper, gönnen Sie sich zum Beispiel regelmäßig eine Ölmassage (siehe S. 175). Sehr entspannend sind Atemübungen (siehe rechts) und Wasseranwendungen wie warme Bäder oder nasse Socken (siehe S. 49, 76).

Wieder tief durchatmen

Die meisten Menschen atmen nur sehr flach, nutzen dabei nur 1 Liter Lungenvolumen. Die Lunge fasst aber etwa 3 Liter. Atmen Sie also immer mal wieder tief durch.

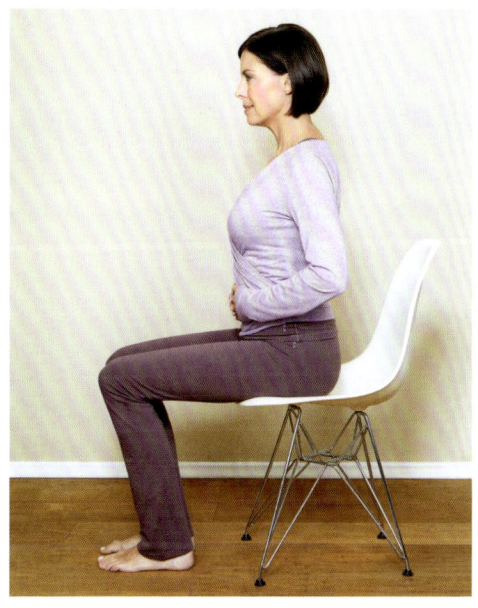 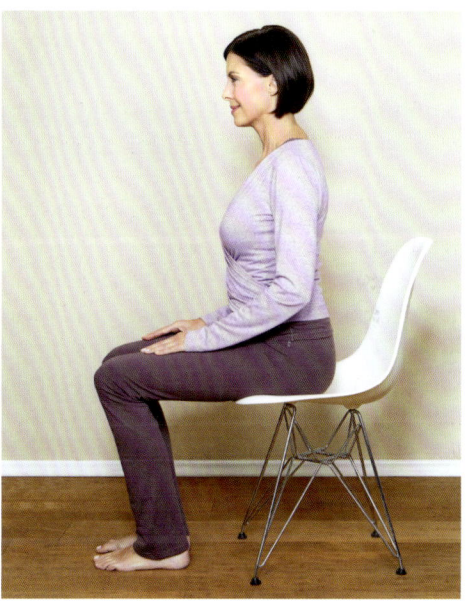

1. Sitzen Sie aufrecht und legen Sie die Hände auf den Bauch unterhalb des Nabels. Achten Sie auf die Atembewegung: Beim Einatmen dehnt sich die Bauchdecke aus, beim Ausatmen geht sie wieder zurück. Erspüren Sie die Bewegung des Atems nacheinander auch auf dem Brustkorb, den Flanken und dem unteren Rücken.

2. Legen Sie die Arme auf die Oberschenkel. Atmen Sie tief ein, halten Sie die Luft kurz an und atmen Sie geräuschvoll aus. Den Rest der Luft pressen Sie mithilfe der Bauchmuskeln aus den Lungen. Das Ausatmen ist das Wichtigste, das Einatmen geschieht von selbst. Wiederholen Sie die Übung 10-mal und üben Sie 2-mal am Tag.

Homöopathie

Die Leistungsfähigkeit des Herzens können die Tropfen Wabain® D4 mit dem Wirkstoff Ouabainum (magnet-activ GmbH) unterstützen. Dosieren Sie nach Packungsbeilage oder beginnen Sie mit 3-mal täglich 5 Tropfen und erhöhen Sie die Dosis alle zwei Tage bis auf 3-mal täglich 15 Tropfen. Den gleichen Wirkstoff enthält auch Strophanthus-Hevert D4. Bei chronischen Verlaufsformen 1- bis 3-mal täglich 5 Tropfen einnehmen. Bei Besserung der Beschwerden die Häufigkeit der Einnahme reduzieren. Für das Altersherz sind Herztropfen N Cosmochema mit den Wirkstoffen Weißdorn, Besenginster, Königin der Nacht, Wurmkraut, Meerzwiebel und Strophanthus geeignet. Nehmen Sie 3- bis 4-mal täglich 10 Tropfen. Detaillierte Einnahmeempfehlungen siehe S. 65.

Herzrhythmusstörungen

Nicht nur körperliche Anstrengung, auch große Freude und großer Ärger lassen das Herz schneller schlagen. Ist die Anspannung vorbei, findet das Herz wieder Ruhe und schlägt gleichmäßig. Das ist die normale Anpassungsfähigkeit des Herzens an unterschiedliche Anforderungen. Es gibt jedoch Herzrhythmusstörungen, die einen krankhaften Hintergrund haben und unbedingt behandelt werden müssen.

Ursachen

Die Ursachen für Herzrhythmusstörungen (Arrythmien) sind zahlreich. Am häufigsten und bedeutsamsten sind Herzrhythmusstörungen, die die Folge einer anderen Herzerkrankung sind. Dazu gehören: koronare Herzkrankheit (KHK), Herzinfarkt, Entzündungen des Herzmuskels (Myokarditis), Herzklappenfehler, Herzinsuffizienz oder angeborene Herzfehler. Darüber hinaus führen Störungen der „Elektrik" zu Herzrhythmusstörungen. Die elektrische Aktivität, die das Zusammenziehen des Herzmuskels und damit die Pulswelle auslöst, wird im Herzen selbst, im Sinusknoten (siehe Illustration) erzeugt. Fehler bei der Erzeugung und Weiterleitung der Ströme machen sich in unregelmäßigem Herzschlag bemerkbar. Die Ursachen können eine Überfunktion der Schilddrüse (Hyperthyreose), Störungen im Sinusknoten, im Mineralstoffhaushalt (vor allem Kalium- und Magnesiummangel), aber auch Medikamente, Alkohol und starke seelische Belastungen sein.

Die goldene Mitte

Der normale Herzschlag liegt bei 60 bis 80 Schlägen in der Minute. Ausnahmen sind gut trainierte Sportler, bei denen die Ruhefrequenz auch geringer sein kann. Es gibt Arrhythmien mit zu langsamer Herzschlagfolge von weniger als 60 Schlägen in der Minute, Bradykardie genannt. Ursache kann eine Fehlfunktion des natürlichen Herzschrittmachers, des Sinusknotens, sein. Auch Erkrankungen des Sinusknotens selbst können zu dieser Form der Herzrhythmusstörung führen.

Einen schnellen Herzschlag mit mehr als 100 Schlägen in der Minute nennt man Tachykardie. Auch hier liegt eine Störung im Erregungsleitungssystem vor. Die Ursache kann in den Herzvorhöfen (Atrien) oder den Herzkammern (Ventrikeln) liegen. Vorhoftachykardien sind in der Regel nicht lebensbedrohlich, kön-

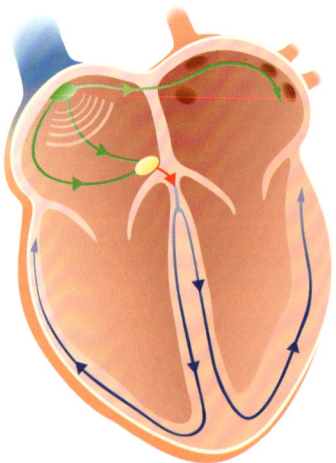

Der Sinusknoten (grün) im rechten Herzvorhof löst die elektrischen Reize für den Herzschlag aus. Sie gelangen in den AV-Knoten (Atrioventrikularknoten; gelb). Dieser leitet sie in die Herzkammern.

nen jedoch das Schlaganfallrisiko erhöhen. Eine Kammertachykardie (ventrikuläre Arrhythmie) hat ihren Ursprung in den Herzkammern und kann in ein lebensbedrohliches Kammerflimmern übergehen. Dann schlägt das Herz nicht mehr richtig, sondern „zuckt" mehr als 320-mal pro Minute. Das Blut wird nicht mehr weitergepumpt, es kommt zum Herz-Kreislauf-Stillstand.

Herzfrequenz und Lebenserwartung

Eine dauerhaft erhöhte Frequenz muss behandelt werden, denn sie mindert die Lebenserwartung. Das kann man auch im Tierreich beobachten: Das Herz eines Hamsters schlägt 300-mal in der Minute, er hat eine Lebenszeit von 2 bis 4 Jahren. Eine Schildkröte bringt es dagegen auf eine Frequenz von 20 Schlägen pro Minute. Damit wird sie über 100 Jahre alt.

Kaliumwerte prüfen

Das Herz verträgt weder zu viel noch zu wenig Kalium. Sowohl ein Mangel als auch ein Überschuss an Kalium können zu Herzrhythmusstö-

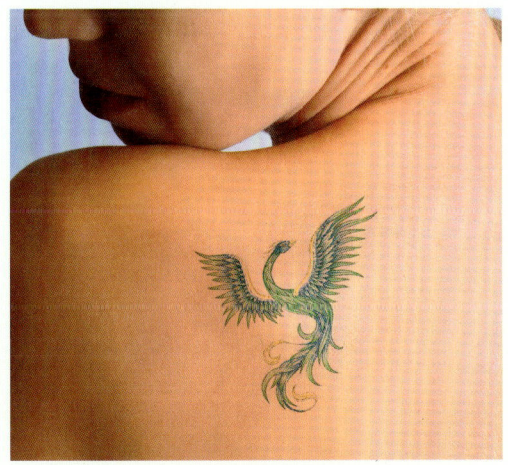

Der anmutige Vogel auf der Haut könnte in Zukunft zum Problem für das Herz werden. Je mehr Tattoos, desto größer die Gefahr (siehe rechts).

Gut zu wissen

Herzgefahr durch Medikamente

Der Wirkstoff Loperamid kann in hohen Dosen zu schweren Rhythmusstörungen mit Vorhofflimmern, Kreislaufkollaps und Herzstillstand führen, also sogar tödlich enden. Loperamid-Präparate wie Imodium® zur Behandlung von akutem Durchfall dürfen deshalb nur in der empfohlenen Dosierung eingenommen werden.

Ärzte sollten ihre Patienten auch auf mögliche Wechselwirkungen mit häufig angewendeten anderen Arzneistoffen wie Clarithromycin, Omeprazol oder Gemfibrozil hinweisen.

rungen führen. Der Kaliumhaushalt wird durch diverse Faktoren beeinträchtigt. Zum Mangel kann es durch entwässernde Medikamente (Diuretika), Abführmittel und zu hohe Insulindosen kommen. Ein Kaliumüberschuss entsteht meist aufgrund von Herz- und Blutdruckmedikamenten oder einer Nierenschwäche.

Gesundheitsgefahren durch Tattoos

Etliche Tattoo-Farben enthalten Schwermetalle wie Quecksilber, Titan, Kupfer, Chrom und Eisen. Dazu können Cadmium, Kobalt, Chrom und Nickel kommen. Die UV-Strahlen des Sonnenlichts – oder Laserstrahlen bei der Entfernung eines Tattoos – können die in der Haut liegenden Farbpigmente aktivieren, worauf sich schädliche Abbauprodukte wie Blausäure bilden. Alle diese Gifte sind nicht nur als krebserregend bekannt, sie können zudem die Herzfrequenz beschleunigen und Infektionen der Herzinnenhaut (Endokarditis) hervorrufen.

Symptome

Ein zu schneller Herzschlag (Tachykardie) führt zu Gefühlen des Herzrasens oder Herzstolperns. Manchmal werden auch Herzstiche verspürt oder die Rhythmusstörungen sind mit Schwindel, Kurzatmigkeit, Unwohlsein, Schwächeanfällen, Benommenheit, unbestimmten Angstgefühlen, Schweißausbrüchen oder Luftnot verbunden. Ein verlangsamter Herzrhythmus (Bradykardie) kann schon bei alltäglichen leichten Anstrengungen Symptome wie Müdigkeit, Schwindel und Atemnot auslösen.

Diagnose

Eine Differenzierung der Herzrhythmusstörungen erfolgt durch das Elektrokardiogramm (EKG). Ein EKG stellt die Erregungsabläufe im Herzen bildlich dar. Bei der Weiterleitung des elektrischen Impulses im Reizleitungssystem des Herzens entsteht ein geringer Stromfluss, der sich über die Herzoberfläche bis auf die Haut ausbreitet und so messen lässt. Der Arzt kann mittels EKG beurteilen, ob das Herz regelmäßig schlägt oder ob ein Vorhofflimmern vorliegt. Ein Ruhe-EKG stellt jedoch nur eine

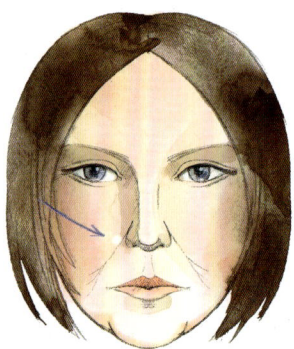

Manchmal zeigen sich Reizleitungsstörungen an einem farblich veränderten Areal der rechten Nasolabialfalte in Höhe des Nasenflügels.

Momentaufnahme dar. Da Rhythmusstörungen aber sporadisch auftreten, ist für ihre Messung ein Langzeit-EKG erforderlich. Es zeichnet die Erregungsabläufe über 24 bis 72 Stunden auf. Zur Diagnose spezieller Herzrhythmusstörungen ist eine elektrophysiologische Untersuchung (EPU) mit speziellem Herzkatheter nötig.

Was der Anblick verrät

Die vom Sinusknoten, dem primären Schrittmacher des Herzens, erzeugten Impulse werden weitergeleitet zum sekundären Schrittmacher, dem AV-Knoten (Atrioventrikularknoten). Der Sinusknoten liegt im rechten Vorhof, der AV-Knoten zwischen rechtem Vorhof und rechter Herzkammer. Der Antlitzdiagnostiker Natale Ferronato fand heraus, dass der obere Bereich der rechten Nasolabialfalte mit diesem Teil des Herzens korrespondiert. Ist das Areal auffallend hell, blass oder dunkel getönt im Vergleich zur übrigen Haut, kann das ein Hinweis auf Arrhythmien sein (siehe links). Auch rasche Farbveränderungen können ein Anzeichen sein.

Testen Sie selbst

Eine ganze Reihe von Apps bietet ihre Dienste in Sachen Herzrhythmus an. Ein Jenaer Forscherteam entwickelte eine als Medizinprodukt zugelassene App für Smartphones (Preventicus Heartbeats). Sie zeichnet den Puls am Handgelenk mithilfe der Kamera auf. Jeder einzelne Herzschlag wird augenommen, automatisch bewertet und dokumentiert. Gerade weil Herzrhythmusstörungen so schwer „einzufangen" sind und die Betroffenen oft keine Unregelmäßigkeiten spüren, ist das eine gute Möglichkeit, Arrythmien auf die Spur zu kommen. Die 5-minütige Aufzeichnung der App hat eine hohe Genauigkeit und ist mit einer EKG-Aufzeichnung beim Arzt vergleichbar. Besprechen Sie das Messergebnis mit Ihrem Arzt.

Standardtherapie

Für die Medikamentenbehandlung gibt es verschiedene Möglichkeiten. Antiarrhythmika beeinflussen die Bildung und Weiterleitung der elektrischen Erregungen im Herzen. Betablocker wiederum dämpfen übermäßige Nervenimpulse auf das Herz. Beruhen die Rhythmusstörungen auf einer mangelhaften Mineralstoffversorgung, wird sowohl Kalium als auch Magnesium zugeführt.

Bei bestimmten Herzrhythmusstörungen, vor allem bei Vorhofflimmern, besteht das Risiko einer Blutgerinnselbildung im Herzen. Dies ist eine große Gefahr für einen Schlaganfall – seltener für einen Herzinfarkt –, denn die Gefäße aus dem Herzen führen zuerst ins Gehirn. Zur Vorbeugung werden gerinnungshemmende Arzneimittel verordnet.

Eine alleinige medikamentöse Behandlung ist allerdings nicht bei allen Herzrhythmusstörungen ausreichend wirksam. Schlägt das Herz nicht schnell genug, kann es notwendig sein, einen Herzschrittmacher einzusetzen. Ein Kardioverter-Defibrillator (ICD) wird unter der Haut platziert, um bedrohliche Rhythmusstörungen zu erkennen und durch elektrische Impulse zu regulieren. Auch Verödungen bestimmter Nerven durch Hitze (Ablation) oder Kälte (Kryotherapie) sind eine Therapieoption.

Naturheilkunde

Hochgradige Rhythmusstörungen oder Kammerflimmern gehören unbedingt in kardiologische Behandlung. Ein Stress- und Zeitmanagement sowie ein Leben im Einklang mit den natürlichen Lebensrhythmen kann die Therapie wesentlich unterstützen. Pflanzliche Arzneien, eine mineralstoffreiche Ernährung sowie physikalische Verfahren unterstützen die schulmedizinische Therapie dabei, das aus dem Takt geratene Herz zu beruhigen.

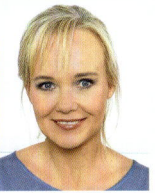

Mein besonderer Tipp

So saunieren Sie richtig

Führen Sie 2 bis 3 Saunagänge von 8 bis 15 Minuten durch. Nehmen Sie vor jedem Saunagang ein warmes Fußbad, und genießen Sie die Ruhe in der Sauna ohne Gespräche. Damit sich die Atemwege abkühlen können, gehen Sie nach den Saunagängen kurz ins Freie. Verzichten Sie auf das Tauchbecken, führen Sie einen kalten Kneipp-Vollguss (siehe Tipp S. 160) mit dem Schlauch durch. Nach dem Schwitzen und Abkühlen gönnen Sie sich 15 bis 20 Minuten Liegepause. Trinken Sie erst nach dem letzten Gang.

Wasseranwendungen

● Gehen Sie regelmäßig in die **Sauna** (siehe Tipp). Sie steigert neben dem seelischen auch das körperliche Allgemeinbefinden, trainiert Kreislauf, Herz sowie Stoffwechsel und stärkt die Abwehrkräfte.

● Weniger zeitaufwendig und deshalb für den normalen Alltag gut geeignet sind **kalte Waschungen**. Sie haben eine ähnlich positive Wirkung auf das Wohlbefinden wie die Sauna. Unter anderem verhelfen sie dem vegetativen Nervensystem zur Harmonisierung, indem sie den „Einpeitscher", den Sympathikus (siehe S. 29) in die Schranken verweisen. Dann kann der Gegenspieler, der Parasympathikus, für Ruhe im System sorgen. Auch die Atmung vertieft sich, was ebenfalls nervenstärkend wirkt. Wechseln Sie zwischen Oberkörper- und Ganzkörperwaschung (siehe S. 74 und S. 52).

● Bei einer leichten Schilddrüsenüberfunktion und daraus resultierenden Herzrhythmusstörungen kann ein kalter **Schilddrüsenwickel** (siehe rechts) die Symptome lindern.

Pflanzliche Mittel

● Zu den besten herzrhythmisierenden Mitteln bei leichten Beschwerden gehört **Besenginsterkraut**. Das darin enthaltene Spartein bewirkt eine Verlangsamung des Herzrhythmus. Überbrühen Sie für einen Tee 1 Teelöffel (1 bis 2 Gramm) Besenginsterkraut mit 1 Tasse kochendem Wasser, 10 Minuten ziehen lassen, abseihen. 3 Tassen pro Tag trinken.

● **Weißdorn** verbessert die Herzleistung, erweitert die Koronargefäße und hat eine rhythmusstabilisierende Wirkung. Häufig werden von Fertigpräparaten (Apotheke) 2-mal täglich

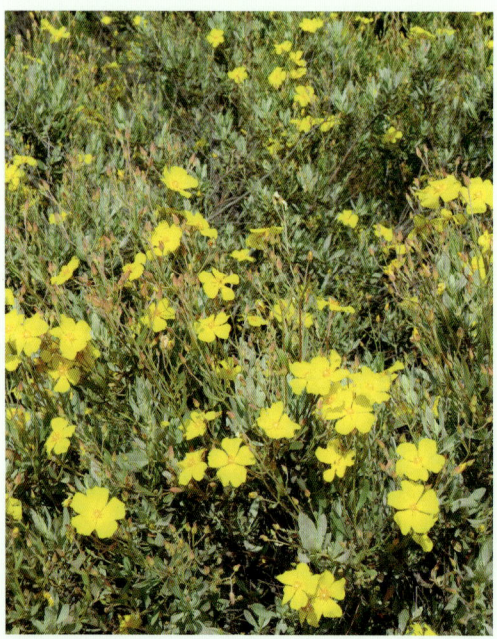

Die Bachblüte Rock Rose (Gelbes Sonnenröschen) hilft bei Entsetzen , wenn einem vor Schreck das Herz stehen bleibt oder Angst das Herz antreibt.

450 Milligramm empfohlen. Fragen Sie einen Naturheilkundearzt nach Ihrer individuellen Dosis. Die Wirkung zeigt sich nach 6 Wochen.

● **Herzgespannkraut** eignet sich zur Behandlung von nervösen Herzbeschwerden, die von der Schilddrüse herrühren können und sich vor allem durch Herzrasen äußern. Für einen Tee überbrühen Sie 1 Teelöffel Herzgespannkraut mit 1 Tasse kochendem Wasser, 10 Minuten ziehen lassen, abseihen. Mehrere Monate lang bis zu 4 Tassen täglich trinken.

● Sind die Herzrhythmusstörungen vorwiegend auf eine Übererregung durch Nervenimpulse zurückzuführen, kann eine **Kräuterteemischung** Erleichterung verschaffen. Lassen Sie in der Apotheke folgende Kräuter zusammestellen: 20 Gramm Herzgespannkraut, 15 Gramm Johanniskraut, 10 Gramm Weißdornblätter- und -blüten, 10 Gramm Baldrianwurzel und 5 Gramm Kümmelsamen (angestoßen). Übergießen Sie 1 Esslöffel der Kräutermischung mit 1 Tasse heißem Wasser, 10 Minuten ziehen lassen, abseihen. 3-mal täglich 1 Tasse trinken.

● Die beruhigende Wirkung von **Melisse** und **Baldrian** in Kombination mit **Weißdorn** und **Herzgespannkraut** kann man auch rezeptfrei als Fertigpräparat in der Apotheke kaufen, z. B. Oxacant® sedativ Liquid. Nehmen Sie es nach Packungsbeilage in etwas Flüssigkeit ein.

Bachblüten

„Das Loslassen der Angst ist die Grundlage zur Heilung", meinte Dr. Edward Bach (1886 – 1936), der Begründer der nach ihm benannten Bachblütentherapie. Bachblüten können Ihnen helfen, negative Gefühle aufzulösen und besser mit Ängsten, Unentschlossenheit oder Stress umzugehen.

● bei Stress: Agrimony, Vervain, Oak oder Impatiens

Kalter Schilddrüsenwickel

Wenig Aufwand, viel Nutzen: Sie können mit diesem Wickel die Durchblutung der Schilddrüse und des umliegenden Gewebes anregen sowie das vegetative Nervensystem zum Umschalten auf den Ruhemodus bewegen.

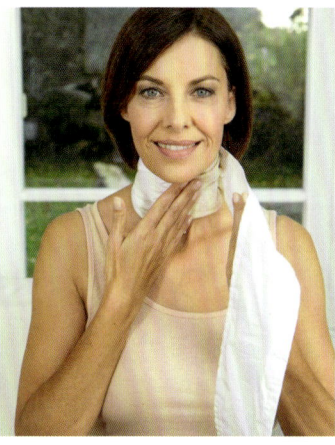

1. Legen Sie 3 schmale, lange Tücher bereit: 1 Innen- und 1 Zwischentuch aus Leinen oder Baumwolle sowie 1 Außentuch aus Baumwolle oder Flanell.

2. Halten Sie das Innentuch unter kaltes Wasser und wringen Sie es aus, sodass es nicht mehr tropft. Wickeln Sie es straff um den Hals.

3. Wickeln Sie das trockene Zwischentuch so darüber, dass es etwa 3 bis 4 Zentimeter über das Innentuch hinausragt.

4. Abschließend wickeln Sie das trockene Außentuch darüber. Nach 8 bis 10 Minuten breitet sich eine wohlige Wärme aus. Lassen Sie den Wickel 30 bis 45 Minuten aufliegen.

- bei Herzklopfen und Panik: Rock Rose, Aspen oder Impatiens
- Entscheidungsunfreudige kann Scleranthus unterstützen.
- Bei psychischen Ausnahmezuständen ist das Kombinationspräparat First Aid Remedy (Rescue Remedy®) angezeigt.

Anthroposophie

- Als Begleittherapie von Herzrhythmusstörungen und Schilddrüsenüberfunktion sind die anthroposophischen Mittel **Primula/Convallaria comp.** Globuli (Wala), 3- bis 4-mal täglich 10 bis 15 Tropfen, oder **Adonis compositum** (Wala), 3-mal täglich 5 Globuli, sinnvoll.
- **Neurodoron®** (Weleda) hilft bei Unruhe, Stress und stressbedingter Angst. Bei akuten Beschwerden 3- bis 4-mal täglich 1 Tablette. Bei chronischen Beschwerden ist eine 2- bis 3-monatige Kur sinnvoll (Absprache mit dem Arzt).

Neuraltherapie

Herzrhythmusstörungen können auch durch Störfelder (chronische Krankheitsherde) verursacht werden, die ein Neuraltherapeut mit mehreren lokalen Betäubungsinjektionen behandeln kann (siehe S. 68). Als Auslöser kommen chronische Entzündungen im Hals-Nasen-Ohren-Bereich und an den Zähnen infrage, also chronische Mandelentzündung oder Narben infolge einer Mandelentfernung, tote Zahnwurzeln und Amalgamfüllungen. Im Herzbereich können Rippenbrüche, Narben, Brustoperationen und Tätowierungen zu Rhythmusstörungen führen. Bei älteren Patienten sollte man auch an eine überstandene Diphtherie denken, die Jahrzehnte später noch Beschwerden verursachen kann. Auch bei Scharlach sind Spätfolgen möglich. Nach spätestens 6 Behandlungen sollte sich ein Erfolg der Neuraltherapie zeigen.

Heilmittel aus aller Welt

● In der ayurvedischen Medizin wird **Ashwagandha**, Schlafbeere oder Indischer Ginseng (Withania somnifera) genannt, zur Beruhigung des Herzens verwendet. Das Mittel wirkt antioxidativ, antientzündlich, lindert Ödeme und stärkt den Herzmuskel. Auf der geistig-emotionalen Ebene bringt Ashwagandha Ruhe, Klarheit und die Gefühle ins Gleichgewicht. Ashwagandhapulver können Sie in Apotheken bestellen. Einnahme nach Packungsbeilage.

● Bei akuter Herzunruhe kann die **Akupressur** des Punkts He 7 helfen (siehe Foto rechts). Drücken Sie den Punkt mit kreisenden Bewegungen etwa 30 Sekunden.

● Massagen mit **Kanukaöl** wirken beruhigend und können neue Energie bringen. Das Myrtengewächs ist eine traditionelle Heilpflanze der neuseeländischen Maoris und australischen Aborigines. Die erdige, waldig-zitronige Duftnote verleiht innere Ruhe. Für ein Kanuka-Massageöl mischen Sie 1 Tropfen Kanukaöl, 2 Tropfen Bergamotteöl und 2 Tropfen Manukaöl in 50 ml Basisöl (Jojoba- oder Mandelöl).

Homöopathie

Eine Reihe von homöopathischen Mitteln kann die Therapie bei Herzrythmusstörungen unterstützen (siehe Tabelle).

Ernährung

Achten Sie auf Lebensmittel mit einem hohen Anteil an Magnesium, Kalium und Kalzium. **Magnesium** ist gemeinsam mit **Kalium** für die elektrische Stabilisierung der Herzzellen verantwortlich. Bei einer Unterversorgung mit diesen Herzmineralien kommt es zu Herzrhythmusstörungen (siehe S. 163).

Kalzium ist nicht nur für starke Knochen ein Schlüsselmineral, es spielt auch eine wichtige Rolle für das Muskel- und Nervensystem. Zu wenig Kalzium kann zu Krämpfen der Musku-

---

Homöopathische Mittel zur Unterstützung der Therapie bei Herzrhythmusstörungen

Leitsymptomatik	Mittel, Potenz und Dosierung
schneller und kräftiger Puls, hochroter Kopf, Beschwerden kommen und gehen plötzlich	Belladonna D6, 3-mal täglich 5 Globuli*
unruhig, depressiv, Schwäche	Digitalis D4, 3-mal täglich 5 Globuli*
schneller Puls, reizbar, benommen	Spartium D4, 3-mal täglich 1 Tablette*
Herz schlägt bis zum Hals, Beklemmungsgefühle	Strophanthus gratus D6, 3-mal täglich 5 Globuli*
Stress, Konzentrationsprobleme, Gedankenkreisen	Neurexan®, 3-mal täglich 1 Tablette* (homöopathisches Komplexmittel, Heel)

* Detaillierte Hinweise zur Einnahme siehe S. 65

latur und damit auch des Herzmuskels führen. Reichlich Kalzium ist enthalten in Käse, Sesamsamen, diversen Gemüse wie Grünkohl, Spinat, weißen Bohnen und Brokkoli. Achten Sie auch bei Mineralwasser darauf, dass es mindestens 300 Milligramm Kalzium pro Liter enthält.

Phosphor als Gefahr fürs Herz

Zum reibungslosen Ablauf vieler Körperfunktionen muss ein bestimmtes Phosphor-Kalzium-Verhältnis im Blut aufrechterhalten werden. Phosphor ist ein lebensnotwendiger Mineralstoff und nach Kalzium das häufigste Mineral im Körper. Er ist in allen Lebensmitteln vorhanden, doch er findet sich auch in verschiedenen Formen als Lebensmittelzusatzstoff in fast allen verarbeiteten Lebensmitteln: als Emulgator, Konservierungsstoff, Antioxidationsmittel und Trennmittel. Industriell verarbeitete Lebensmittel wie Wurst, Schmelzkäse, Brot, Backwaren, Fertiggerichte und Softgetränke weisen teilweise einen sehr hohen Phosphatgehalt auf. Um den Phosphorüberschuss wettzumachen, holt sich der Körper Kalzium aus den Knochen. Das schadet nicht nur den Knochen – es kann eine Osteoporose begünstigen –, der Kalziummangel belastet auch das Herz.

Bewegung

- **Yoga** vereint körperliche Bewegung, bewusste Atmung und mentale Wirkung. Es bringt wieder mehr Rhythmus ins Leben und damit auch in Körper und Herz – das ideale Training für Menschen mit Herzrhythmusstörungen.
- Auch **Tai-Chi- und Qigong-Übungen** verbinden Körper, Geist und Seele in idealer Weise (siehe S. 161, 114, 115).
- **Leichter Ausdauersport** ohne Leistungsziel ist ein gutes Kardio-Training.
- Wer es ruhiger mag, lässt den Tag einfach mit einem **Abendspaziergang** ausklingen.

Entspannung

Das Herz nimmt in allen Medizinsystemen eine zentrale Rolle ein. Heilsame Pflanzen können es ebenso stärken wie nicht medikamentöse Therapien. Die weltweite Vielfalt der „Seelentherapien" ist groß und reicht von Meditation, Trance, Traumreisen bis hin zum Feuerlaufen. Die westliche Medizin kann davon viel lernen und ist auch dabei, dem Körper-Seele-Bezug mehr Aufmerksamkeit zu geben.

- Bringen Sie Rhythmus und Regelmäßigkeit in Ihr Leben, das heißt, achten Sie auf einen **gleichmäßigen Tagesablauf** und ausreichend Schlaf.
- Viele Studien belegen die Kraft der **Meditation** zur Vorbeugung und Heilung von Herzerkrankungen, auch von Herzrhythmusstörungen. Besuchen Sie zum Einstieg einen Kurs oder legen Sie sich eine CD zu (zum Beispiel Herz-Meditation/AMRA Records). Die innere Einkehr hilft Ihnen, besser für sich selbst zu sor-

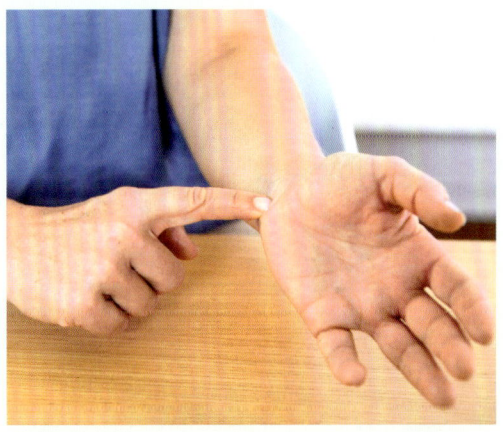

Akupressur bei Herzunruhe: Am inneren Ende der Handgelenksfalte kann eine Sehne (Musculus flexor carpi ulnaris) deutlich getastet werden. Unter ihr ist das Erbsenbein (Os pisiforme) zu fühlen. Der Akupunkturpunkt He 7 liegt vor dem Erbsenbein, auf der Daumenseite der Sehne.

gen, sich selbst zu lieben und dann auch mehr Kraft für die Liebe zum Nächsten zu haben.

● Bei nervöser Unruhe und Schlafstörungen wirkt ein entspannender **Lavendelölwickel** Wunder (siehe unten).

● Verwöhnen Sie sich öfter mal mit einer **Selbstmassage** (siehe rechte Seite), wenn Ihre Herzrhythmusstörungen mit Erschöpfung einhergehen.

Test: Herzrhythmus und Seele

Manche Herzen stolpern oder rasen so sehr, dass es den Betroffenen nicht mehr möglich ist, unbeschwert und angstfrei zu leben. Sie vertragen die Medikamente nicht gut und wissen sich nicht zu helfen. Da ist es sinnvoll, sich zu fragen: Über welche Steine stolpert möglicherweise meine Seele? Was gibt es in meinem Leben, das mein Herz aus dem Takt bringt?

Machen Sie einen einfachen Test: Überlegen Sie sich die Dinge, die Ihr Herz am meisten beeinflussen – positiv wie negativ –, und schreiben Sie sie jeweils einzeln auf ein Din-A4-Blatt.

Mischen Sie die Blätter so auf dem Boden, dass die Schrift verdeckt ist. Steigen Sie langsam auf das erste Blatt. Was fühlen Sie: Kraft, Unruhe, wackelige Beine, Herzrasen, nichts? Betreten Sie das nächste Blatt und spüren Sie, ob Sie einen Hinweis erhalten. Schlägt Ihr Herz unangenehm höher? Oder fühlt es sich an, als ob da noch ein Blatt fehlt? Vielleicht erhalten Sie eine Idee, woran es sich zu rütteln lohnt.

Natürlich kann auch ein Therapeut helfen, das Unterbewusste ans Licht zu holen. Das Ergebnis kann erhellend und befreiend sein.

Hilfreiche Familienaufstellung

Je mehr die Erkrankung uns einengt und je weniger sie auf konventionelle Heilverfahren anspricht, desto größer ist die Chance, mit einem Blick auf Seele und Geist weiterzukommen.

Bei Familienaufstellungen versucht man, aus einer anderen Wahrnehmungsposition krank machende Muster in der Familie und im eigenen Leben zu erkennen. Man kann dabei ergründen, ob es über die Krankheit eine Verbin-

Lavendelölwickel

Bei nervöser Unruhe und Schlafstörungen sorgen die ätherischen Öle von Lavendel für Entspannung und erholsamen Schlaf.

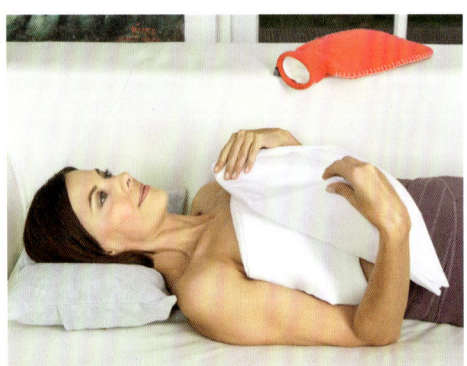

1. Sie brauchen 2 Baumwolltücher beziehungsweise 1 Baumwoll- und 1 Flanelltuch, Lavendelöl (10 Prozent) und 1 Wärmflasche.

2. Verteilen Sie 2 Teelöffel Lavendelöl (Apotheke) auf dem Baumwolltuch. Legen Sie das Lavendeltuch auf die Brust. Decken Sie es mit einem trockenen Baumwoll- oder Flanelltuch ab.

3. Legen Sie die Wärmflasche auf den Wickel. Wenn er sich angenehm erwärmt hat, können Sie die Wärmflasche entfernen. Lassen Sie den Wickel so lange liegen, wie es Ihnen angenehm ist (gerne auch über Nacht).

Selbstmassage mit Öl

Nehmen Sie sich 2- bis 3-mal in der Woche 20 bis 30 Minuten Zeit für eine Selbstmassage. Dieses Ritual ist Teil der ayurvedischen Morgenroutine.

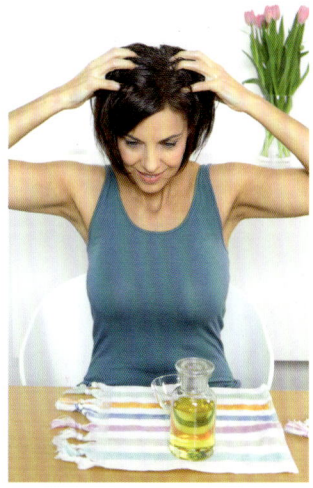 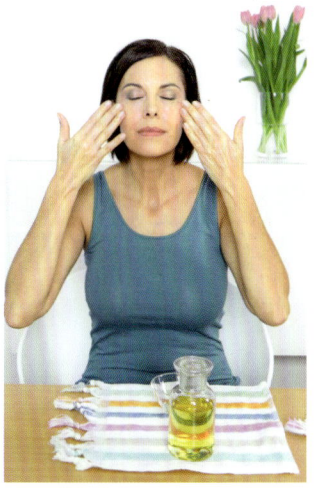 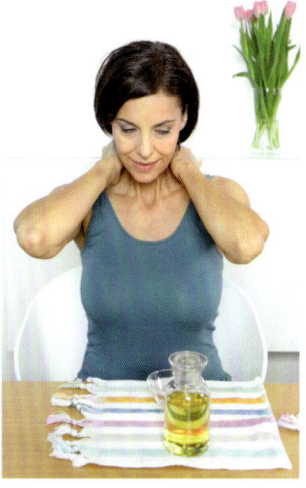

1. Füllen Sie etwa 40 ml Sesamöl in eine Schale. Träufeln Sie etwas Öl auf den Mittelscheitel und massieren Sie das Öl mit beiden Händen kreisend Richtung Ohren in die Kopfhaut. Danach massieren Sie Ihren Hinterkopf bis zum Nacken.

2. Massieren Sie das Gesicht von der Stirnmitte zu den Schläfen, unter und über den Augen, von der Nase über die Wangen, die Lippen und das Kinn. Zum Schluss sanft vom linken zum rechten Unterkiefer kreisen und umgekehrt.

3. Streichen Sie nun mit beiden Händen den Hals vom Nacken nach vorne zur Kehle. Abwärts streichen Sie nur mit leichtem, nach oben ganz ohne Druck. Wiederholen Sie die „Streicheleinheiten" am Hals ein paar Mal.

4. Weiter geht es über die Ober-, dann die Unterarme und die Hände (Finger einzeln ausstreichen) vor. Dann folgt der Rumpf: Verweilen Sie mit sanftem Kreisen am Herzen. Auf dem Bauch im Uhrzeigersinn kreisen, den Rücken so weit es geht ebenfalls massieren. Die Beine mit einer Hand außen, mit der anderen Hand innen umfassen (am Gesäß beginnen). Die Zehen einzeln ausstreichen. Lassen Sie das Öl etwa 15 Minuten einziehen. Danach mit einer milden Seife warm duschen.

dung zu Vorfahren oder deren Erlebnissen gibt, die uns im Bann hält. „Tragen" wir etwas für unsere Eltern? Erstaunlicherweise brauchen manche Menschen nur diesen einen Moment des Verstehens, woher die Krankheit rührt, danach bessert sie sich rasch.

Für andere wiederum ist es ein längerer Weg mithilfe von Therapeuten, um das Erfahrene aufzuarbeiten und um mit dem Stolpern aufzuhören. Wer stolpert, braucht Stützen, körperlich wie gedanklich, um wieder sicher Fuß zu fassen (siehe S. 231).

Mit Herz kochen

Schwingen Sie öfter mal den Kochlöffel für Ihr
Herz. Verwenden Sie Lebensmittel, Gewürze
und Kräuter, die man gut und gern als
Medizin verordnen könnte. Eine Medizin, die lecker
schmeckt und keinerlei Nebenwirkungen zeigt.
Sie müssen weder Arzt noch Apotheker fragen,
sondern suchen aus der folgenden Rezeptauswahl
ganz nach Lust und Laune aus. Guten Appetit,
lassen Sie es sich „herz"-haft schmecken!

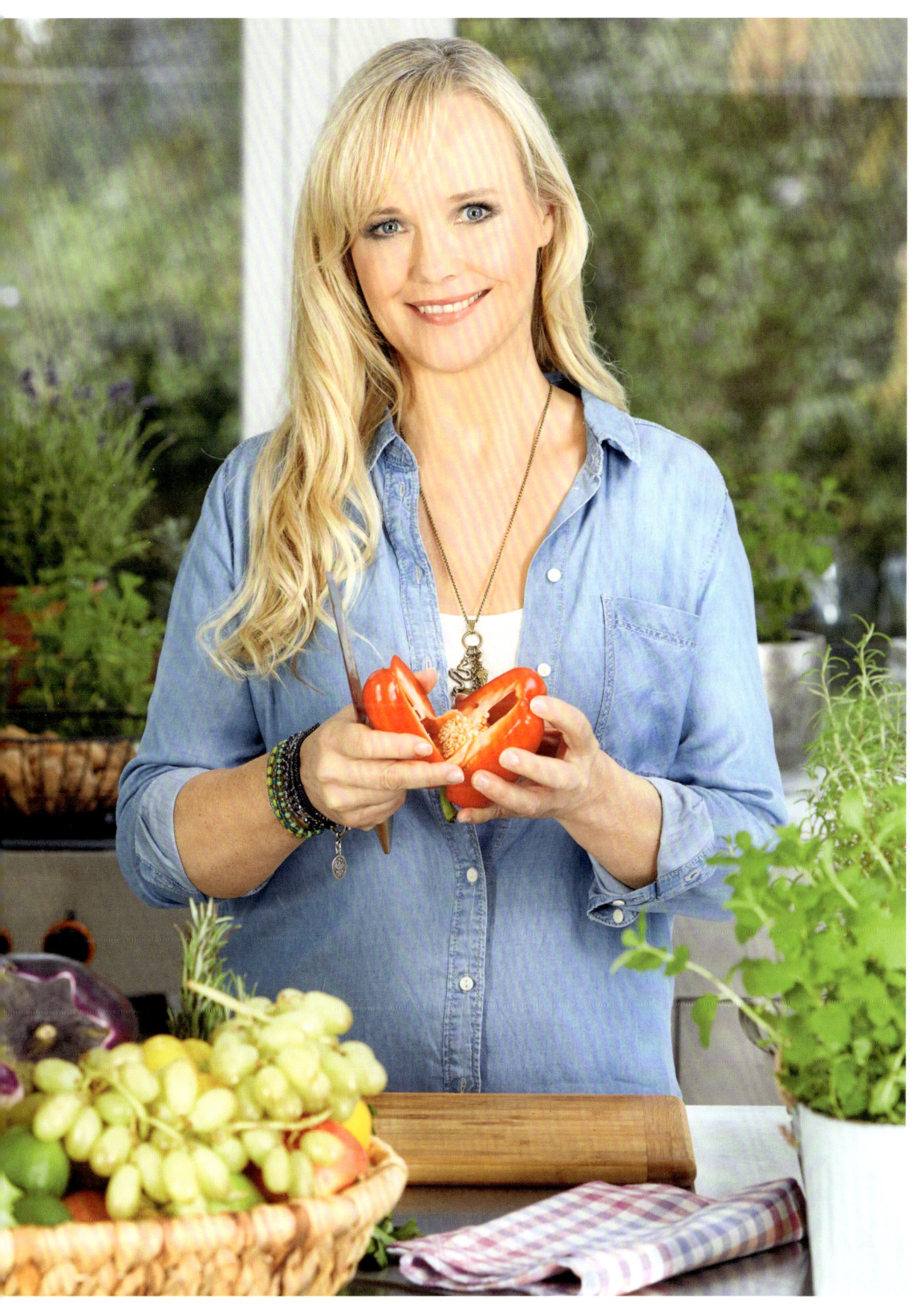

Apfel-Müsli mit Trauben

Für 2 Personen
Zubereitungszeit: 20 Minuten

8 Walnusskerne
300 g Magerquark
4 EL Milch (1,5 % Fett)
2 EL kalt gepresstes Leinöl
1 EL flüssiger Honig
2 Äpfel
100 g blaue oder grüne Weintrauben
¼ TL Zimtpulver
1 Msp. Nelkenpulver
3 EL geschroteter Leinsamen

1 Die Walnüsse hacken und in einer kleinen Pfanne ohne Fett bei mittlerer Hitze hellbraun anrösten. Vom Herd nehmen und abkühlen lassen.

2 Den Quark mit Milch, Leinöl und Honig mit dem Schneebesen cremig verrühren.

3 Die Äpfel waschen, vierteln, entkernen und in kleine Stücke schneiden. Die Trauben waschen, halbieren und eventuell entkernen. Äpfel und Trauben vorsichtig mischen, mit Zimt- und Nelkenpulver würzen und in zwei Schälchen geben. Mit den Leinsamen bestreuen. Den Quark-Öl-Mix darauf verteilen. Die Walnüsse vor dem Servieren darüberstreuen.

Gut zu wissen: Leinöl ist eine der besten Quellen für hochwertige Omega-3-Fettsäuren (siehe S. 79). Sie wirken blutdrucksenkend, verringern die Blutfettwerte, verbessern die Fließeigenschaften des Bluts und helfen damit, einem Herzinfarkt vorzubeugen. Werden Sie zum Leinöl-Fan!

Mein Tipp

Leinöl gibt es im Reformhaus und im Biomarkt. Es hat einen mild-aromatischen Geschmack und sollte nach dem Öffnen unbedingt im Kühlschrank aufbewahrt werden, da es bei Raumtemperatur rasch ranzig wird und nicht mehr schmeckt.

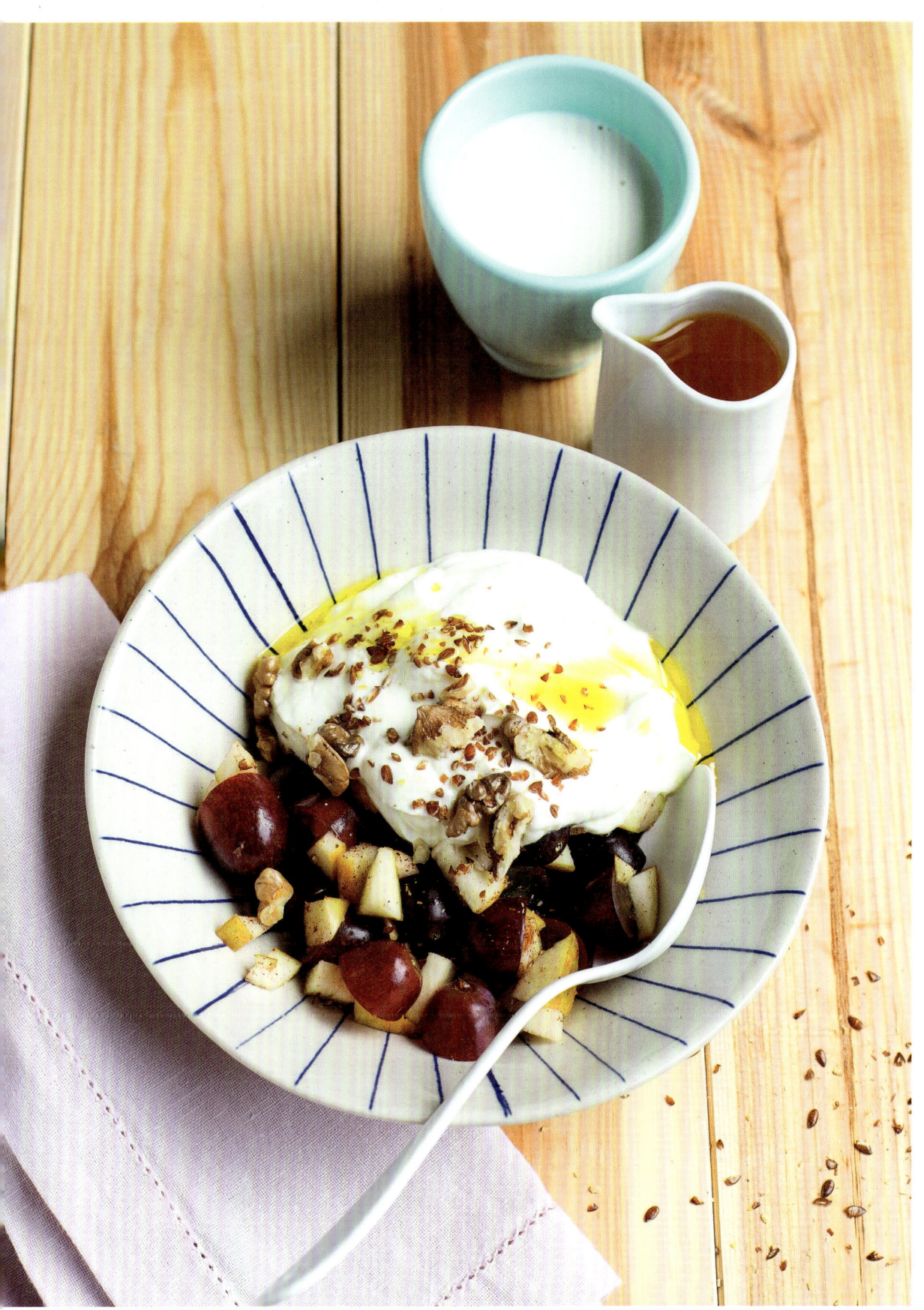

Buchweizen-Leinsamen-Brei

Für 2 Personen
Zubereitungszeit: 30 Minuten

4 getrocknete Aprikosen
500 ml Sojadrink (natur)
Salz
50 g Buchweizengrütze (ersatzweise Hafer- oder Hirseflocken)
2 EL geschroteter Leinsamen
2 kleine Bio-Orangen
1 TL Zimtpulver
1 EL Ahornsirup
1 EL Haselnusskerne

1 Die Aprikosen in kleine Würfel schneiden. Den Sojadrink mit 1 Prise Salz in einem Topf aufkochen. Buchweizengrütze, Leinsamen und Aprikosen dazugeben und aufkochen. Bei schwacher Hitze unter gelegentlichem Rühren offen etwa 15 Minuten köcheln lassen, bis die Flüssigkeit aufgesogen ist.

2 Die Orangen heiß waschen und trocken reiben. Die Schale von 1 Orange fein abreiben. Beide Orangen schälen, sodass die weiße Haut mit entfernt wird, und in Spalten schneiden, den Saft auffangen. Orangensaft und -schale unter den Porridge rühren, weitere 5 Minuten zugedeckt quellen lassen.

3 Zimt und Ahornsirup unterrühren. Den Buchweizenbrei in zwei Schalen verteilen, die Orangen darauf anrichten. Die Haselnüsse grob hacken und daraufstreuen.

Gut zu wissen: Das Rutin im Buchweizen schützt die Gefäßwände, der hohe Ballaststoffgehalt senkt das Cholesterin.

Beerenmüsli mit Hirse- und Haferflocken

Für 2 Personen
Zubereitungszeit: 20 Minuten

4 EL kernige Haferflocken
4 EL Hirseflocken
2 EL getrocknete Soft-Cranberrys
2 EL Mandeln
1 EL Sonnenblumenkerne
150 ml Milch (1,5% Fett)
250 g gemischte Beeren (frisch
oder tiefgekühlt)
150 g Naturjoghurt (1,5% Fett)
2 TL flüssiger Honig

1 Die Hafer- und Hirseflocken mit den Cranberrys in eine Schüssel geben. Die Mandeln hacken, mit den Sonnenblumenkernen dazugeben und alles vermischen. Die Milch erhitzen und unter die Flockenmischung rühren, etwa 10 Minuten quellen lassen.

2 Inzwischen die Beeren verlesen, waschen und trocken tupfen. (Tiefgekühlte Beeren über Nacht auftauen lassen.)

3 Das Müsli auf zwei Frühstücksschalen verteilen. Den Joghurt glatt rühren, daraufgeben und die Beeren darüberstreuen. Mit dem Honig beträufeln.

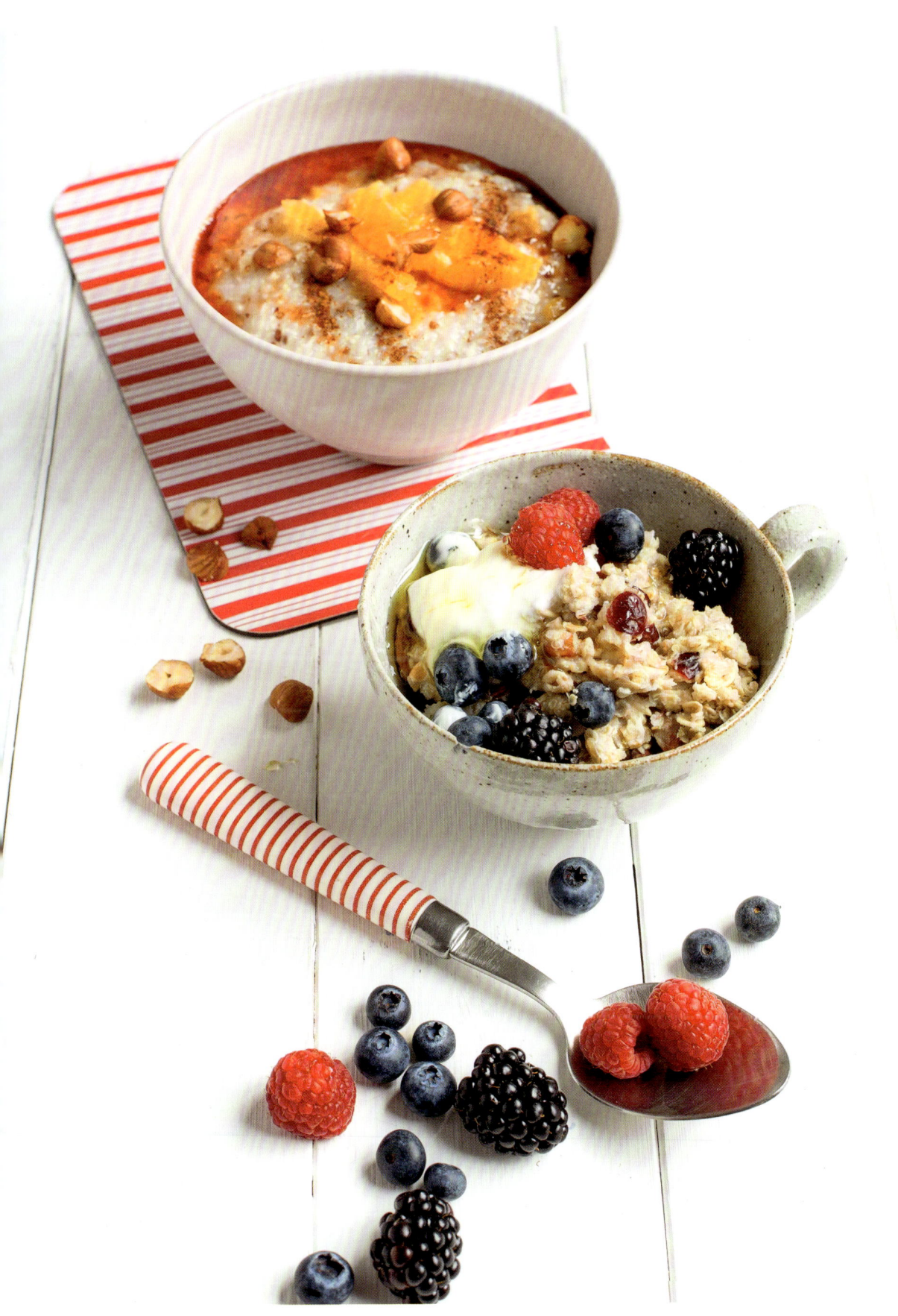

Maronen-Vanille-Aufstrich

Für 1 Glas à ca. 300 ml
(4 Portionen)
Zubereitungszeit: 15 Minuten
Kühlzeit: 30 Minuten

200 g Maronen (geschält und
gegart; vakuumiert)
2 EL natives Kokosöl
2 EL flüssiger Honig
2–3 EL Sojacreme
½ TL gemahlene Vanille

1 Die Maronen grob hacken. Mit dem Kokosöl, Honig und der Sojacreme in einen hohen Rührbecher geben und mit dem Stabmixer glatt pürieren. Die Vanille dazugeben und gut unterrühren.

2 Die Maronencreme in ein Glas mit Schraubdeckel füllen und vor dem Servieren etwa 30 Minuten in den Kühlschrank stellen. Sie hält sich gekühlt 4 bis 5 Tage.

Gut zu wissen: In Maronen sind die herzwirksamen Mineralien Kalium, Magnesium und Kalzium reichlich enthalten. Dazu Vitamine der B-Gruppe, Vitamin C, E und Folsäure.
Die Früchte der Edelkastanie regen den Stoffwechsel an, fördern die Durchblutung, festigen die Aderwände und haben eine leicht entwässernde Wirkung.

Erdbeer-Leinsamen-Konfitüre

Für 2 Gläser à ca. ¼ l
(12 Portionen)
Zubereitungszeit: 15 Minuten
Ruhezeit: 3 Stunden oder über
Nacht

400 g Erdbeeren
1 TL abgeriebene Bio-Orangenschale
60 g Rohrohrzucker
4 EL geschroteter Leinsamen
2 TL Johannisbrotkernmehl

1 Die Erdbeeren waschen, putzen und grob zerkleinern. Mit der Orangenschale und dem Zucker in einen hohen Rührbecher geben und mit dem Stabmixer fein pürieren.

2 Den Leinsamen und das Johannisbrotkernmehl gründlich unter das Fruchtpüree mischen und den Aufstrich in saubere Schraubdeckelgläser füllen. Mindestens 3 Stunden, am besten über Nacht, im Kühlschrank quellen lassen. Die Konfitüre hält sich gekühlt 3 bis 4 Tage.

Gut zu wissen: Verwenden Sie unbedingt geschrotete Leinsamen. Nur so können die darin enthaltenen Omega-3-Fettsäuren vom Körper aufgenommen und in die Gefäßwände eingebaut werden. Die Ballaststoffe im Leinsamen wirken sich günstig auf den Fettstoffwechsel aus.

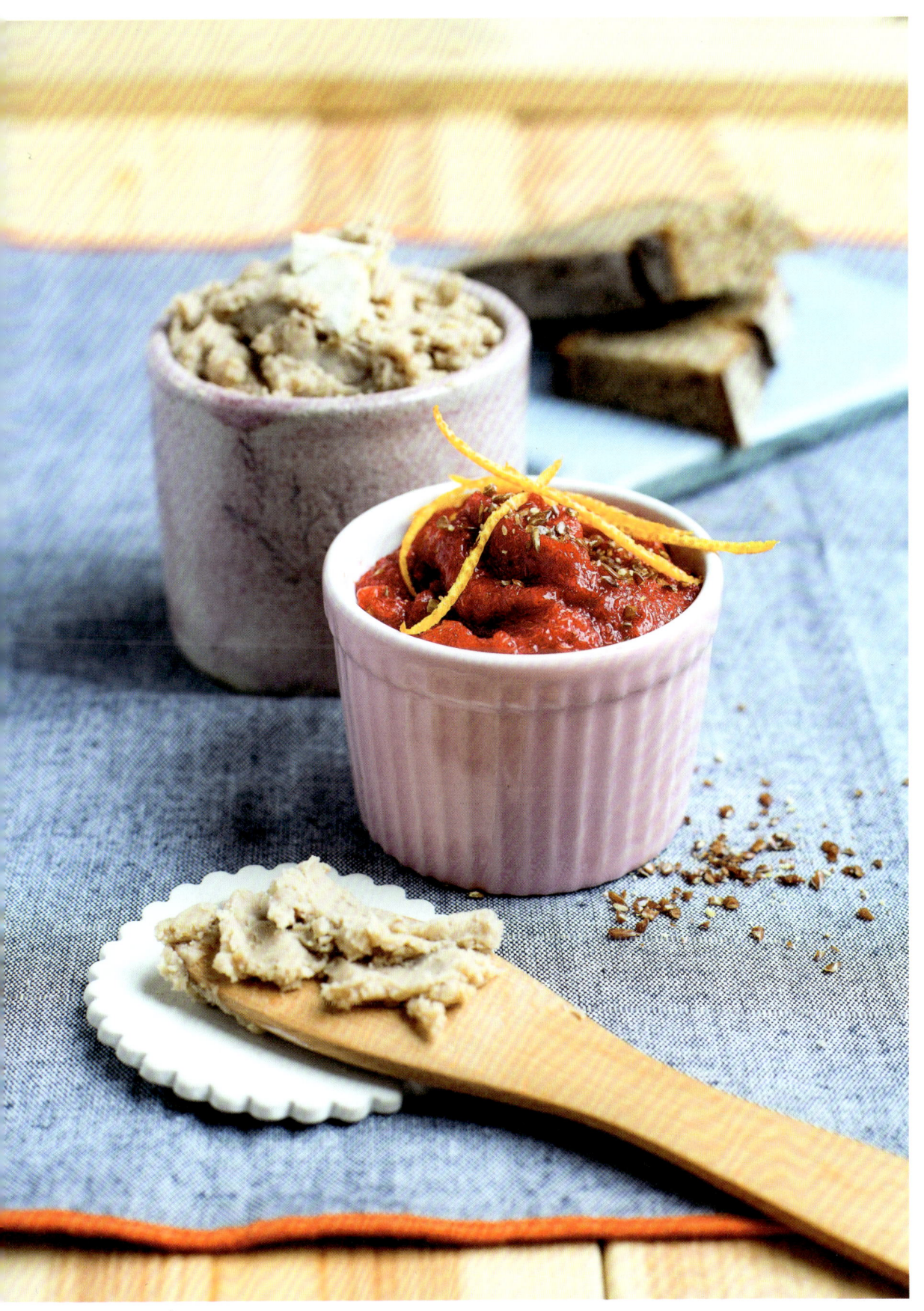

Rote-Bete-Aufstrich

Für 2 Gläser à ca. 200 ml
(8 Portionen)
Zubereitungszeit: 40 Minuten
Kühlzeit: 30 Minuten

2 Rote Beten (ca. 250 g)
Salz
1 Knoblauchzehe
100 g Schmand
2 EL fein geriebene
Walnusskerne
Pfeffer aus der Mühle
1–2 TL Rotweinessig

1 Die Rote Beten waschen, den Stielansatz dranlassen. In Salzwasser je nach Größe etwa 30 Minuten garen, dann abgießen, etwas abkühlen lassen und schälen (dabei Einmalhandschuhe tragen, da Rote Beten stark färben). Die Rote Beten auf einer nicht zu feinen Rohkostreibe in eine Schüssel raspeln und abkühlen lassen.

2 Den Knoblauch schälen, fein reiben, mit Schmand und Walnüssen unter die Rote-Bete-Raspel rühren. Mit Salz, Pfeffer und Essig würzen. Den Aufstrich etwa 30 Minuten kühl stellen. Er schmeckt gut auf Bauernbrot.

Gut zu wissen: Die Inhaltsstoffe der Rote Beten erweitern die Gefäße und wirken sich damit günstig auf den Blutdruck und die Leistungsfähigkeit des Herzens aus (siehe S. 162 sowie Tipp S. 196).

Kichererbsen-Möhren-Paste

Für 4 Personen (ca. 400 g)
Zubereitungszeit: 15 Minuten

1 Dose Kichererbsen
(240 g Abtropfgewicht)
2 EL Zitronensaft
2 EL kalt gepresstes Olivenöl
2 EL Tahin (Sesammus)
½ TL gemahlener Kreuzkümmel
1 Msp. Paprikapulver (rosenscharf)
Salz
1 kleine Möhre

1 Die Kichererbsen abgießen, in einem Sieb kalt abbrausen und abtropfen lassen. Mit dem Zitronensaft, Olivenöl und Tahin in ein hohes Rührgefäß geben und mit dem Stabmixer zu einer glatten Paste pürieren. Mit Kreuzkümmel, Paprikapulver und Salz abschmecken.

2 Die Möhre putzen, schälen und fein reiben, unter das Kichererbsenpüree mischen. Den Aufstrich in ein Schraubdeckelglas füllen. Er hält sich im Kühlschrank etwa 5 Tage. Zum Servieren nach Belieben mit Sprossen bestreuen.

Gut zu wissen: Der hohe Saponingehalt der Kichererbsen bindet Cholesterinmoleküle. So gelangen diese gar nicht erst in den Kreislauf.

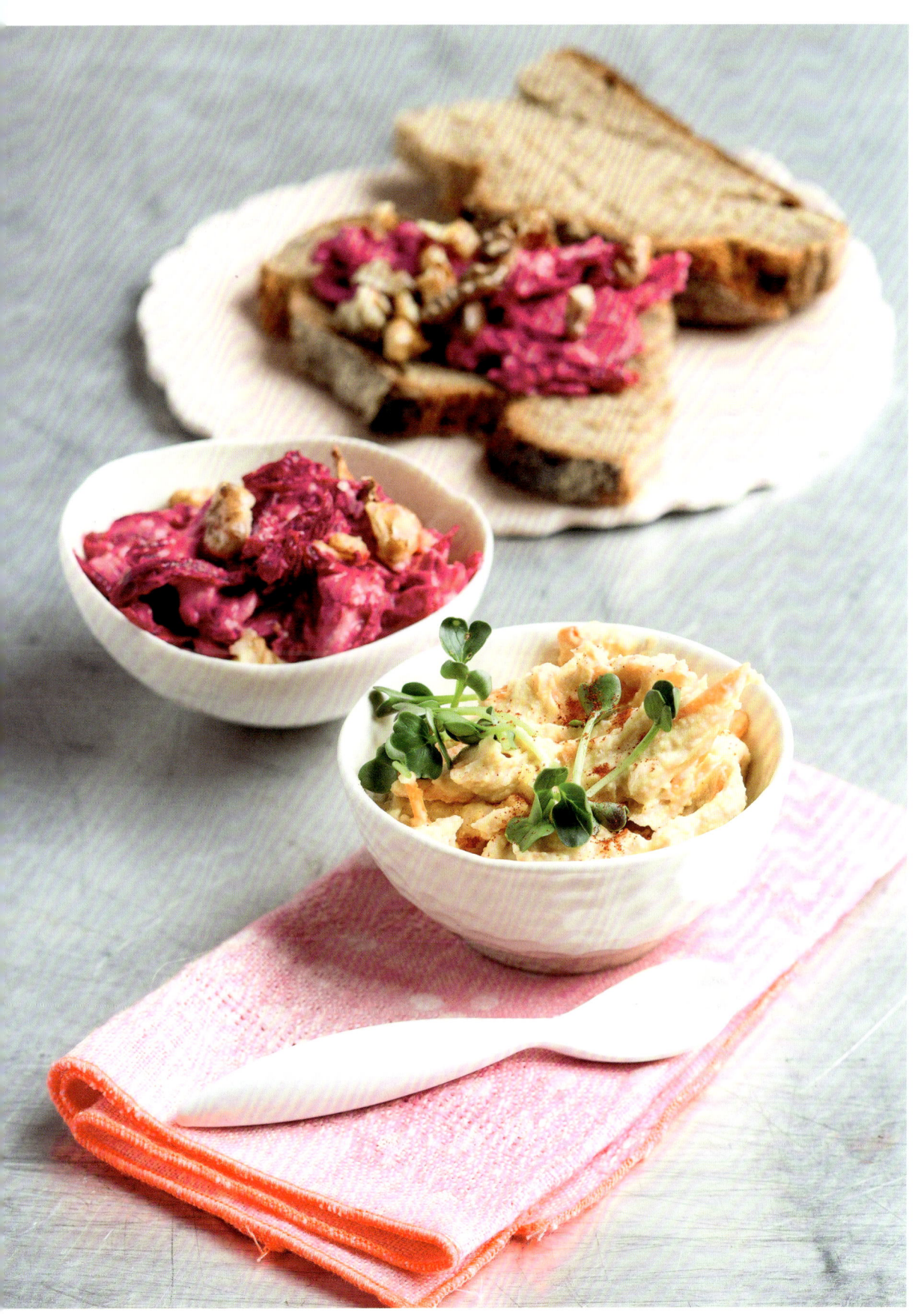

Räucherlachs-Gurken-Brötchen

Für 2 Personen
Zubereitungszeit: 20 Minuten

2 Brötchen (z.B. Dinkelvollkorn-
brötchen)
120 g Frischkäse (Halbfettstufe)
2 TL geriebener Meerrettich
(aus dem Glas)
Salz, Pfeffer aus der Mühle
6 Stiele Dill
1 Minigurke
100 g Graved Wildlachs
(in Scheiben)

1 Die Brötchen quer halbieren und nach Belieben toasten. Den Frischkäse mit dem Meerrettich verrühren, mit Salz und Pfeffer abschmecken. Den Dill waschen, trocken tupfen, die Blättchen abzupfen und hacken. Einige Blättchen zum Garnieren beiseitestellen, den Rest unter den Frischkäse mischen.

2 Die Gurke putzen, waschen und in dünne Scheiben schneiden. Die Brötchenhälften mit dem Frischkäse bestreichen. Die Gurkenscheiben leicht überlappend darauf verteilen. Mit dem Lachs belegen und mit Dill garnieren.

Mein Tipp

Gut auch zum Mitnehmen ins Büro oder für unterwegs: Dafür die 4 Brötchenhälften mit der Meerrettichcreme bestreichen. 2 Brötchenhälften mit Gurken und Räucherlachs legen. Mit Dill bestreuen und mit den beiden anderen Brötchenhälften bedecken. In Pergamentpapier wickeln.

Tomaten mit Avocado und Mozzarella

Für 2 Personen
Zubereitungszeit: 20 Minuten

200 g Cocktailtomaten
1 reife Avocado
4 kleine Kugeln Büffelmozzarella (ca. 125 g)
2–3 Stiele Basilikum
Salz, Pfeffer aus der Mühle
2 EL Balsamico bianco
2 EL kalt gepresstes Olivenöl
1 EL kalt gepresstes Leinöl

1 Die Tomaten waschen und in Scheiben schneiden. Die Avocado längs halbieren und den Stein entfernen. Das Fruchtfleisch aus der Schale heben und in etwa ½ cm dicke Scheiben schneiden. Den Mozzarella abgießen, mit Küchenpapier trocken tupfen und in Scheiben schneiden. Basilikum waschen, trocken tupfen und die Blätter abzupfen.

2 Avocado, Tomaten und Mozzarella auf zwei Teller verteilen. Mit Salz und Pfeffer würzen. Mit Essig, Oliven- und Leinöl beträufeln. Mit Basilikum bestreut servieren. Dazu passt Vollkornbrot oder Roggenbrötchen.

Mein Tipp

Für eine fruchtig-pikante Note die Cocktailtomaten durch reife Erdbeeren ersetzen und ebenfalls in Scheiben schneiden.

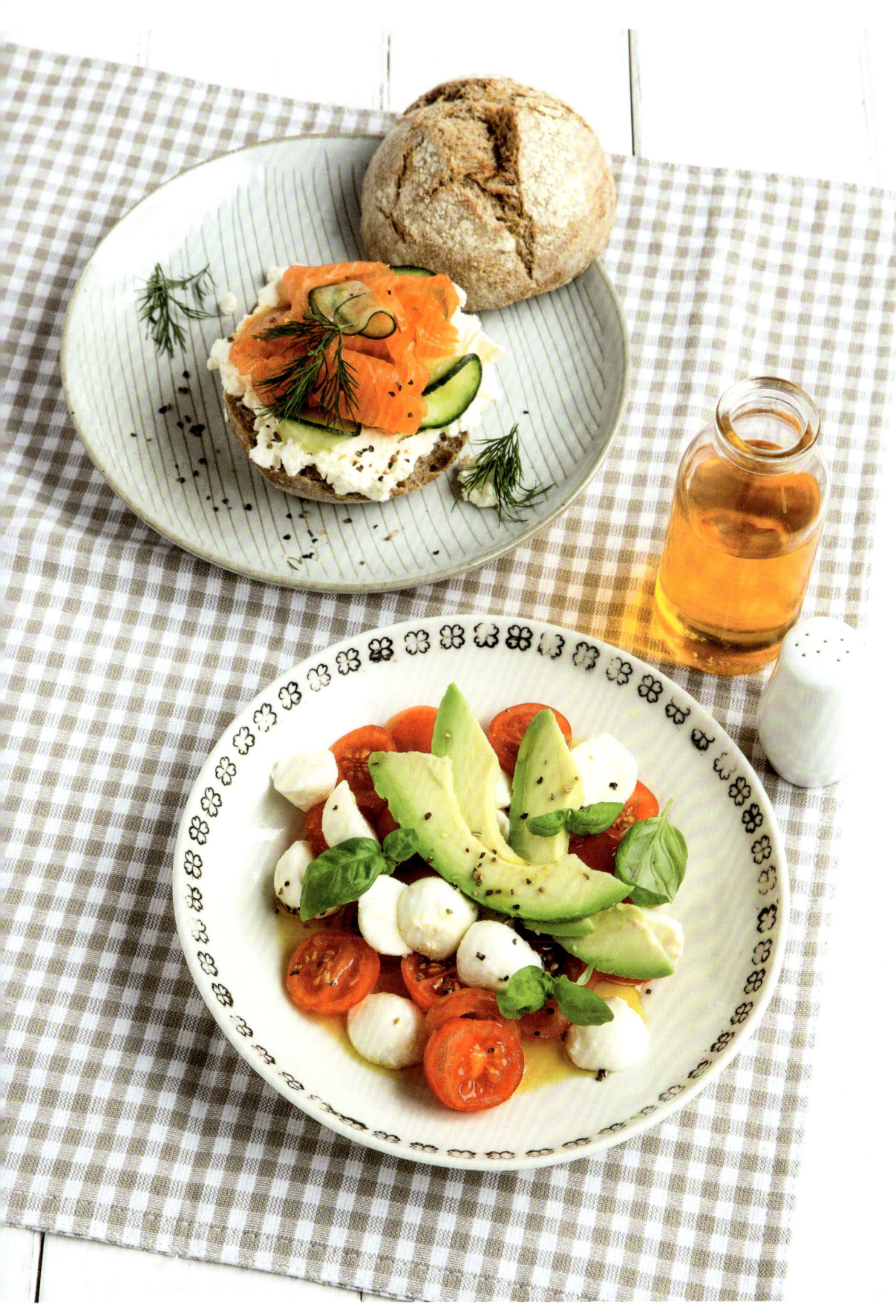

Brokkoli-Tomaten-Pasta mit Kerne-Mix

Für 2 Personen
Zubereitungszeit: 25 Minuten

300 g Brokkoli
Salz
1 kleine Zwiebel
100 g Cocktailtomaten
30 g Bergkäse
200 g Penne-Nudeln
(z.B. Vollkorn-Penne)
2 EL Kerne-Mix
(z.B. Kürbis-, Sonnenblumen-,
Pinienkerne)
1 EL Olivenöl
125 ml Gemüsebrühe
150 g Frischkäse
(Halbfettstufe)
Pfeffer aus der Mühle
1–2 TL Zitronensaft

1 Den Brokkoli putzen, waschen und in Röschen teilen, die Stiele schälen und in kleine Würfel schneiden. Den Brokkoli in kochendem Salzwasser etwa 3 Minuten blanchieren, dann abgießen, abschrecken und gut abtropfen lassen. Die Zwiebel schälen und würfeln. Die Cocktailtomaten waschen und halbieren. Den Käse entrinden und reiben.

2 Währenddessen in einem Topf reichlich Salzwasser aufkochen. Die Nudeln darin nach Packungsangabe bissfest garen. Die Kerne in einer Pfanne ohne Fett bei mittlerer Hitze anrösten. Auf einen Teller geben und abkühlen lassen.

3 Das Olivenöl in einer großen Pfanne erhitzen. Die Zwiebel darin glasig dünsten. Den Brokkoli dazugeben und etwa 2 Minuten mitdünsten. Die Brühe und den Frischkäse einrühren. Aufkochen, die Tomaten hinzufügen und alles bei schwacher Hitze 2 bis 3 Minuten köcheln lassen. Mit Salz, Pfeffer und Zitronensaft abschmecken.

4 Die Nudeln abgießen, abtropfen lassen und mit der Brokkolisauce mischen. Mit den Kernen und dem Käse bestreuen und servieren.

Gut zu wissen: Achten Sie darauf, dass Sie jeden Tag ausreichend Vitamin C zu sich nehmen, das schützt die Blutgefäße und verringert das Risiko von Arteriosklerose (siehe S.36).

Mein Tipp

Wenn es mal schnell gehen muss, sind Sie mit Tiefkühl-Brokkoli gut bedient. Er kommt direkt in die Pfanne, denn er ist bereits geputzt und in Röschen geteilt. Ein weiterer Pluspunkt: Der TK-Brokkoli wurde sofort nach der Ernte schockgefrostet und enthält oft mehr Vitamin C als zu lang gelagerte frische Ware.

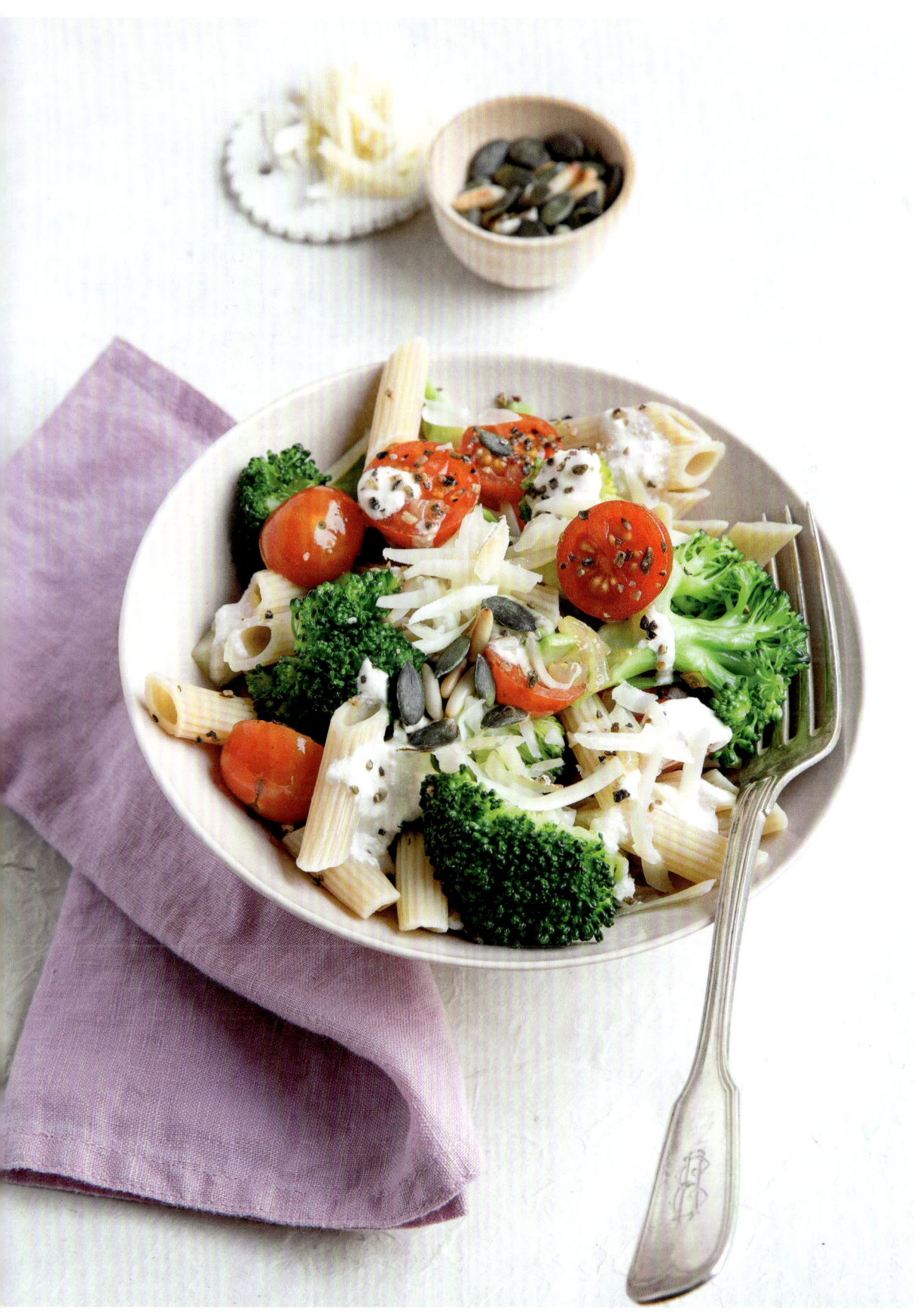

Spitzkohl mit Nudeln und Tofu

Für 2 Personen
Zubereitungszeit: 30 Minuten

200 g Tofu (natur; aus dem Kühlregal)
1 rote Spitzpaprika (ca. 80 g)
1 kleine Zwiebel
1 Knoblauchzehe
2 EL Olivenöl
2 EL Ajvar (milde oder scharfe Paprikapaste)
200 g stückige Tomaten (aus der Dose)
Salz, Pfeffer aus der Mühle
1 TL getrocknete italienische Kräuter
200 g Tagliatelle-Nudeln (z.B. Vollkorn-Tagliatelle)
250 g Spitzkohl
½ Bund Schnittlauch

1 Den Tofu trocken tupfen und fein hacken. Die Spitzpaprika putzen, längs halbieren, entkernen, waschen und in kleine Würfel schneiden. Die Zwiebel und die Knoblauchzehe schälen und fein würfeln.

2 Das Öl in einer Pfanne erhitzen, Zwiebel und Knoblauch darin andünsten. Tofu und Spitzpaprika dazugeben und 2 bis 3 Minuten unter Wenden braten. Ajvar, Tomaten und 5 EL Wasser zum Tofu geben. Mit Salz, Pfeffer und Kräutern würzen. Alles offen etwa 10 Minuten bei schwacher Hitze köcheln lassen.

3 Inzwischen in einem Topf reichlich Salzwasser aufkochen. Die Nudeln darin nach Packungsangabe bissfest garen. Inzwischen den Spitzkohl putzen, vom Strunk befreien, waschen und in etwa 1 cm breite Streifen schneiden. Kohlstreifen etwa 3 Minuten vor Garzeitende zu den Nudeln ins Kochwasser geben, erneut aufkochen und bis zum Schluss mitgaren.

4 Den Schnittlauch waschen, trocken schütteln und in feine Röllchen schneiden. Die Spitzkohl-Nudeln abgießen, kurz abtropfen lassen und mit der Tofu-Bolognese anrichten. Den Schnittlauch daraufstreuen und servieren.

Gut zu wissen: Tofu ist ein kalorienarmer Eiweißlieferant und eine tolle Alternative zu Fleisch und Fisch. Der „Sojabohnenquark" ist eine gute Quelle für pflanzliches Eisen und liefert Vitamin B_6, Kalzium und Folsäure.

Mein Tipp

Naturtofu schmeckt neutral und nimmt Gewürze, Sojasauce und Marinaden gut auf. Wer aromatisierten Tofu bevorzugt, greift zu Nuss- oder Kräutertofu. Es gibt ihn im gut sortierten Supermarkt, Bioladen und Reformhaus.

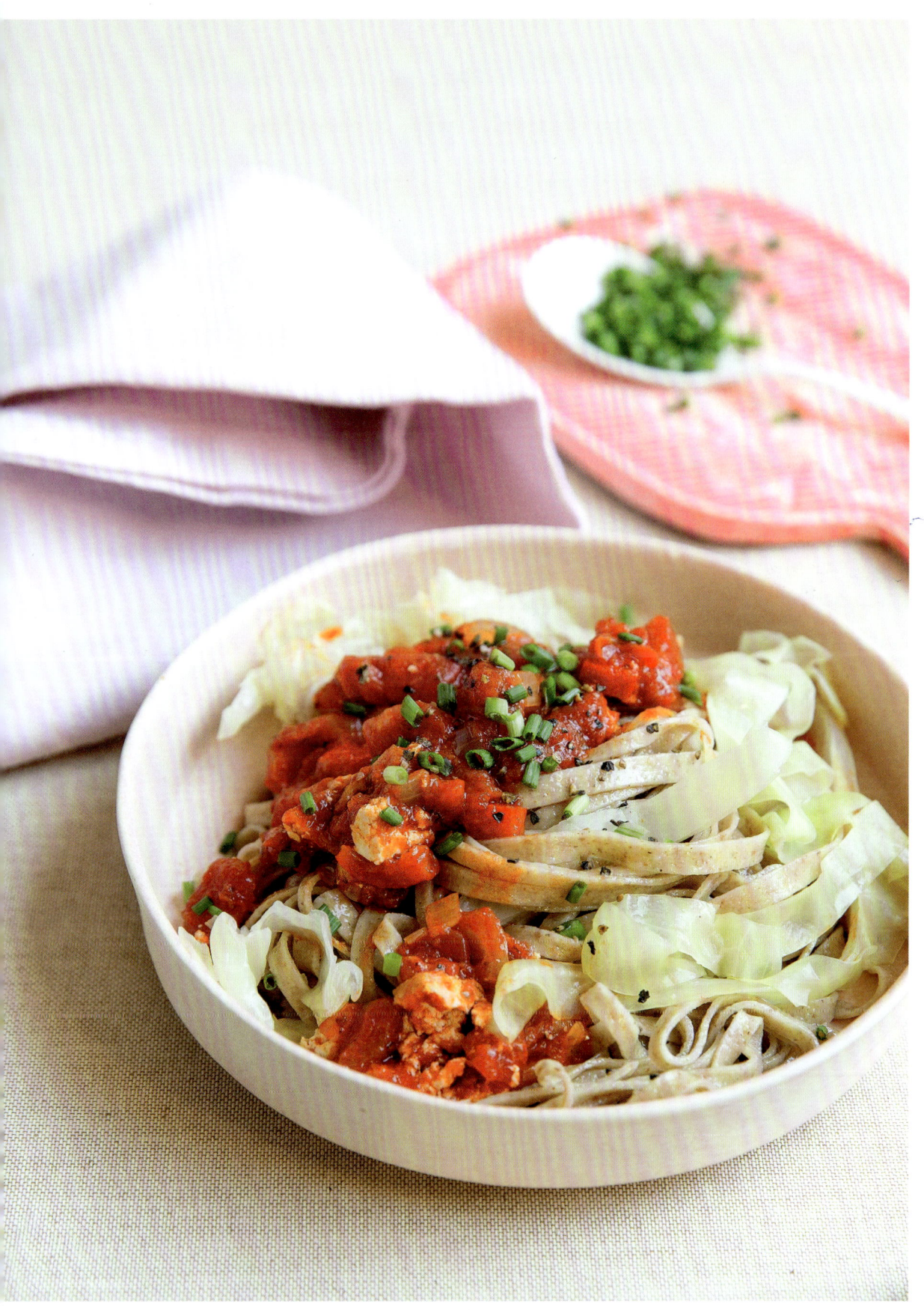

Gemüse-Frikadellen mit Bärlauch-Tzatziki

Für 2 Personen
Zubereitungszeit: 50 Minuten

150 ml Gemüsebrühe
50 g Bulgur (Hartweizengrieß)
200 g Salatgurke
Salz
2 Bärlauchblätter (ca. 25 g)
125 g Magerquark
75 g griechischer Joghurt
(10 % Fett)
1 Spritzer Zitronensaft
Pfeffer aus der Mühle
1 kleine Möhre
100 g Staudensellerie
1 kleine rote Zwiebel
2 EL Olivenöl
½ TL Paprikapulver (edelsüß)
1 Ei (Größe M)
2–3 EL Vollkorn-Semmelbrösel

1 Für die Frikadellen die Brühe aufkochen, den Bulgur hineinstreuen und offen bei mittlerer Hitze etwa 10 Minuten garen, bis die Brühe aufgesogen ist. Ab und zu umrühren. Bulgur vom Herd nehmen und abkühlen lassen.

2 Für das Tzatziki die Gurke schälen, längs halbieren und die Kerne entfernen. Die Gurkenhälften grob raspeln, salzen und ziehen lassen. Bärlauch waschen und ohne Stiele in feine Streifen schneiden. Quark und Joghurt glatt rühren. Gurkenraspel mit Küchenpapier ausdrücken und mit dem Bärlauch unter den Quark mischen. Mit Zitronensaft, Salz und Pfeffer würzen. Abgedeckt kühl stellen.

3 Möhre, Staudensellerie und Zwiebel putzen und schälen oder waschen. Alle Gemüsesorten klein würfeln und in 1 EL Öl in einer Pfanne bei mittlerer Hitze unter Wenden etwa 5 Minuten andünsten. Mit Salz, Pfeffer und Paprika würzen.

Das Ei verquirlen und mit Semmelbröseln und Gemüse zum Bulgur geben. Alles gut vermengen. Mit Salz und Pfeffe würzen. Aus der Masse mit feuchten Händen 6 kleine, etwa 2 cm dicke Frikadellen formen. Das übrige Öl in einer beschichteten Pfanne erhitzen und die Frikadellen darin auf jeder Seite etwa 5 Minuten braten. Aus der Pfanne nehmen und mit dem Bärlauch-Tzatziki anrichten.

Gut zu wissen: Bärlauch, Schnittlauch, Zwiebeln und Knoblauch enthalten Sulfide und wirken antioxidativ, cholesterin- und blutdrucksenkend (siehe S. 122). Bulgur enthält noch die Getreidekeime und ist deshalb besonders nährstoffreich.

Mein Tipp

Die Bärlauch-Saison ist schon vorbei? Dann schneiden Sie ½ Bund Schnittlauch in feine Röllchen und 1 Knoblauchzehe in winzige Würfel und rühren beides unter den Quark.

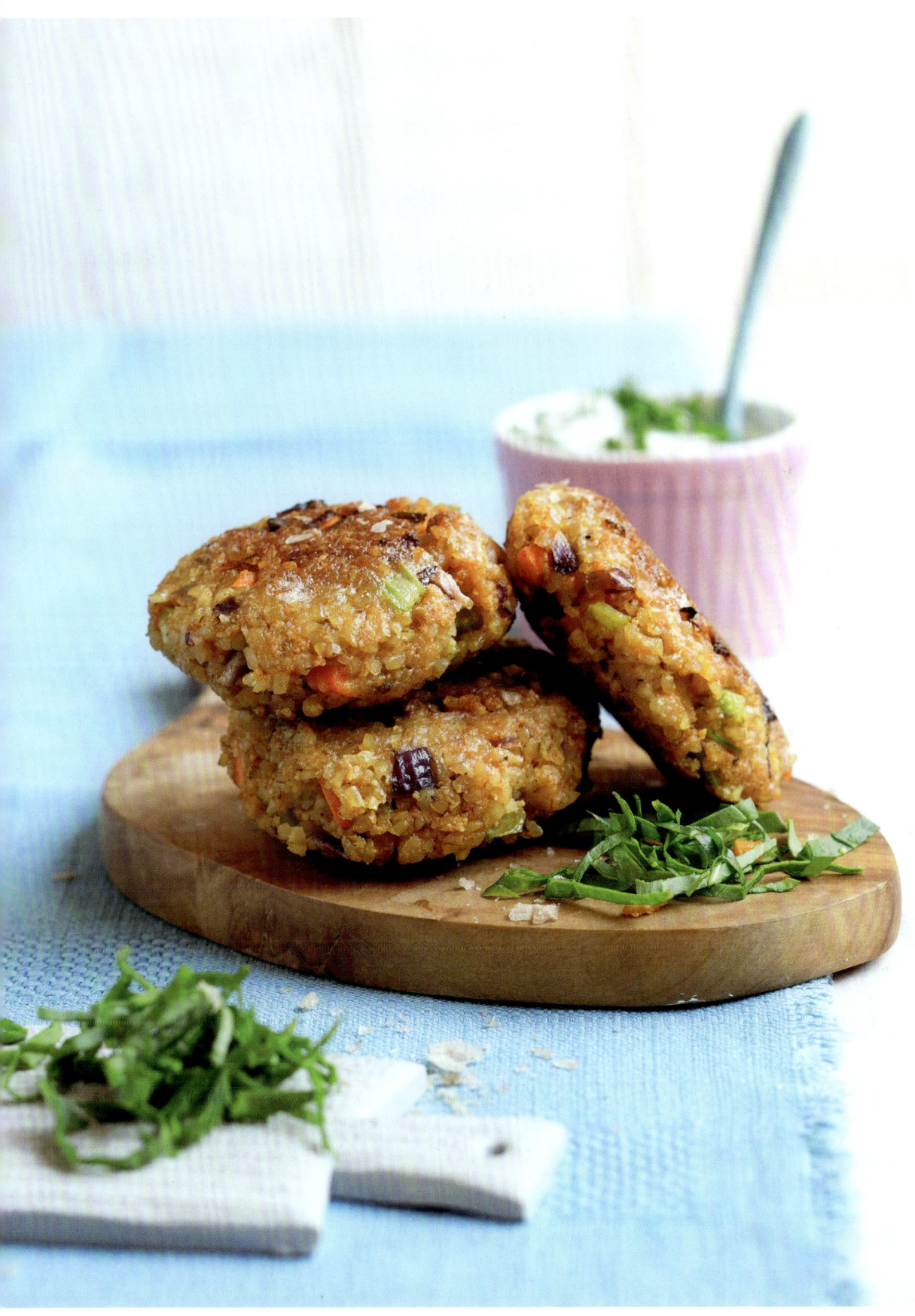

Grünes Spargel-Hirsotto

Für 2 Personen
Zubereitungszeit: 40 Minuten

1 Zwiebel
1 Knoblauchzehe
600 ml Gemüsebrühe
3 EL Olivenöl
100 g Hirse
100 ml trockener Weißwein
(ersatzweise Gemüsebrühe)
500 g grüner Spargel
Salz, Pfeffer aus der Mühle
1 Handvoll Kerbel (ca. 30 g)
4 Stiele Basilikum
1 EL Pinienkerne
50 g geriebener italienischer
Hartkäse (z. B. Grana Padano)

1 Die Zwiebel und Knoblauchzehe schälen und fein würfeln. Die Brühe erhitzen. 1 EL Öl in einem Topf erhitzen, Zwiebel und Knoblauch darin bei mittlerer Hitze glasig andünsten. Die Hirse untermischen. Mit dem Wein ablöschen und fast vollständig einkochen lassen. So viel heiße Brühe zugießen, dass die Hirse vollständig bedeckt ist. Offen bei mittlerer Hitze unter Rühren 20 bis 25 Minuten quellen lassen, dabei immer wieder heiße Brühe zugießen, bis die Hirse gar ist.

2 In der Zwischenzeit den Spargel waschen, im unteren Drittel schälen und die holzigen Enden abschneiden. Die Stangen schräg in 3 bis 4 cm breite Stücke schneiden. Das übrige Öl in einer Pfanne erhitzen und den Spargel darin unter Wenden etwa 5 Minuten braten. Mit Salz und Pfeffer würzen.

3 Den Kerbel waschen, trocken schütteln, die Blättchen abzupfen und verlesen. Die Basilikumblätter waschen, trocken tupfen, die Blätter von den Stielen zupfen und grob hacken. Die Pinienkerne in einer Pfanne ohne Fett anrösten.

4 Den Spargel und jeweils die Hälfte der Kräuter und des Käses unter das Hirsotto mischen. Mit Salz und Pfeffer abschmecken. Auf Teller verteilen, mit Pinienkernen, übrigen Kräutern und Käse garnieren. Sofort servieren.

Gut zu wissen: Hirse ist reich an dem für das Herz wichtigen Magnesium (siehe S. 36). Außerdem enthält sie reichlich Eisen, das für den Sauerstofftransport im Blut benötigt wird (siehe S. 163).

Mein Tipp

Außerhalb der Spargelsaison können Sie das Hirsotto mit Pilzen abwandeln. Dazu je 250 g Champignons und Kräuterseitlinge putzen, in Scheiben schneiden und in 2 EL Olivenöl etwa 3 Minuten hellbraun anbraten. Mit Salz, Pfeffer und 1 TL getrocknetem Thymian würzen.

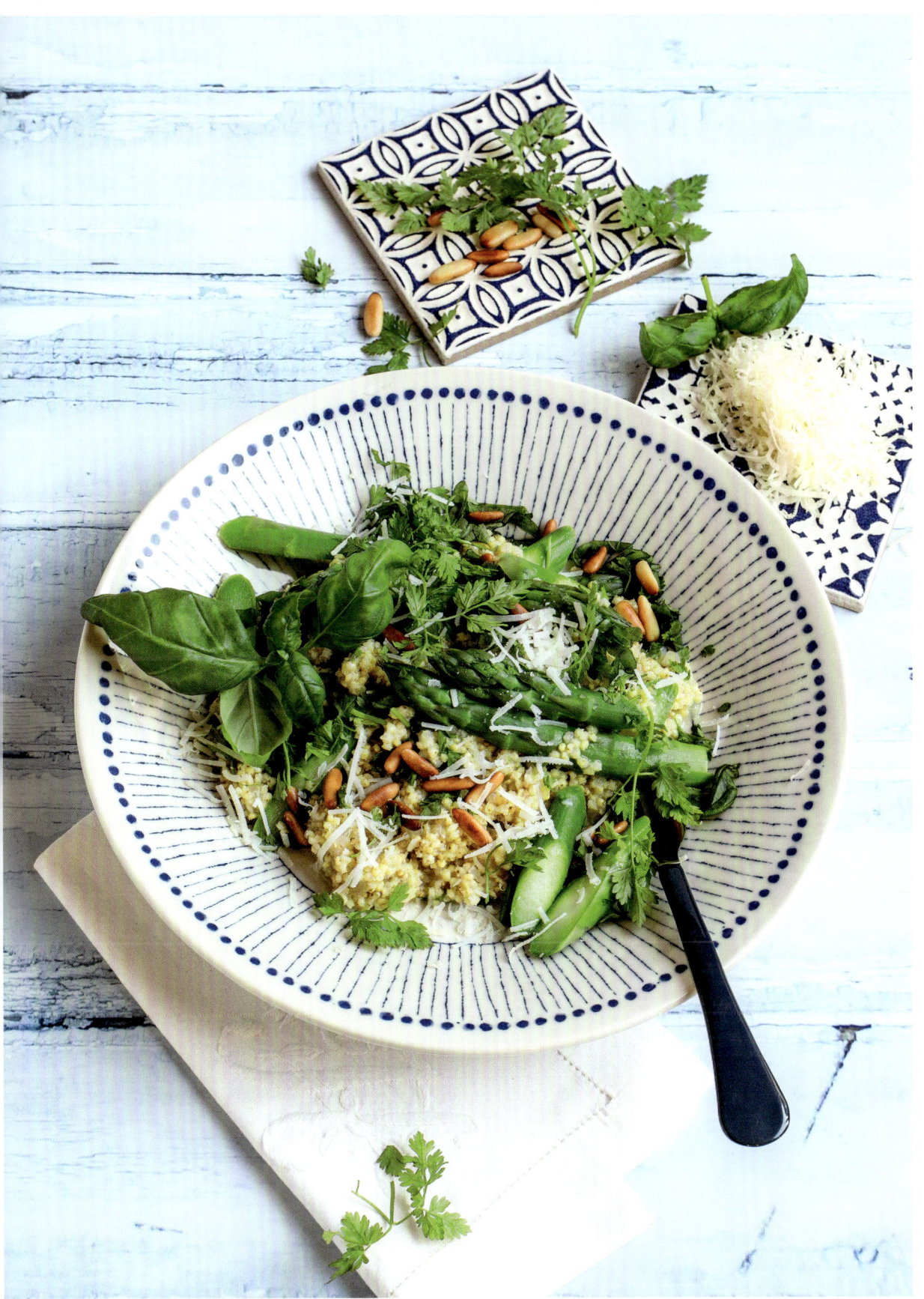

Rote-Bete-Gemüse mit Granatapfel-Quinoa

Für 2 Personen
Zubereitungszeit: 40 Minuten

2 kleine Rote Beten (à ca. 250 g)
150 g Pastinaken
1 Möhre
3 Frühlingszwiebeln
1 Knoblauchzehe
1 Stück Ingwer (ca. 20 g)
1 EL Rapsöl
1 TL gemahlener Koriander
Salz, Pfeffer aus der Mühle
200 ml Gemüsebrühe
½ Granatapfel
100 g Quinoa
½ Zimtstange
2 EL Crème légère

1 Die Rote Beten putzen, waschen, schälen und in Spalten schneiden (dabei Einmalhandschuhe tragen, da Rote Beten stark färben). Die Pastinaken und Möhre putzen, schälen und in dicke Stifte schneiden. Die Frühlingszwiebeln putzen, waschen, weiße und hellgrüne Teile in Ringe schneiden. Knoblauch und Ingwer schälen und fein würfeln.

2 Das Öl in einem Topf erhitzen. Gemüse, Ingwer und Knoblauch darin etwa 3 Minuten andünsten. Mit Koriander, Salz und Pfeffer würzen. Die Brühe dazugießen, aufkochen und bei mittlerer Hitze 20 bis 25 Minuten zugedeckt garen.

3 Inzwischen die Kerne aus dem Granatapfel lösen (siehe S. 125) und den Saft dabei auffangen. Granatapfelsaft mit Wasser auf 200 ml auffüllen, in einem Topf aufkochen und salzen. Quinoa und Zimtstange dazugeben und zugedeckt bei schwacher Hitze etwa 15 Minuten köcheln, bis die Flüssigkeit vollständig aufgenommen ist, gelegentlich umrühren. Zimtstange entfernen, die Granatapfelkerne untermischen.

4 Die Crème légère unter das Gemüse rühren, mit Salz und Pfeffer würzen. Mit den Frühlingszwiebeln bestreut zur Granatapfel-Quinoa servieren. Nach Belieben mit Korianderzweigen garnieren.

Gut zu wissen: 200 g Rote Beten decken bereits 40 Prozent des Tagesbedarfs an Folsäure. Auch Eisen und Vitamine der B-Gruppe finden sich reichlich in der roten Knolle. Dieser Vitalstoff-Mix unterstützt die Blutbildung und schützt die Gefäße vor Ablagerungen (siehe S. 162). Außerdem kurbelt Rote Bete die Produktion von Stickstoffmonoxid an, das den Gefäßdurchmesser, den Blutdruck und die Blutgerinnung reguliert.

Mein Tipp

Granatapfelkerne passen in fast jeden Salat. Probieren Sie immer wieder mal neue Varianten aus.

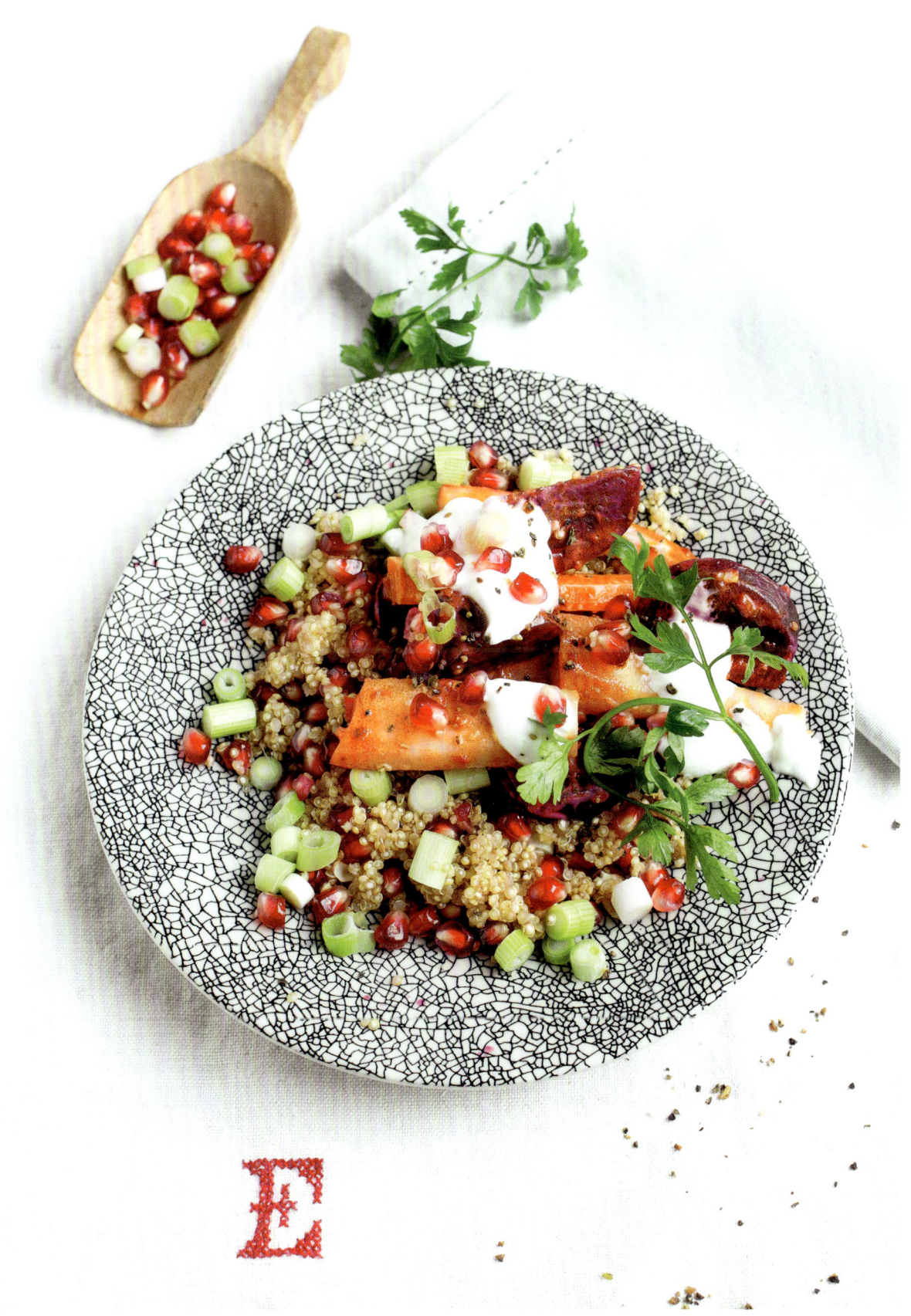

Überbackenes Kartoffel-Gemüse

Für 2 Personen
Zubereitungszeit: 45 Minuten

300 g kleine Kartoffeln
(z. B. Drillinge)
1 rote Paprikaschote
1 Stange Staudensellerie
(ca. 100 g)
1 Stange Lauch (ca. 200 g)
2 EL Olivenöl
Salz, Pfeffer aus der Mühle
½ TL Paprikapulver (edelsüß)
100 ml Gemüsebrühe
60 g Emmentaler
½ Bund Petersilie
2 getrocknete Tomaten
(in Öl eingelegt)
1 EL kalt gepresstes Leinöl

1 Die Kartoffeln gut waschen, abtrocknen und ungeschält längs vierteln. Die Paprikaschote längs halbieren, putzen, entkernen, waschen und quer in etwa 1 cm breite Streifen schneiden. Den Staudensellerie putzen, waschen und in etwa 2 cm breite Stücke schneiden. Den Lauch putzen, waschen und schräg in etwa 1 cm dicke Scheiben schneiden.

2 Den Backofen auf 200 °C vorheizen. Ein Backblech mit Backpapier auslegen. Olivenöl, Salz, Pfeffer, Paprikapulver und Brühe verquirlen. Das vorbereitete Gemüse darin wenden und auf dem Backblech verteilen. Im heißen Ofen auf der mittleren Schiene etwa 30 Minuten garen.

3 Inzwischen den Emmentaler entrinden und reiben. Die Petersilie waschen, trocken schütteln, die Blätter abzupfen und fein hacken. Die getrockneten Tomaten abtropfen lassen und fein hacken. Käse, Petersilie und Tomaten mischen und etwa 5 Minuten vor Ende der Garzeit über das Gemüse streuen und überbacken. Herausnehmen und mit dem Leinöl beträufelt servieren.

Gut zu wissen: Die sekundären Pflanzenstoffe in Paprika, Staudensellerie und Lauch wirken blutdrucksenkend, blutverdünnend und antioxidativ.

Mein Tipp

Wer es gerne scharf mag, kann das Würzöl zusätzlich mit einigen Chiliflocken (Chilipulver) und etwas Kurkuma vermischen und das Gemüse vor dem Backen darin wenden. Statt Kartoffeln können Sie auch Süßkartoffeln verwenden. Dazu längs vierteln und in Scheiben schneiden.

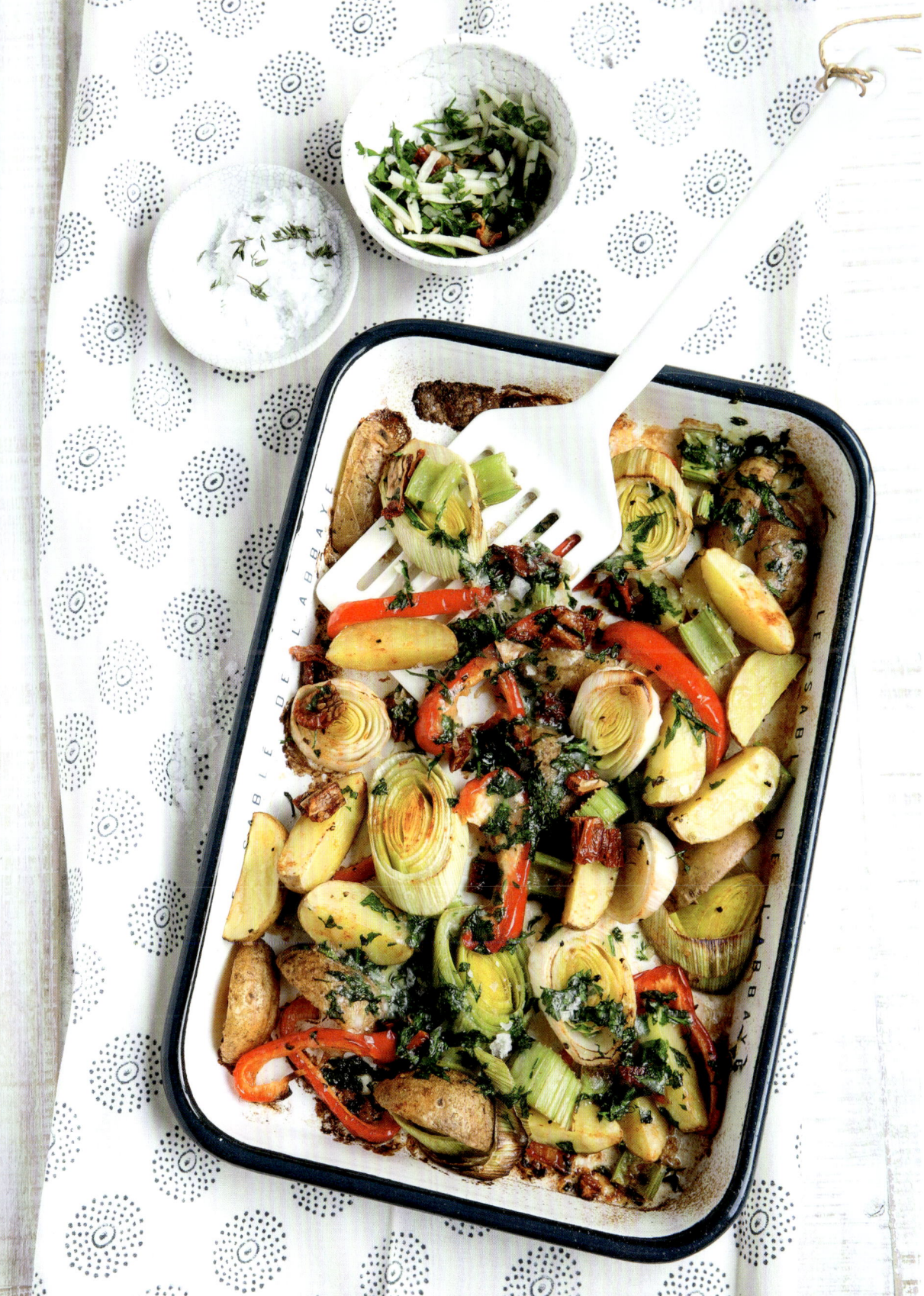

Hähnchen-Kurkuma-Wok mit Sesam

Für 2 Personen
Zubereitungszeit: 35 Minuten

1 EL geschälte Sesamsamen
1 kleine rote Chilischote
1 Stück Ingwer (ca. 15 g)
2–3 EL Tamari-Sojasauce
Saft von ½ Orange
2 TL dunkles Sesamöl
1 EL Cashew- oder Mandelmus
125 g Shiitake-Pilze
200 g Chinakohl
100 g Zuckerschoten
3 Frühlingszwiebeln
200 g Hähnchenbrustfilet
1 TL gemahlene Kurkuma
2 EL Raps- oder Erdnussöl

1 Die Sesamsamen in einer Pfanne ohne Fett goldbraun rösten und auf einen Teller geben. Chilischote längs halbieren, entkernen und waschen. Ingwer schälen, beides fein würfeln und mit 2 EL Sojasauce, dem Orangensaft, Sesamöl und Cashew- oder Mandelmus verrühren. Die Sauce beiseitestellen.

2 Von den Pilzen die Stiele entfernen, die Hüte trocken abreiben und halbieren. Chinakohl putzen und den Strunk herausschneiden. Den Kohl in etwa 1 cm breite Streifen schneiden, waschen und abtropfen lassen. Zuckerschoten putzen, waschen und schräg halbieren. Frühlingszwiebeln putzen, waschen und in etwa 2 cm breite Stücke schneiden. Das Hähnchenfilet waschen, trocken tupfen, in dünne Scheiben schneiden und mit Kurkuma bestäuben.

3 Im Wok 1 EL Öl erhitzen, das Fleisch darin bei starker Hitze unter Wenden in etwa 3 Minuten hellbraun braten. Aus dem Wok nehmen. Das vorbereitete Gemüse mit dem übrigen Öl unter Rühren bei starker Hitze etwa 3 Minuten braten. Die Orangen-Würzmarinade dazugießen und aufkochen. Das Fleisch hinzufügen und kurz mit erhitzen. Alles mit Sojasauce abschmecken und mit Sesamsamen bestreut servieren. Dazu schmeckt Basmatireis.

Gut zu wissen: Shiitake-Pilzen werden in der Traditionellen Chinesischen Medizin vielfältige Heilwirkungen zugeschrieben: Sie werden bei Bluthochdruck, Arteriosklerose und vielen anderen Erkrankungen empfohlen.

Mein Tipp

Ingwer und Kurkuma passen nicht nur in asiatische Gerichte. Sie können mit Ingwer fast alle Suppen verfeinern, sogar eine klassische Hühnerbrühe wird damit aufgepeppt. Kurkuma passt in alle Gerichte, die ein wenig Farbe vertragen können.

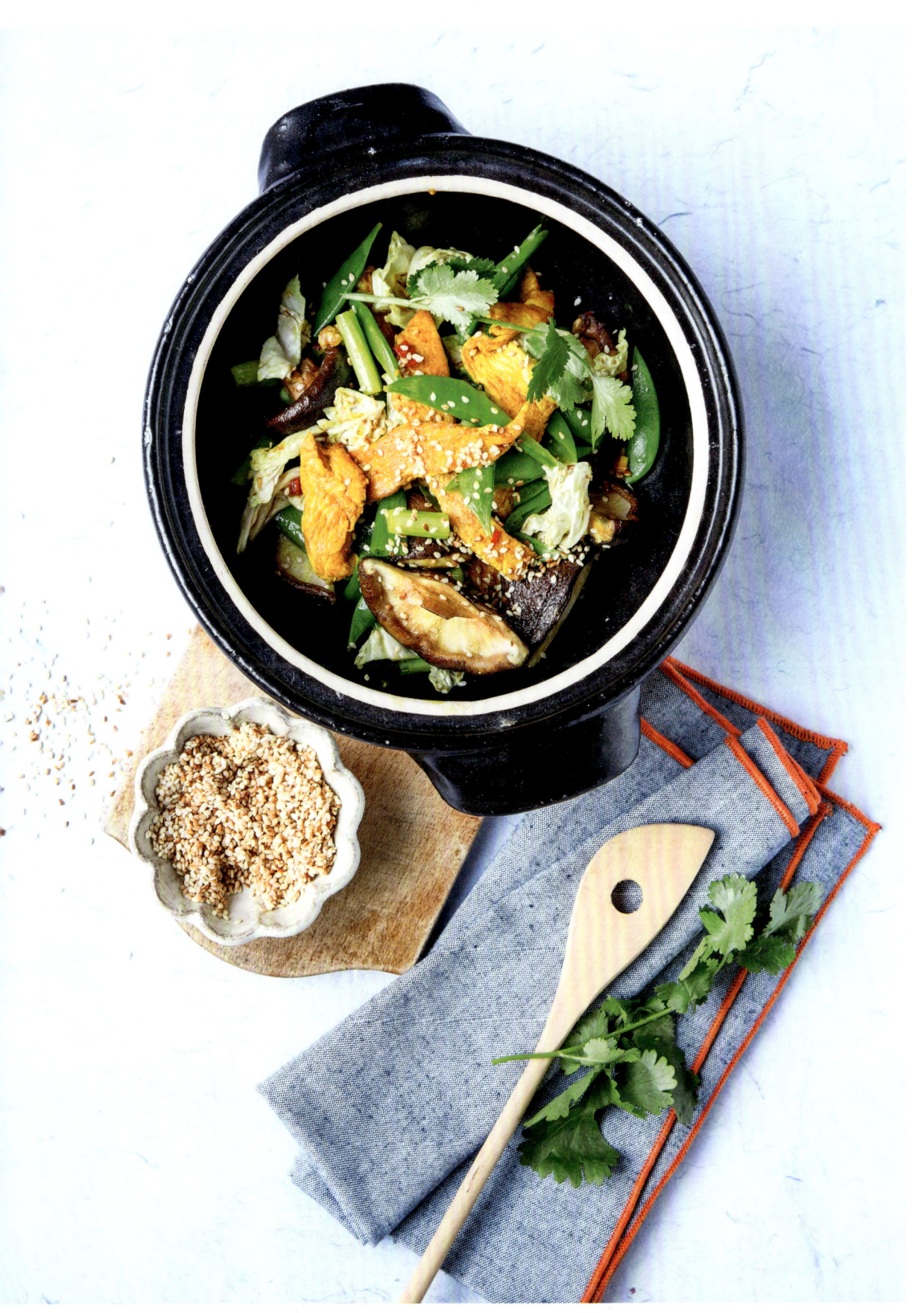

Gebratener Hering
auf mediterranem Gemüse

Für 2 Personen
Zubereitungszeit: 20 Minuten
Backzeit: 30 Minuten

2 große oder 4 kleine grüne
Heringe (küchenfertig)
2 EL Zitronensaft
Salz, Pfeffer aus der Mühle
1 kleine Aubergine
150 g Zucchini
2 feste Tomaten
1 rote Zwiebel
1 Knoblauchzehe
1 Zweig Rosmarin
4 Zweige Thymian
3 EL Olivenöl
3 Stiele Basilikum

1 Die Heringe innen und außen waschen, trocken tupfen und auf einer Seite 3-mal etwa 1 cm tief einschneiden. Die Fische mit Zitronensaft beträufeln, leicht salzen und pfeffern.

2 Den Backofen auf 220°C vorheizen. Aubergine, Zucchini und Tomaten putzen, waschen und in knapp 1 cm dicke Scheiben schneiden. Die Zwiebel schälen, in Scheiben schneiden und in Ringe teilen. Den Knoblauch schälen und in feine Würfel schneiden. Gemüse und zwei Drittel der Zwiebelringe sowie Rosmarin- und Thymianzweige in die Fettpfanne des Ofens legen. Den Knoblauch darüberstreuen und mit Salz und Pfeffer würzen. Alles mit 2 EL Olivenöl beträufeln.

3 Die Heringe auf das Gemüse legen, übrige Zwiebeln darauf verteilen und mit dem restlichen Olivenöl beträufeln. Die Fische im Ofen auf der mittleren Schiene 25 bis 30 Minuten garen. Das Basilikum waschen, trocken schütteln, die Blätter abzupfen und vor dem Servieren auf das Gemüse streuen.

Mein Tipp

Essen Sie Hering möglichst häufig frisch gebraten, mariniert oder geräuchert als Bückling (siehe S. 35). So steht dem Körper die ganze Nährstoffpalette zur Verfügung: reichlich herzgesunde Omega-3-Fettsäuren, Selen und Fluor, viele Vitamine und Mineralien. Salzheringe, Matjes und Hering in Marinaden (als Konserven) hingegen haben durch die Verarbeitung einen Teil ihrer wertvollen Vitalstoffe eingebüßt.

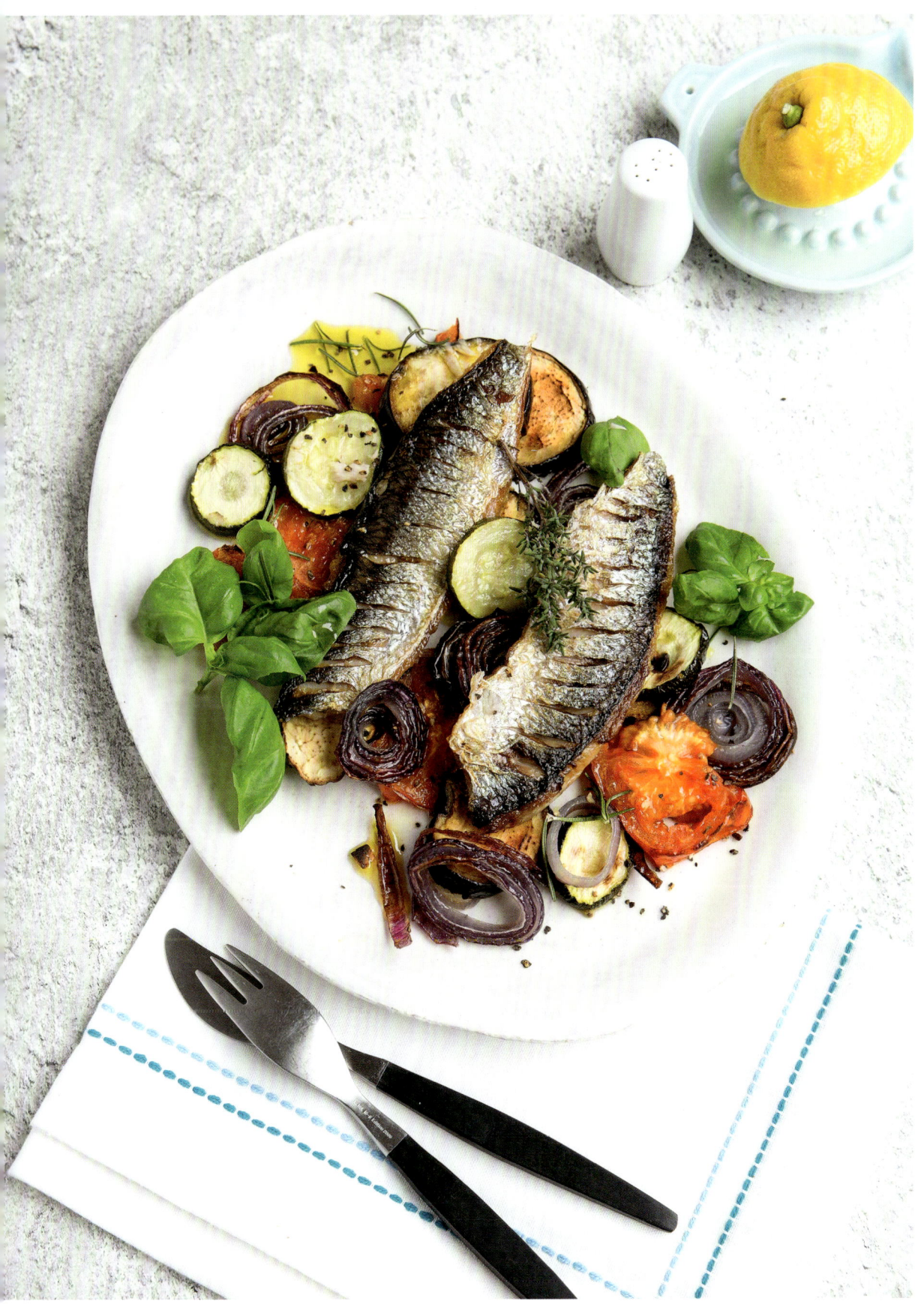

Gemüse-Bohnen-Topf à la Provence

Für 2 Personen
Zubereitungszeit: 35 Minuten

1 Möhre
1 Stange Staudensellerie
(ca. 100 g)
150 g Spitzkohl
1 kleine Zwiebel
1 Knoblauchzehe
1 rote Peperoni
2 EL Olivenöl
2 TL Tomatenmark
Salz, Pfeffer aus der Mühle
1 TL Kräuter der Provence
400 ml Gemüsebrühe
125 g weiße Bohnen (aus der Dose)
300 g Tomaten
4 Stiele Petersilie
1 EL kalt gepresstes Walnussöl

1 Die Möhre putzen und schälen, Staudensellerie putzen und waschen, beides in dünne Scheiben schneiden. Den Spitzkohl putzen, waschen und in dünne Streifen schneiden. Zwiebel und Knoblauch schälen und fein würfeln. Die Peperoni längs halbieren, entkernen, waschen und quer in dünne Streifen schneiden.

2 In einem Topf 1 EL Olivenöl erhitzen, die Zwiebel und den Knoblauch darin glasig dünsten. Möhren, Sellerie, Spitzkohl und Peperoni dazugeben und 2 bis 3 Minuten andünsten. Tomatenmark unterrühren, kurz andünsten, mit Salz, Pfeffer und Kräutern würzen. Die Brühe dazugießen, aufkochen und zugedeckt bei mittlerer Hitze etwa 10 Minuten kochen lassen.

3 Inzwischen die Bohnen in ein Sieb abgießen, abbrausen und gut abtropfen lassen. Die Tomaten waschen, vierteln, den Stielansatz entfernen und die Viertel in kleine Würfel schneiden. Bohnen und Tomaten zur Suppe geben und etwa 5 Minuten mitgaren.

4 Die Petersilie waschen, trocken schütteln, die Blätter abzupfen und fein hacken. Mit dem übrigen Olivenöl und dem Walnussöl vermischen, leicht salzen und pfeffern. Die Suppe mit Salz und Pfeffer abschmecken, anrichten und mit dem Petersilienöl beträufelt servieren.

Gut zu wissen: Schon eine halbe Tasse Bohnen am Tag verbessert den Cholesterinspiegel. Die Antioxidantien der Bohnen bekämpfen im Körper freie Radikale, sodass diese keine Chance haben, die Gefäße zu schädigen.

Mein Tipp

Wer es lieber „smoothie" statt stückig mag, kann die Suppe zum Schluss noch mit dem Stabmixer glatt pürieren und nach Belieben noch ein wenig Kurkuma untermixen.

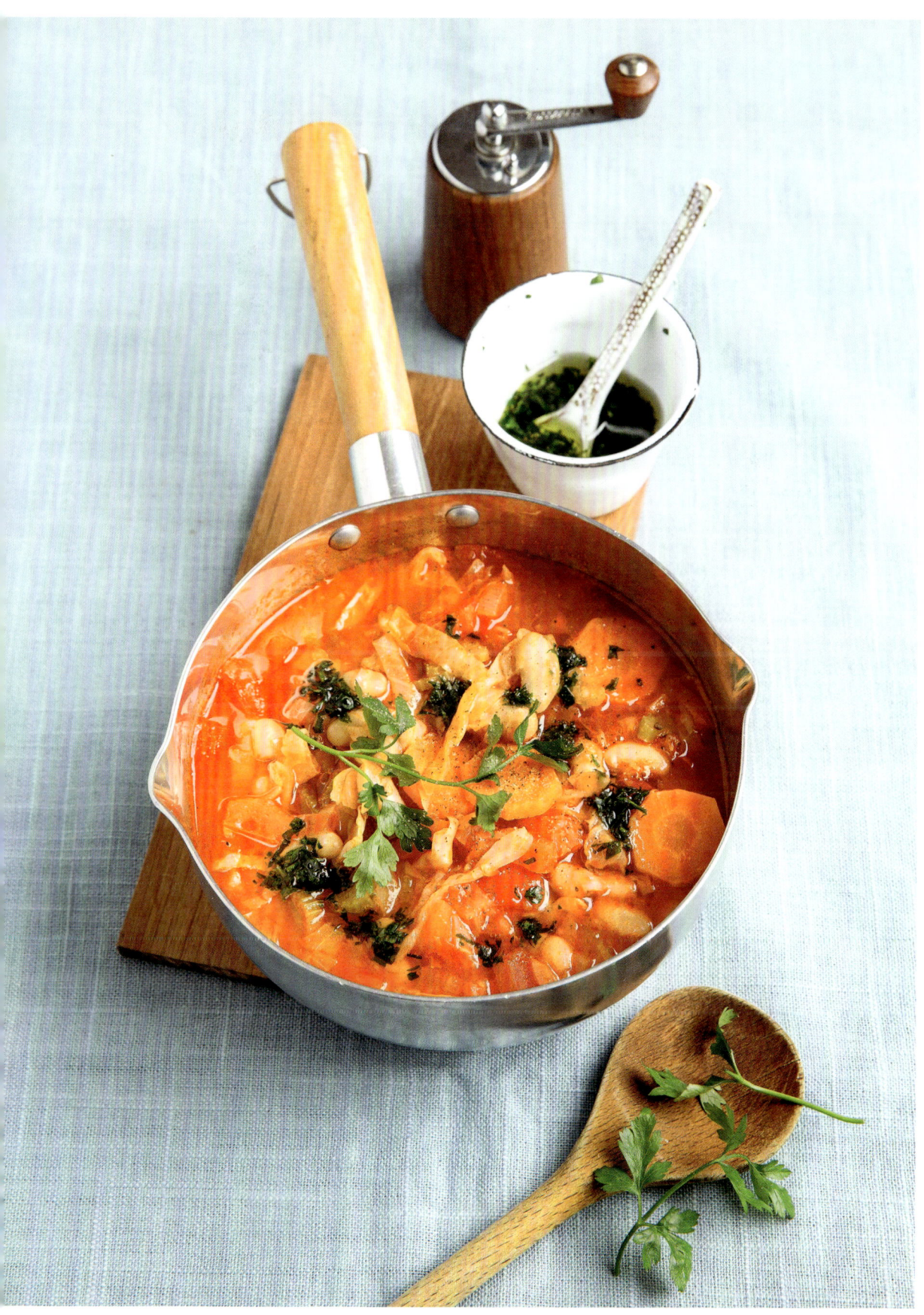

Kurkuma-Zucchini-Currysuppe

Für 2 Personen
Zubereitungszeit: 30 Minuten

300 g Zucchini (möglichst gelbe)
1 Zwiebel
1–2 Knoblauchzehen
1 EL Rapsöl
1 TL Currypulver
½ TL gemahlene Kurkuma
½ TL Cayennepfeffer
350 ml Gemüsebrühe
100 ml Kokosmilch
Salz
2 Stiele Basilikum

1 Die Zucchini putzen, waschen und in Würfel schneiden. Zwiebel und Knoblauch schälen, beides fein würfeln.

2 Das Öl in einem Topf erhitzen, Zwiebel, Knoblauch und Zucchini darin bei mittlerer Hitze kurz andünsten. Mit Curry, Kurkuma und Cayennepfeffer bestäuben, kurz anrösten. Brühe dazugießen, aufkochen und alles zugedeckt bei mittlerer Hitze etwa 10 Minuten kochen lassen.

3 Das Gemüse mit dem Stabmixer fein pürieren, die Kokosmilch untermixen. Die Suppe mit Salz abschmecken. Das Basilikum waschen, trocken schütteln und die Blätter abzupfen. Die Suppe in Schalen oder Teller füllen und mit den Basilikumblättern garnieren.

Rote-Bete-Suppe
mit Dattel-Orangen-Gremolata

Für 2 Personen
Zubereitungszeit: 30 Minuten

400 g Rote Beten
1 kleine rote Zwiebel
1 Stück Ingwer (ca. 1 cm)
1 kleine rote Chilischote
1 EL Rapsöl
150 ml Rote-Bete-Saft
Salz, Pfeffer aus der Mühle
2 getrocknete Datteln
4 Stiele Koriandergrün
2 EL gehackte Walnüsse
½ TL abgeriebene Bio-Orangenschale

1 Die Rote Beten putzen, schälen und in Würfel schneiden (dabei Einmalhandschuhe tragen, da sie stark färben). Zwiebel und Ingwer schälen und fein würfeln. Chilischote längs halbieren, entkernen, waschen und fein würfeln. Das Öl erhitzen, Zwiebel, Ingwer, Chili und Rote Bete darin 2 bis 3 Minuten andünsten. 300 ml Wasser und den Rote-Bete-Saft angießen, mit Salz und Pfeffer würzen. Etwa 25 Minuten mit leicht aufgelegtem Deckel bei mittlerer Hitze kochen lassen.

2 Inzwischen die Datteln entkernen und fein würfeln. Das Koriandergrün waschen, trocken schütteln, die Blätter abzupfen und fein hacken. Beides mit Walnüssen und Orangenschale mischen. Die Suppe mit dem Stabmixer pürieren, nach Belieben durch ein Sieb passieren. In tiefen Tellern anrichten und mit der Dattel-Orangen-Gremolata bestreut servieren. Nach Belieben mit Orangenzesten garnieren.

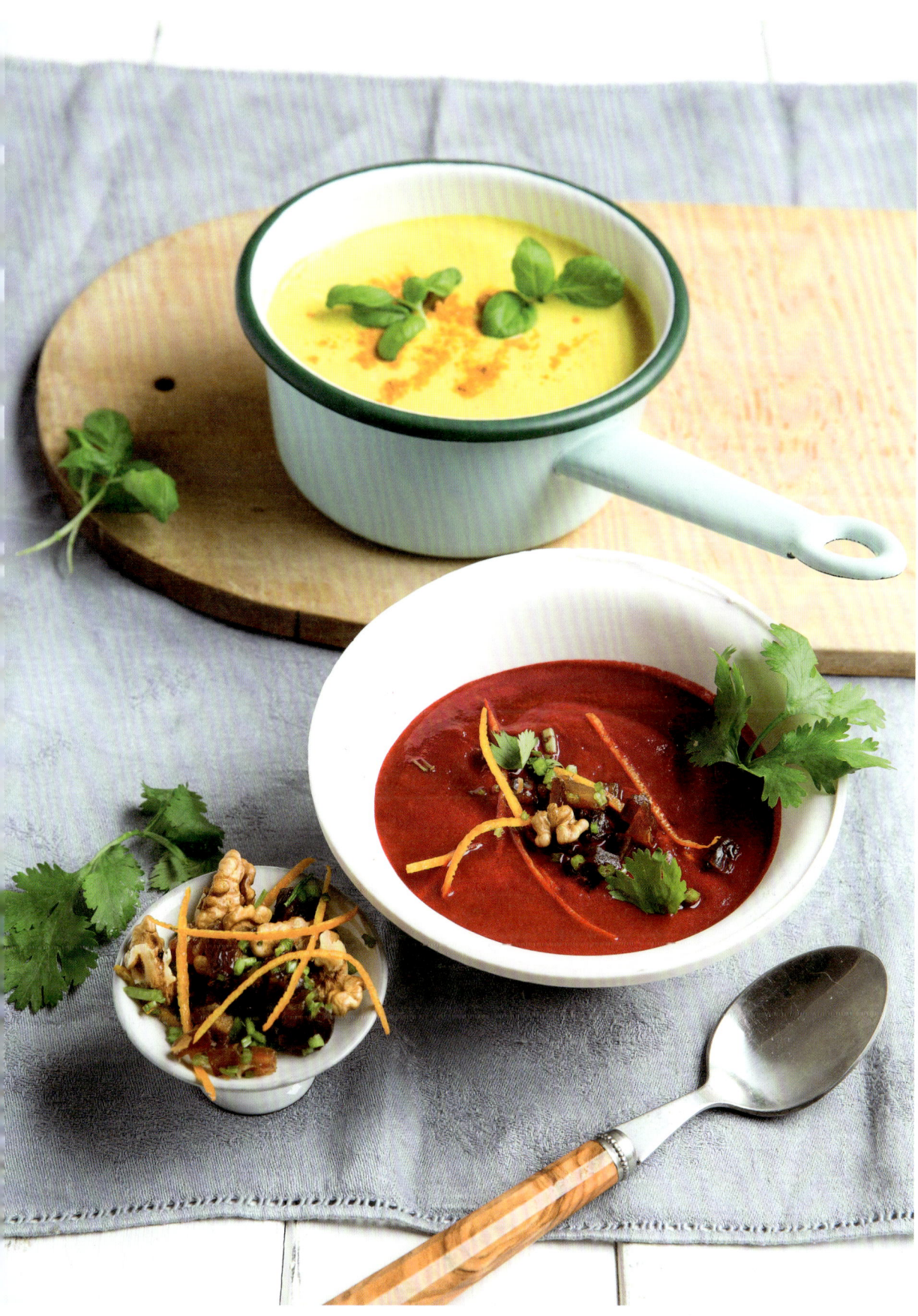

Löwenzahnsalat mit Ei

Für 2 Personen
Zubereitungszeit: 25 Minuten

1 EL Sonnenblumenkerne
2 Eier (Größe M)
150 g Löwenzahnsalat (ersatzweise Endiviensalat)
2 Tomaten (ca. 150 g)
50 g kleine weiße Champignons
1 kleine rote Zwiebel
2–3 EL Apfel- oder Obstessig
3 EL Gemüsebrühe
2 TL süßer Senf
Salz, Pfeffer aus der Mühle
2 EL kalt gepresstes Olivenöl
1 EL kalt gepresstes Leinöl

1 Die Sonnenblumenkerne in einer Pfanne ohne Fett anrösten. Vom Herd nehmen und abkühlen lassen. Die Eier in kochendem Wasser 8 bis 9 Minuten hart kochen, dann abschrecken und abkühlen lassen.

2 Den Löwenzahn putzen, waschen und trocken schleudern, dabei die Stiele um etwa 5 cm kürzen. Die Tomaten waschen, vierteln, entkernen, dabei die Stielansätze entfernen. Die Tomaten klein schneiden. Die Pilze putzen und in feine Scheiben schneiden. Die Zwiebel schälen und in feine Würfel schneiden.

3 Für die Vinaigrette den Essig mit Brühe, Senf, Salz und Pfeffer in einer Schüssel verrühren. Olivenöl und Leinöl mit dem Schneebesen unterschlagen. Löwenzahn zerpflücken, mit Tomaten, Champignons und Zwiebel in das Dressing geben und untermischen. Den Salat auf zwei Tellern anrichten.

4 Die Eier pellen und hacken. Mit den gerösteten Sonnenblumenkernen über den Salat streuen.

Gut zu wissen: Löwenzahn toppt Kopfsalat mit etwa 40-mal so viel Vitamin A, 9-mal so viel Vitamin C, 8-mal so viel Kalzium, 4-mal so viel Vitamin E und Magnesium, 3-mal so viel Eisen und der doppelten Menge an Proteinen.

Mein Tipp

Löwenzahn wächst überall wild auf Feldern, an Wegrändern und auf Wiesen. Sammeln Sie ihn aber nicht an Straßenrändern und pflücken Sie nur die zarten, inneren Blätter. Wer auf Nummer sicher gehen will, kauft kultivierten Löwenzahn auf dem Markt. Die würzig-bitteren Blätter sind ein Heilmittel der Naturmedizin und eine hervorragende Zutat für Salate.

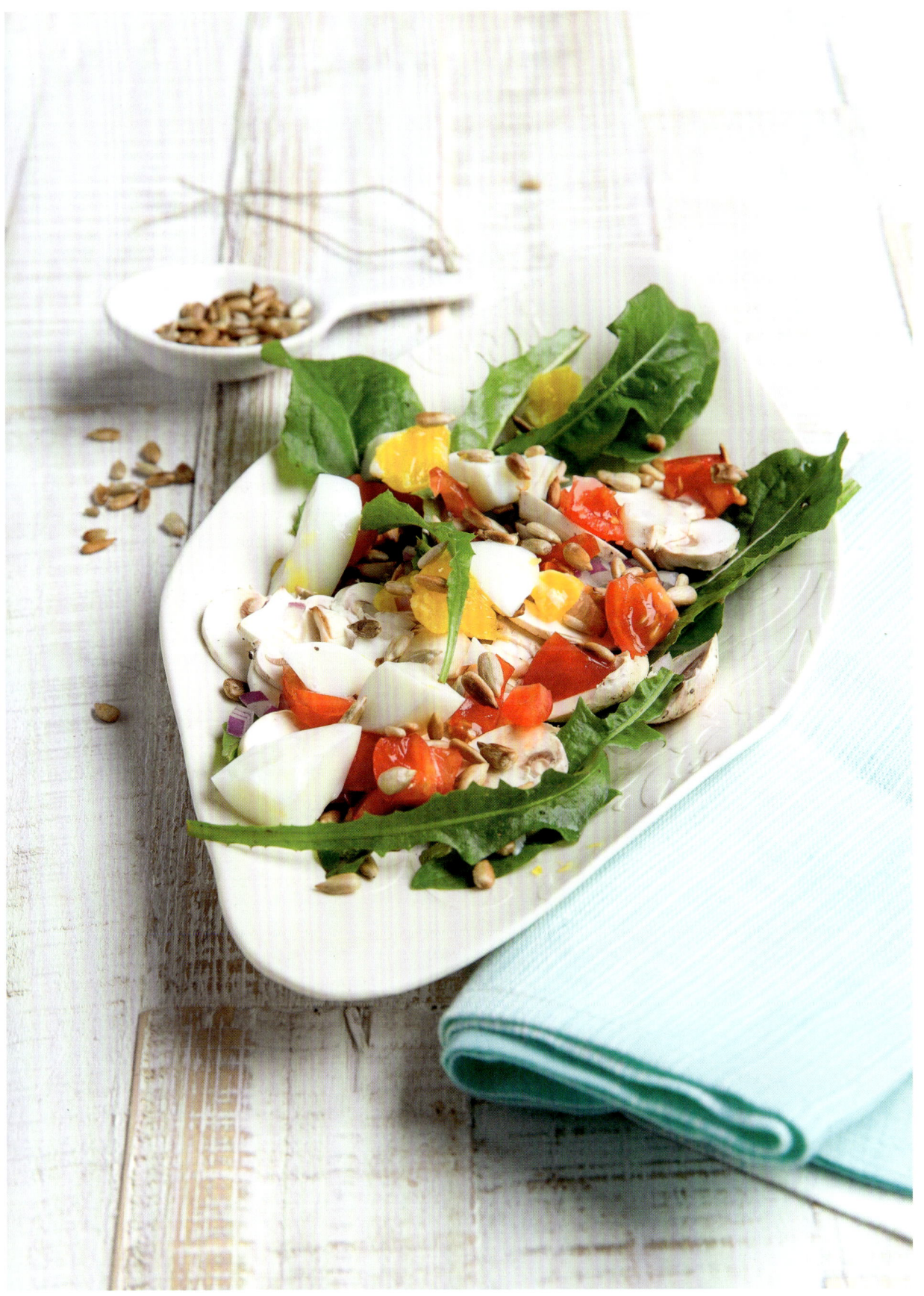

Ziegenkäse mit Walnusskruste auf Salat mit Apfel

Für 2 Personen
Zubereitungszeit: 30 Minuten

25 g Walnusskerne
1 EL Vollkorn-Semmelbrösel
1 EL Olivenöl
2 TL flüssiger Honig
Salz, Pfeffer aus der Mühle
1 kleiner säuerlicher Apfel
(z. B. Elstar)
1 EL Zitronensaft
150 g Radicchio
1 Chicorée (ca. 100 g)
30 g Bärlauch
4 EL Orangensaft
1–2 EL Weißweinessig
½ TL Senf
2 EL Traubenkernöl
2 Ziegenkäsetaler (à ca. 80 g)

1 Für die Kruste die Walnüsse fein hacken, mit Semmelbröseln, Olivenöl und Honig vermischen, mit Salz und Pfeffer würzen. Den Apfel waschen, vierteln, das Kerngehäuse entfernen und den Apfel in hauchdünne Scheiben hobeln oder schneiden. Mit dem Zitronensaft beträufeln. Radicchio, Chicorée und Bärlauch putzen und waschen. Radicchio in Stücke zupfen, Chicorée und Bärlauch in Streifen schneiden.

2 Für die Vinaigrette Orangensaft, Essig, Senf, Salz, Pfeffer und Traubenkernöl verquirlen. Apfelscheiben und Salatblätter locker mischen und auf zwei Teller verteilen. Die Vinaigrette darüberträufeln.

3 Den Backofengrill vorheizen. Die Ziegenkäsetaler in eine ofenfeste Form setzen und die Walnussmasse etwa 1 cm dick daraufstreichen. Unter dem heißen Grill etwa 2 Minuten goldbraun gratinieren. Den Ziegenkäse auf dem Salatbett anrichten und sofort servieren.

Gut zu wissen: Mehr geht wirklich nicht! Ein Feuerwerk der Aromen und der gesunden Inhaltsstoffe findet hier auf dem Teller statt: Bitter-herzhafter Radicchio (stoffwechselfördernd) und der geschmacksverwandte herbe Chicorée (cholesterinsenkend) werden begleitet von säuerlichen Äpfeln (blutverdünnend) und süßem Orangensaft (Vitamin-C-haltig). Gekrönt wird das Ganze von Ziegenkäse (eiweiß- und mineralstoffreich), der mit Walnüssen (herzschützende Omega-3-Fettsäuren) überbacken wird.

Mein Tipp

Essen Sie täglich einen Apfel. Das schmeckt nicht nur gut, Sie tun damit auch gleich noch etwas zur Senkung Ihres LDL-Cholesterins (siehe S. 103). Getrocknete Apfelchips haben übrigens die gleiche Wirkung.

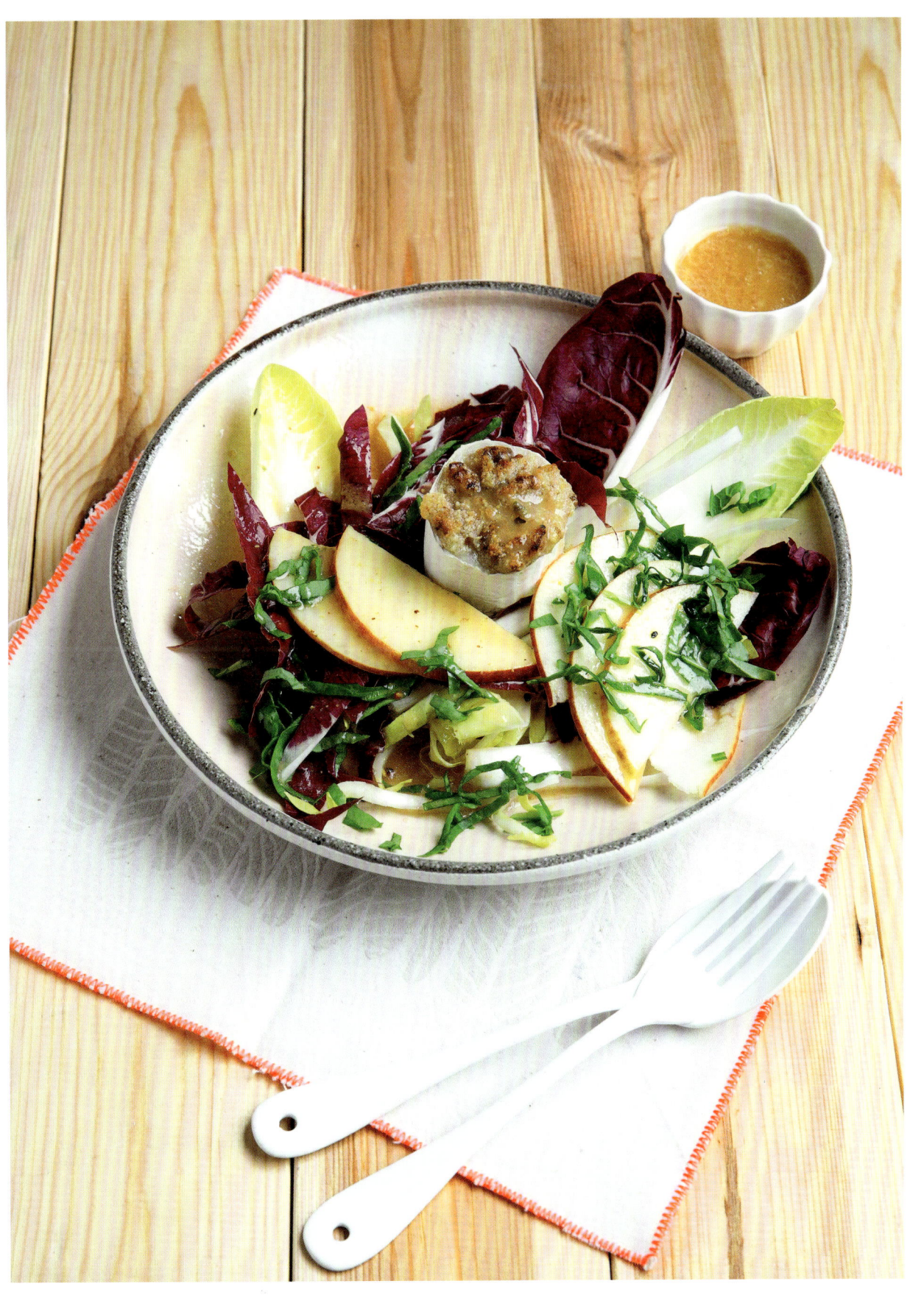

Wassermelonen-Gurken-Salat mit Feta

1 EL Pinienkerne
400 g Wassermelone
2 Minigurken (ca. 200 g)
2 dünne Frühlingszwiebeln
100 g Feta (Schafskäse)
3 Stiele Basilikum
2 EL Zitronensaft
1 TL flüssiger Honig
Salz, Pfeffer aus der Mühle
2 EL kalt gepresstes Olivenöl

1 Die Pinienkerne in einer Pfanne ohne Fett anrösten und auf einem Teller abkühlen lassen. Melone entkernen, schälen und in mundgerechte Stücke schneiden. Die Gurken putzen, waschen, längs halbieren, entkernen und die Hälften in knapp 1 cm breite Scheiben schneiden. Frühlingszwiebeln putzen, waschen und in feine Ringe schneiden. Feta grob zerbröckeln. Basilikum waschen, trocken schütteln, die Blätter abzupfen und grob zerzupfen.

2 In einer Schüssel Zitronensaft mit Honig, Salz, Pfeffer und Öl verrühren. Melone, Gurke und Frühlingszwiebeln mit dem Dressing vermischen. Den Salat mit Feta, Pinienkernen und Basilikum bestreut servieren.

Orientalischer Kichererbsen-Garnelen-Salat

1 Dose Kichererbsen
(240 g Abtropfgewicht)
½ Bio-Zitrone
Salz
½ TL gemahlener Kreuzkümmel
¼ – ½ TL Chiliflocken
1 Msp. Zimtpulver
3 EL Olivenöl
125 g geschälte gegarte Garnelen (aus dem Kühlregal)
150 g Cocktailtomaten
1 reife Avocado
4 Stiele Petersilie
2 Stiele Minze

1 Die Kichererbsen in einem Sieb abbrausen und abtropfen lassen. Die Zitrone heiß waschen, trocken reiben, die Schale fein abreiben und den Zitronensaft auspressen.

2 Zitronensaft und -schale mit 3 EL Wasser, Salz, Kreuzkümmel, Chiliflocken, Zimt und Olivenöl verrühren. Garnelen abbrausen, trocken tupfen, mit Kichererbsen und Dressing mischen und etwas ziehen lassen.

3 Die Tomaten waschen und halbieren. Avocado halbieren, entkernen, das Fruchtfleisch aus der Schale heben und in etwa 2 cm große Stücke schneiden. Kräuter waschen, trocken schütteln, von den Stielen zupfen und grob hacken.

4 Tomaten und Avocado zum Kichererbsen-Garnelen-Mix geben und unterrühren. Mit Salz und Chiliflocken abschmecken. Die Kräuter darüberstreuen.

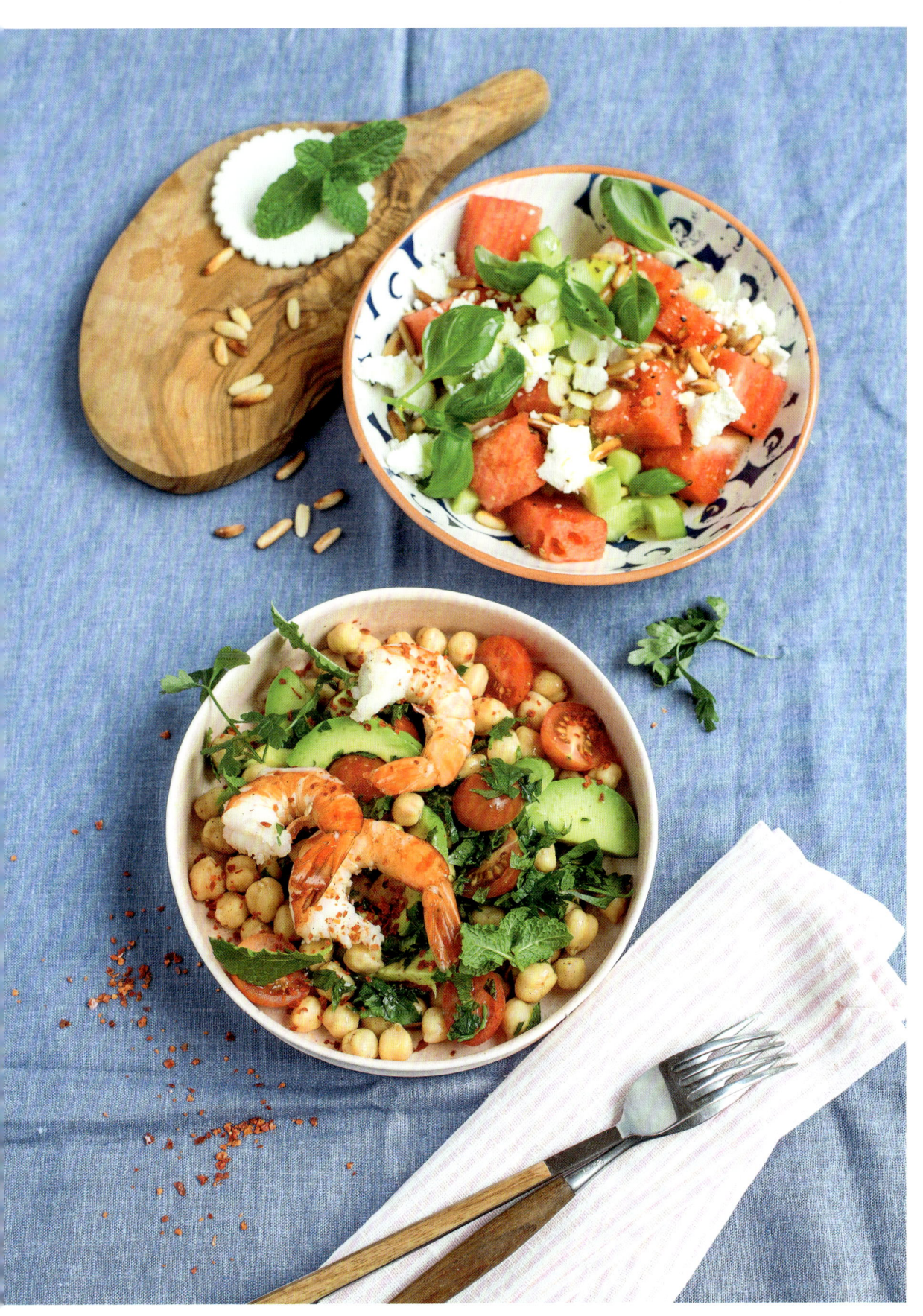

Gebratene Auberginen mit Linsen-Joghurt-Dip

Für 2 Personen
Zubereitungszeit: 35 Minuten

1 Aubergine (ca. 300 g)
Salz
100 g rote Linsen
1 Knoblauchzehe
4 EL Olivenöl
2 EL Zitronensaft
1 TL flüssiger Honig
½ TL Harissa (Chilipaste)
½ TL Paprikapulver (edelsüß)
Pfeffer aus der Mühle
½ TL abgeriebene Bio-Zitronenschale
100 g Naturjoghurt (1,5 % Fett)
1 Handvoll Rucola

1 Die Aubergine putzen, waschen, trocken tupfen und zuerst längs in ½ cm dicke Scheiben, dann quer in Streifen schneiden. Mit Salz bestreuen und ziehen lassen.

2 In einem Topf 300 ml Wasser aufkochen, Linsen hineinstreuen und zugedeckt bei schwacher Hitze 7 bis 8 Minuten köcheln lassen, bis sie zerfallen. Linsen abgießen, abtropfen lassen und 2 EL Linsen abnehmen. Den Knoblauch schälen und würfeln. Die übrigen Linsen mit Knoblauch, 1 EL Olivenöl, Zitronensaft und Honig in einen hohen Rührbecher geben und mit dem Stabmixer pürieren. Mit Harissa, Paprikapulver, Salz, Pfeffer und Zitronenschale abschmecken. Den Joghurt unterrühren und die restlichen Linsen auf den Dip streuen.

3 Die Auberginenstreifen mit Küchenpapier trocken tupfen. In einer großen beschichteten Pfanne das übrige Öl erhitzen und die Auberginen darin portionsweise bei mittlerer Hitze unter Rühren 3 bis 4 Minuten braten. Auf Küchenpapier kurz abtropfen lassen und mit Pfeffer würzen.

4 Inzwischen den Rucola waschen, trocken schütteln, grobe Stiele entfernen. Auberginen mit dem Linsen-Joghurt-Dip auf Tellern anrichten und mit dem Rucola bestreut servieren.

Gut zu wissen: Rote Linsen sind eine vorzügliche Eiweißquelle und reich an Ballaststoffen. Ihre komplexen Kohlenhydrate lassen den Blutzucker nur langsam ansteigen.

Mein Tipp

Wer Fett einsparen möchte, kann die Auberginen auch auf ein mit Backpapier ausgelegtes Backblech legen, salzen und mit etwas Olivenöl beträufeln. Dann unter dem vorgeheizten Backofengrill auf der mittleren Schiene in 3 bis 4 Minuten hellbraun braten, dabei zwischendurch wenden.

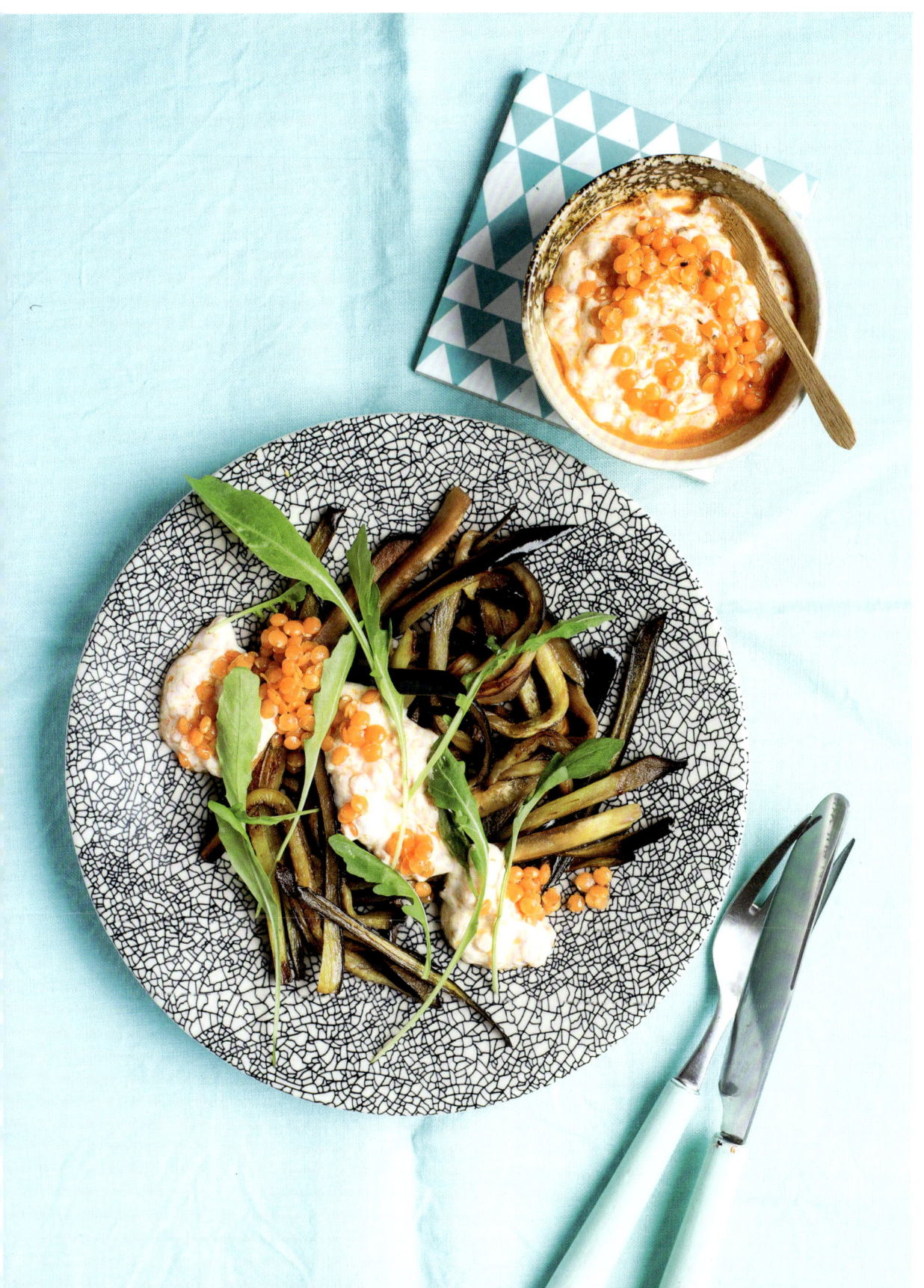

Frühlingsgemüsegratin mit Knusperkernen

Für 2 Personen
Zubereitungszeit: 25 Minuten
Backzeit: 25 Minuten

200 g Kohlrabi

150 g Möhren

2 Frühlingszwiebeln

100 g Erbsen (tiefgekühlt)

1 kleine Zwiebel

Butter für die Form

½ EL Butter

1 EL Dinkelmehl (Type 1050)

150 ml Gemüsebrühe

150 g Crème légère

Salz, Pfeffer aus der Mühle

½ TL abgeriebene Bio-Zitronenschale

1 EL Kürbiskerne

50 g geriebener alter Gouda

2 EL gemahlene Mandeln

1 Kohlrabi und Möhren putzen, schälen und 1 bis 2 cm große Würfel schneiden. Die Frühlingszwiebeln putzen, waschen und in feine Ringe schneiden. Die Erbsen antauen lassen. Die Zwiebel schälen und sehr fein würfeln.

2 Eine kleine Auflaufform (ca. 18 × 28 cm) oder zwei flache ofenfeste Portionsformen (à ca. 400 ml) einfetten. Den Backofen auf 200 °C vorheizen.

3 Die Butter erhitzen, die Zwiebel darin glasig dünsten. Kohlrabi, Möhren, Frühlingszwiebeln und Erbsen dazugeben und unter Wenden 2 bis 3 Minuten andünsten. Mit dem Dinkelmehl bestäuben und unter Rühren 1 bis 2 Minuten anschwitzen. Mit der Brühe ablöschen, aufkochen lassen. Crème légère unterrühren und alles bei kleiner Hitze etwa 5 Minuten köcheln lassen. Mit Salz, Pfeffer und Zitronenschale abschmecken. Gemüse-Mix in die Auflaufform oder in die Portionsförmchen füllen.

4 Die Kürbiskerne hacken, mit Käse und Mandeln mischen und auf den Auflauf streuen. Im Ofen auf der mittleren Schiene etwa 25 Minuten knusprig backen. Dazu schmeckt ein bunter Blattsalat. Nach Belieben mit Petersilie servieren.

Gut zu wissen: Pastinaken enthalten ätherische Öle, die gegen Keime wirken. Steckrüben sind ausgesprochen kalorienarm (22 Kalorien in 100 Gramm), aber sehr reich an Mineralstoffen, vor allem Kalium.

Mein Tipp

Statt mit Frühlingsgemüse können Sie den Gratin auch mit Wintergemüse wie Pastinaken, Steckrüben, Rote Bete (siehe S. 162), Kartoffeln und/oder Kürbis zubereiten. Ihrer Fantasie sind keine Grenzen gesetzt.

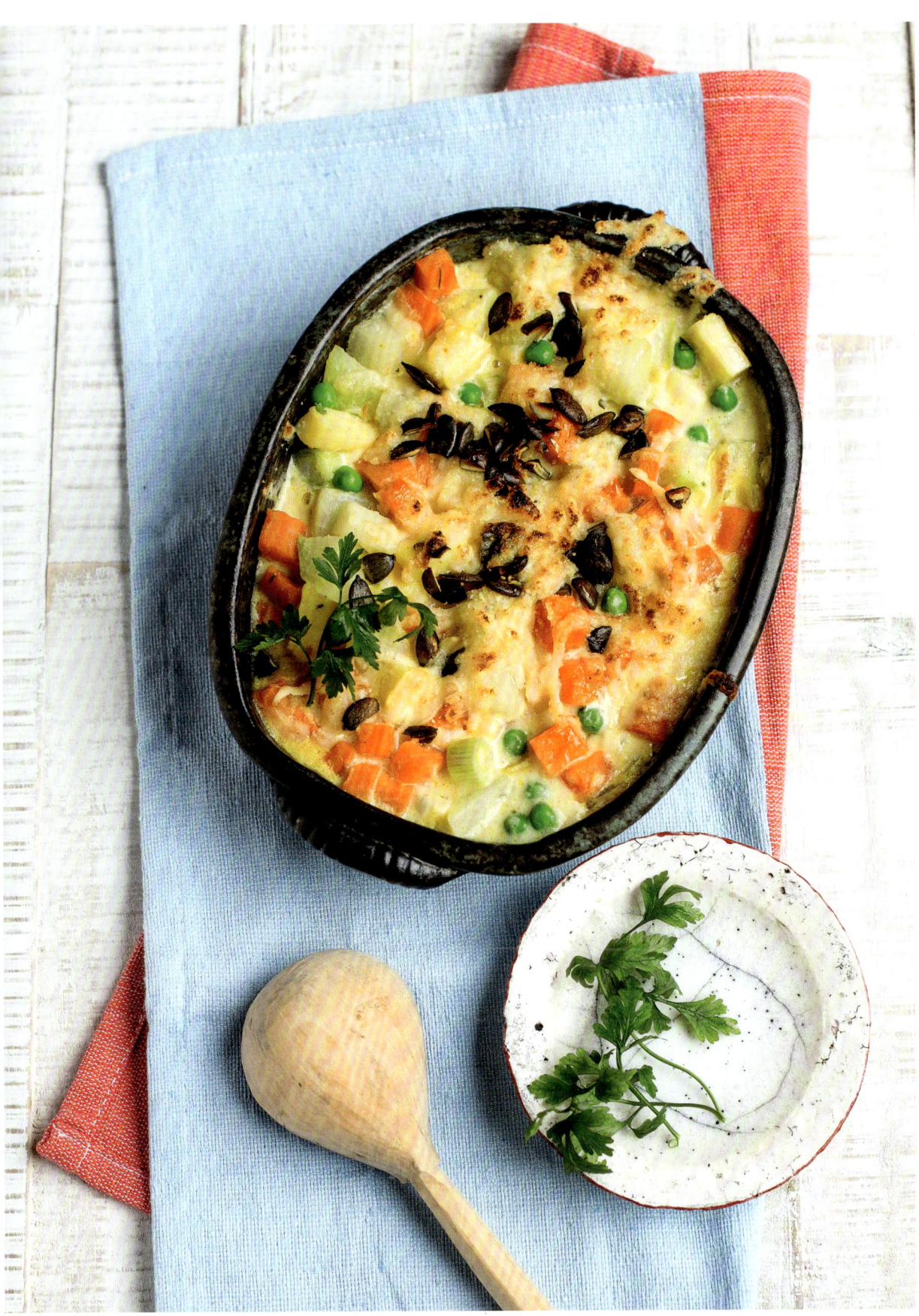

Ricottacreme
mit Papaya-Granatapfel-Salat

Für 2 Personen
Zubereitungszeit: 30 Minuten
Kühlzeit: mindestens 4 Stunden

3 Blatt weiße Gelatine
½ Bio-Zitrone
250 g Ricotta
2 EL Rohrohrzucker
75 ml Milch (1,5 % Fett)
½ Granatapfel
150 g reife Papaya
1 Stiel Minze

1 Die Gelatine in kaltem Wasser einweichen. Die Zitrone heiß waschen, trocken reiben, die Schale fein abreiben und 2 EL Zitronensaft auspressen. Ricotta mit 1½ EL Zucker, Zitronenschale und 1 EL Zitronensaft in einer Schüssel glatt rühren. Die Milch aufkochen, vom Herd nehmen.

2 Die Gelatine gut ausdrücken und in der heißen Milch unter Rühren auflösen. Ein Drittel vom Ricotta unterrühren. Dann die Gelatinemischung zum restlichen Ricotta in die Schüssel geben und gründlich vermischen. Die Creme in zwei Förmchen (à ca. 200 ml) verteilen und mindestens 4 Stunden in den Kühlschrank stellen.

3 Inzwischen die Granatapfelkerne aus dem Granatapfel lösen (siehe S. 125). Die Papaya entkernen, das Fruchtfleisch schälen und in kleine Würfel schneiden. Die Granatapfelkerne mit der Papaya, dem übrigen Zucker und 1 EL Zitronensaft in einer Schüssel mischen.

4 Vor dem Servieren die Förmchen kurz in heißes Wasser tauchen. Auf Dessertteller stürzen und mit dem Papaya-Granatapfel-Salat anrichten. Die Minze waschen, trocken schütteln, die Blätter abzupfen und die Creme damit garnieren.

Gut zu wissen: Die fruchtig-aromatischen Granatapfelkerne sind reich an Kalium und enthalten besonders viele sekundäre Pflanzenstoffe (siehe S. 125). Diese Polyphenole wirken als Antioxidantien und können die Gefäße vor Entzündungen und Ablagerungen schützen.

Mein Tipp

Statt mit Ricotta können Sie die Creme auch mit Schmand, stichfestem Sahnejoghurt oder Dickmilch zubereiten.

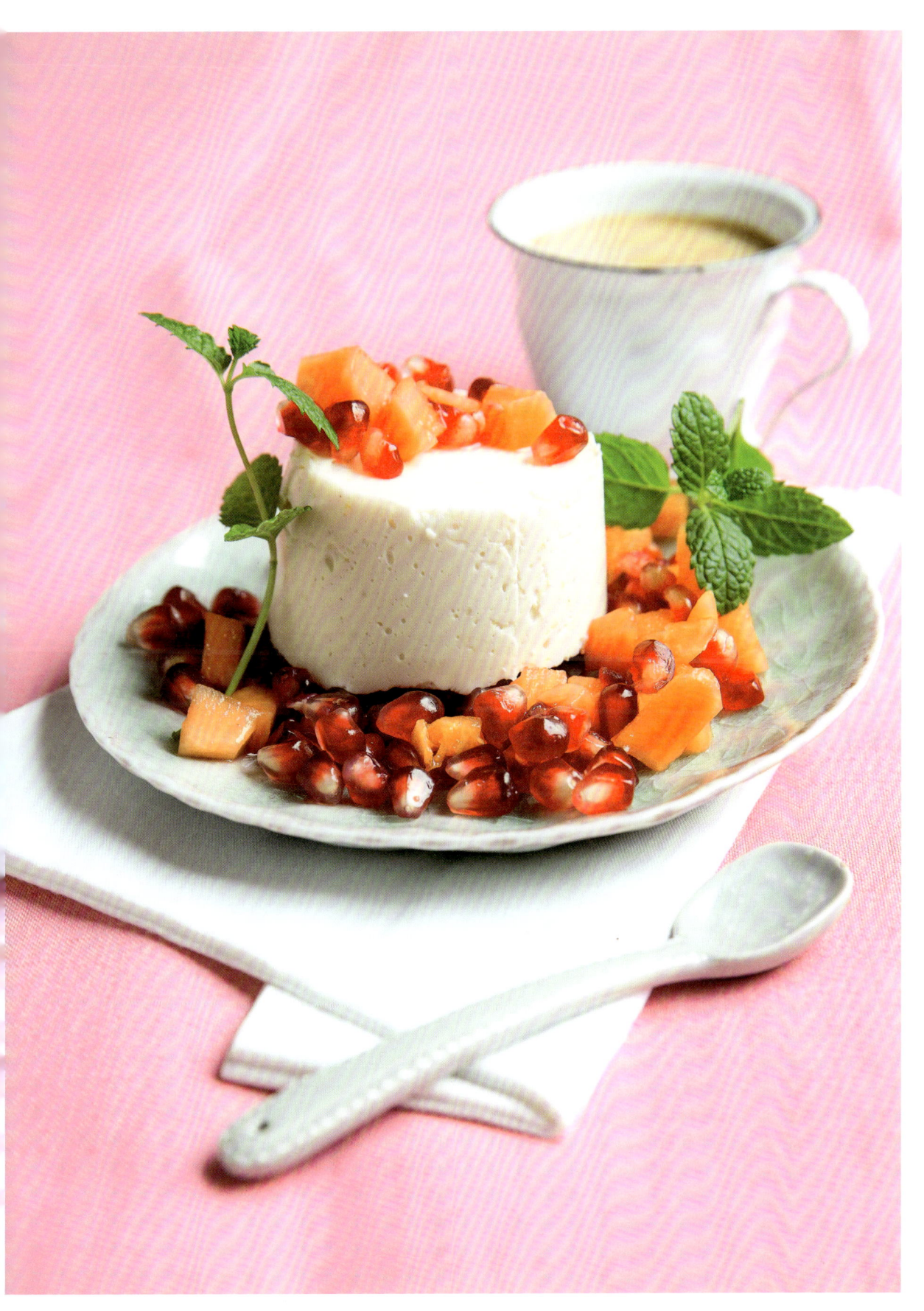

Kirsch-Vanille-Schichtdessert mit Nüssen

Für 2 Personen
Zubereitungszeit: 30 Minuten
Kühlzeit: 30 Minuten

150 g Sauerkirschen
(tiefgekühlt)
1 kleine rote Chilischote
50 ml Kirschsaft
50 g Rohrohrzucker
1 TL Johannisbrotkernmehl
2 Stiele Minze
20 g gehackte Haselnusskerne
20 g Pistazienkerne
20 g Mandelblättchen
150 g Magerquark
½ TL gemahlene Vanille
50 g Sahne

1 Die Kirschen antauen lassen. Die Chilischote längs halbieren, entkernen, waschen und fein hacken. Den Kirschsaft und 25 g Zucker in einen kleinen Topf geben und einmal aufkochen lassen. Kirschen und Chili hinzufügen und zugedeckt 6 bis 8 Minuten dünsten. Beiseitestellen und das Johannisbrotkernmehl unterrühren, erneut aufkochen und abkühlen lassen. Die Minze waschen, trocken schütteln, die Blätter abzupfen, fein schneiden und zum Kompott geben.

2 Die Haselnüsse, Pistazien und Mandeln in einer Pfanne ohne Fett bei mittlerer Hitze rösten, bis sie duften. Herausnehmen und beiseitestellen.

3 Den Quark mit der Vanille und dem übrigen Zucker verrühren. Die Sahne steif schlagen und unterheben. Die Hälfte der Nussmischung auf 2 Gläser verteilen, das Kirschkompott und die Quark-Sahne-Mischung daraufschichten und mit der übrigen Nussmischung bestreuen. Bis zum Servieren etwa 30 Minuten in den Kühlschrank stellen.

Gut zu wissen: Nüsse im Allgemeinen enthalten reichlich Fett, Eiweiß, komplexe Kohlenhydrate und Ballaststoffe. Durch den hohen Gehalt an mehrfach ungesättigten Fettsäuren sind Nüsse gut für Herz, Blut und Blutgefäße. Übrigens: Mandeln werden nicht zu den Nüssen gezählt, sondern zum Steinobst. Aber auch Mandeln liefern viele ungesättigte Fettsäuren und Mineralstoffe wie Magnesium, Kalzium und Kupfer sowie große Mengen der Vitamine B und E.

Mein Tipp

Saisonal und frisch: Im Sommer können Sie das Kompott mit frischen Kirschen, aber auch mit reifen Aprikosen oder Pfirsichen variieren.

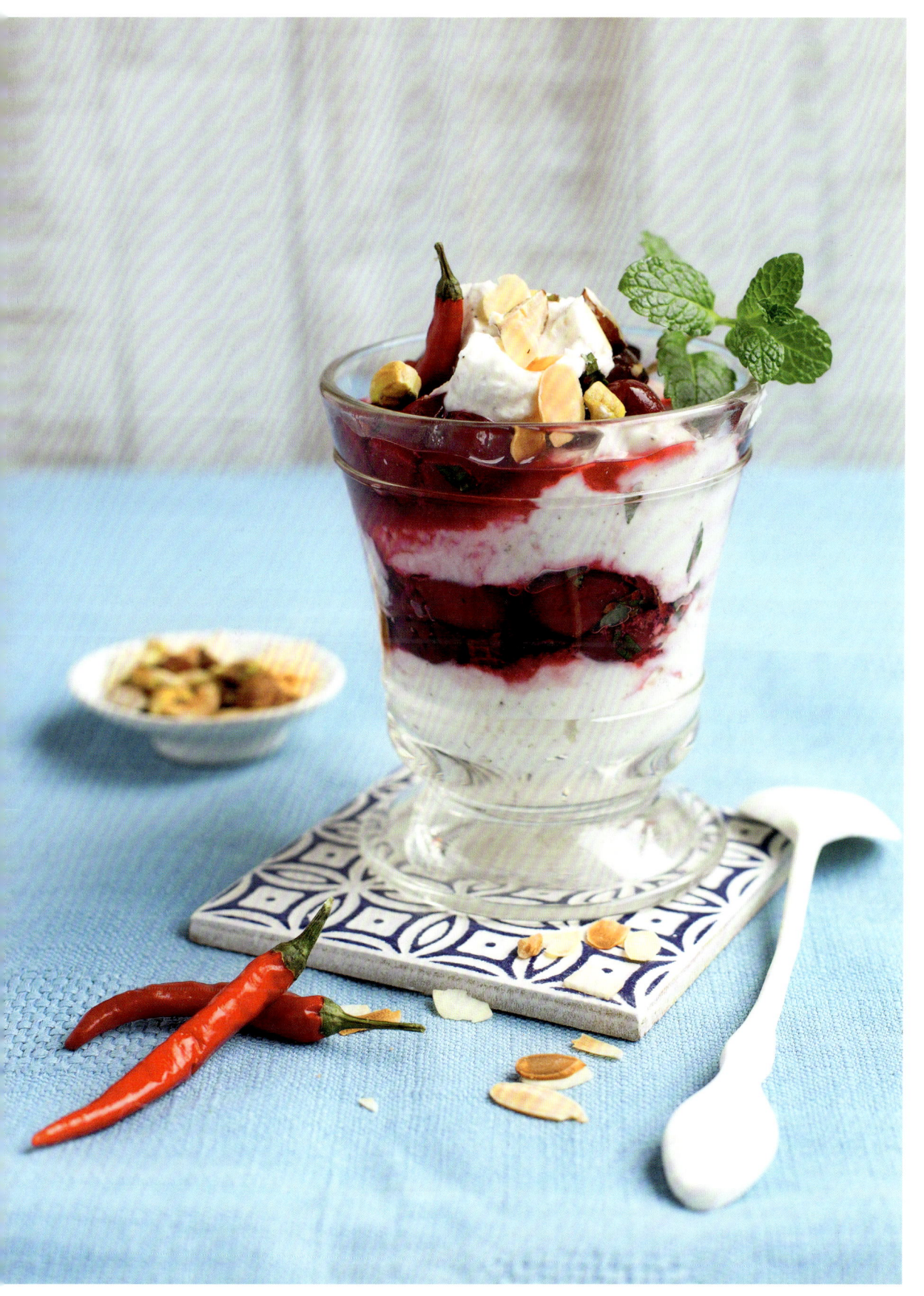

Schoko-Avocado-Mousse

Für 2 Personen
Zubereitungzeit: 15 Minuten
Kühlzeit: 30 Minuten

1 reife Avocado (ca. 200 g)
4 EL Sojacreme
25 g Kakaopulver (schwach entölt)
1½ EL Agavendicksaft
1½ EL Pinienkerne
50 g Himbeeren

1 Die Avocado halbieren, entkernen, das Fruchtfleisch aus der Schale heben, klein schneiden und in einen hohen Rührbecher geben. Sojacreme, Kakao und 1 TL Agavendicksaft dazugeben und alles mit dem Stabmixer cremig pürieren. Die Mousse in zwei Dessertgläser füllen und zugedeckt etwa 30 Minuten in den Kühlschrank stellen.

2 Etwa 15 Minuten vor dem Servieren die Pinienkerne hacken und in einer Pfanne ohne Fett goldbraun rösten. Übrigen Agavendicksaft gut untermischen, bis die Kerne glänzen, und auf einem Teller abkühlen lassen. Himbeeren verlesen, waschen und vorsichtig trocken tupfen. Die Mousse mit dem Pinienkernkrokant und Himbeeren garnieren.

Matchatee-Eis mit Banane

Für 6 Personen
Zubereitungzeit: 15 Minuten
Gefrierzeit: 30 Minuten

300 ml Kokosdrink
2 TL japanisches grünes Matcha-Teepulver (aus dem Teeladen)
2 Bananen
1 EL Zitronensaft
2 Blätter Minze
2 EL Rohrohrzucker
150 g Sojacreme (zum Aufschlagen)
4 Physalis
2 TL Kokosraspel

1 Den Kokosdrink in einem Topf aufkochen. Teepulver hineinrühren und abkühlen lassen. Bananen schälen, ½ Banane beiseitelegen, die übrigen klein schneiden und mit dem Zitronensaft in einen hohen Rührbecher geben. Minze kurz waschen, trocken tupfen und mit dem Zucker dazugeben. Alles mit dem Stabmixer fein pürieren und den abgekühlten Tee-Drink unterrühren.

2 Die Sojacreme steif schlagen und vorsichtig unterheben. Die Masse in die Eismaschine füllen und in etwa 30 Minuten cremig fest rühren. Aus dem Tee-Eis Kugeln abstechen und in Dessertschalen anrichten. Übrige Banane schälen und in Scheiben schneiden. Die Physalis waschen und trocken tupfen. Das Eis mit Bananenscheiben und Physalis garnieren und mit Kokosraspeln bestreut servieren.

Gut zu wissen: Matcha-Teepulver wird aus grünem Tee hergestellt. Es enthält reichlich Polyphenole, die antioxidativ und damit wichtig für die Herzgesundheit sind.

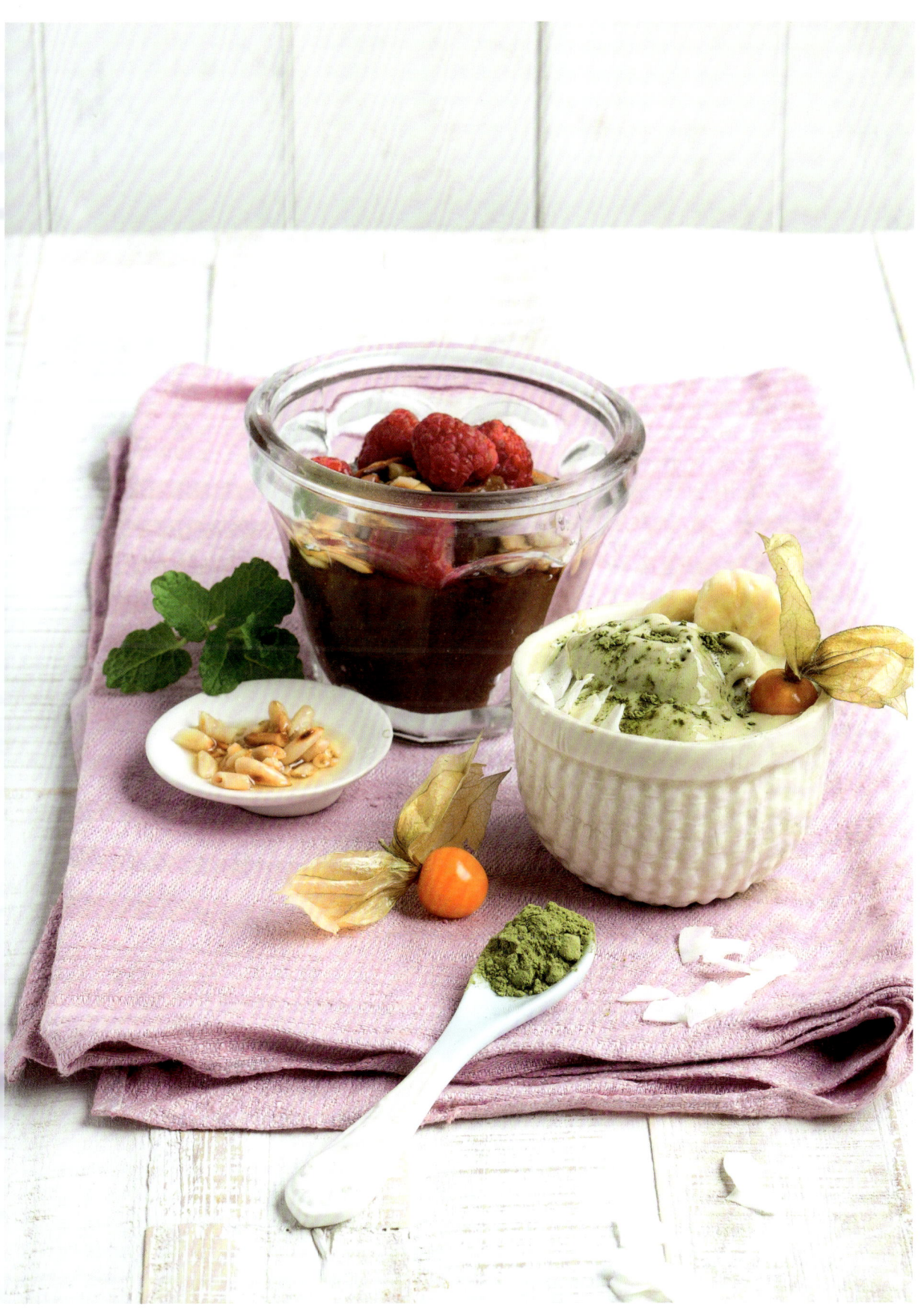

Apfel-Quark-Auflauf

Für 2 Personen
Zubereitungszeit: 25 Minuten
Backzeit: 30 Minuten

2 kleine Äpfel (z.B. Elstar;
ca. 200 g)
40 g Rohrohrzucker
¼ TL Zimtpulver
¼ TL Ingwerpulver
3 EL Apfelsaft
2 Eier (Größe M)
1 EL weiche Butter
¼ TL abgeriebene Bio-Zitronenschale
200 g Magerquark
25 g Dinkelgrieß
½ TL Weinstein-Backpulver
Salz
Butter für die Form
2 EL Mandelblättchen

1 Die Äpfel waschen, trocken tupfen, vierteln, entkernen und in kleine Würfel schneiden. In einem Topf 20 g Rohrohrzucker mit Zimt-, Ingwerpulver und Apfelsaft aufkochen. Die Apfelwürfel dazugeben und zugedeckt bei mittlerer Hitze etwa 5 Minuten dünsten. Vom Herd nehmen.

2 Den Backofen auf 180°C vorheizen. Die Eier trennen. Die Eigelbe mit der Butter, übrigem Zucker und Zitronenschale mit den Quirlen des Handrührgeräts cremig rühren. Quark, Grieß und Backpulver unterrühren. Das Eiweiß mit 1 Prise Salz zu steifem Schnee schlagen und unter den Quark heben.

3 Eine kleine Auflaufform mit Butter einfetten, das Apfelkompott hineingeben. Die Quarkmasse obendrauf verteilen und den Auflauf im heißen Ofen auf der mittleren Schiene 25 bis 30 Minuten backen. Die Mandelblättchen etwa 10 Minuten vor Backzeitende daraufstreuen.

Gut zu wissen: Jeder kennt das Sprichwort „An apple a day keeps the doctor away". Das hat seinen Grund (siehe S. 103). Äpfel sind wahre Multitalente, was gesundheitsfördernde Inhaltsstoffe betrifft. Sie enthalten bis zu 30 Vitamine, ebenso viele Mineralstoffe und Spurenelemente. Der hohe Pektingehalt in Äpfeln senkt den Cholesterinspiegel. Da, wie wohl jeder weiß, die wertvollen Inhaltsstoffe in oder unter der Schale sitzen, sollten Äpfel mit Schale gegessen werden.

Mein Tipp

So schmeckt der Auflauf mal anders und auch sehr gut: mit einem Kompott aus Zwetschgen, Kirschen oder Aprikosen statt Äpfeln.

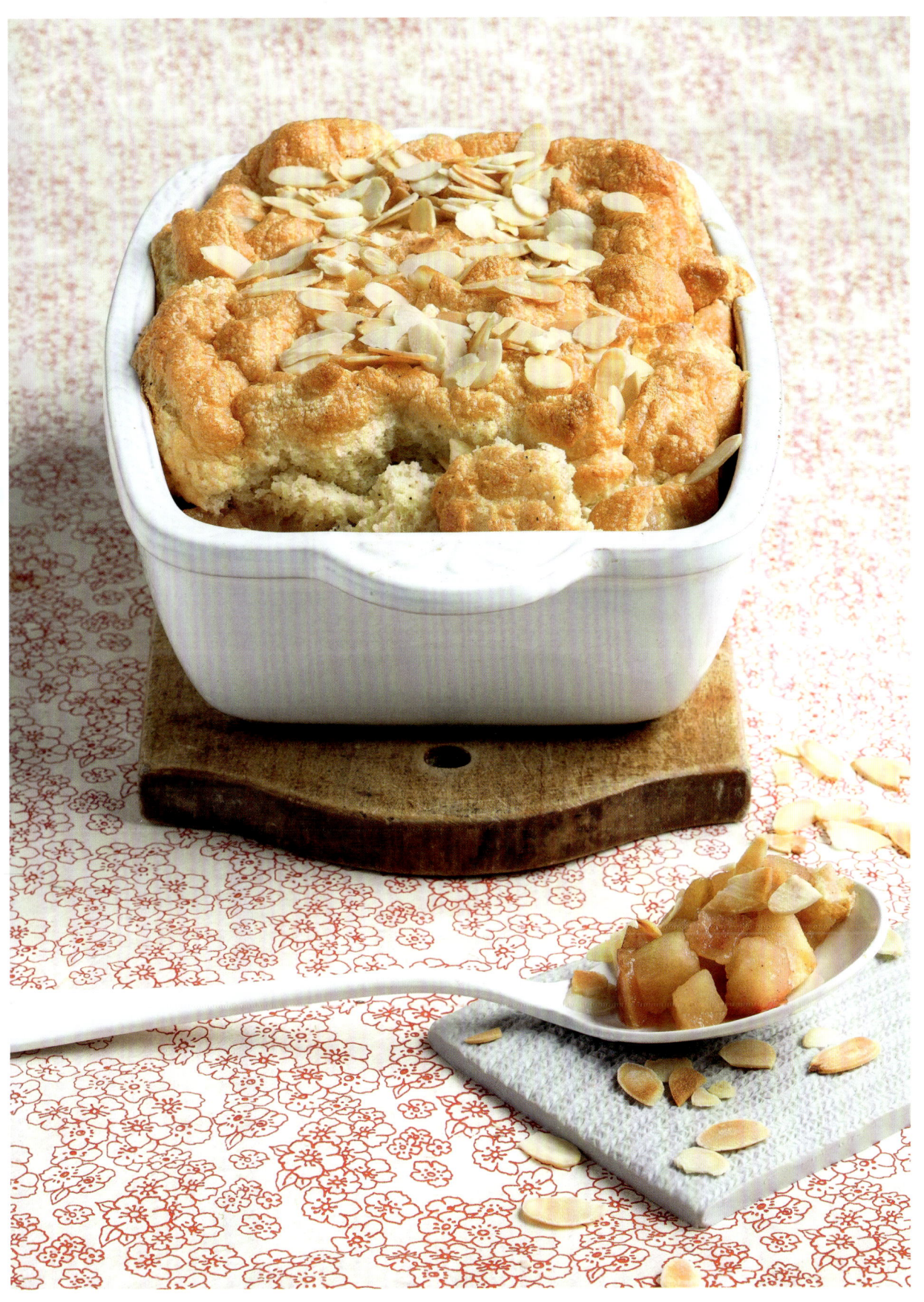

Sachregister

Bildnachweis

Rezeptregister

Dank

Für die freundliche Unterstützung und Fachberatung zu diesem Buch bedanke ich mich sehr herzlich bei:

Dr. med. Christian Kessler, Oberarzt am Immanuel Krankenhaus Berlin. Er ist Experte für Traditionelle Indische Medizin und Ayurveda sowie studierter Indologe. Im Rahmen einer Stiftungsprofessur für klinische Naturheilkunde forscht er am Institut für Sozialmedizin, Epidemiologie und Gesundheitsökonomie der Charité-Universitätsmedizin.
Sein Motto: „Sei dir selbst eine Insel." (Siddhartha Gautama)

MR Dr. med. Rainer Wander, Facharzt für Allgemeinmedizin, Elsterberg. Er besitzt Zusatzqualifikationen in Chirotherapie, Homöopathie, Naturheilverfahren, und spezieller Schmerztherapie. Außerdem ist er Präsident der Deutschen Gesellschaft für Akupunktur und Neuraltherapie (DGfAN).

Dank auch an seine Frau **Dr. med. vet. Christiane Wander**. Ihr gemeinsames Motto: „Jeder kann nur mit seinem Wissen denken."

Dipl.-med. Christian Albrecht, Facharzt für Allgemeinmedizin, Dresden. Er besitzt Zusatzqualifikationen in Chirotherapie, Neuraltherapie, Sportmedizin und Homöopathie. Außerdem ist er Kursleiter für Akupunktur der Deutschen Gesellschaft für Akupunktur und Neuraltherapie (DGfAN). Sein Motto: „Alles muss reine Sprache der Natur sein, sorgfältig und ehrlich hinterfragt." (Samuel Hahnemann)

Dipl.-Sporttherapeut Jürgen Reif, Leipzig. Er ist Experte für Reha-Sport und betriebliches Gesundheitsmanagement. Sein Motto: „Mensch, beweg dich!"

Ein freundlicher Dank geht an Marc O'Polo für die Ausstattung des Fotoshootings.

Weiterführende Literatur und Quellen

Robert Bachmann/
Karl-Ludwig Resch
Naturheilverfahren für die Praxis,
Hippokrates Verlag, Stuttgart 2003

Siegfried Bäumler
Heilpflanzenpraxis heute,
Rezepturen und Anwendung, Band 2,
Urban & Fischer/Elsevier,
Kandern 2013

Gustav Dobos
Chronische Krankheiten natürlich behandeln, ZS Verlag, München 2012

James Duke
Heilende Nahrungsmittel, Arkana-Ver-
lag (Randome House), München 2010

Natale Ferronato
Praxis der Pathophysiognomik
Haug Verlag, Stuttgart 2014

Natale Ferronato
Lehrbuch und Bildatlas der organ- und
funktionsspezifischen Krankheitszeichen im Gesicht, Kürbis-Verlag,
Zürich 2000

Ingrid Gerhard/Natascha von Kanski
Die neue Pflanzenheilkunde für
Frauen, ZS Verlag, München 2011

Ernst Girth
So schützen Sie Ihr Herz, Neuauflage
ZS Verlag, München 2014

Peter Göbel
Wenn das Wetter krankmacht. Die Wirkung von Wetter- und Klimafaktoren
auf den Menschen. Die häufigsten Beschwerden und was man dagegen tun
kann. humboldt/Schluetersche,
Hannover 2009

Hans-Ulrich Grimm
Leinöl macht glücklich,
Knaur MensSana, München 2012

Martin Halle
Jung bleiben mit gesunden Gefäßen
Goldmann Verlag, München 2016

Roman Huber/Andreas Michalsen
Checkliste Komplementärmedizin,
Haug Verlag, Heidelberg 2014

Iwan Illich/Paul Watzlawick/
Verena Kast/Erwin Chagraff
Was macht Menschen krank –
18 kritische Analysen
Birkhäuser Verlag, Basel 1991

Peter Kaufhold
PhytoMagister – Zu den Wurzeln
der Kräuterheilkunst. Band 2,
BoD Verlag, Norderstedt 2012

Katharina Knauth/
Barbara Reiners/Renate Huhn
Physiotherapeutisches Rezeptierbuch,
Urban & Fischer Verlag/Elsevier,
München 2002

Sebastian Kneipp
Pfarrer Kneipps Hausapotheke,
Jopp/Oesch-Verlag, Zürich 2005

Resi Meier
Praktische Kneipp-Anwendungen,
Jopp/Oesch-Verlag, Zürich 2005

Dieter Melchart/Rainer Brenke/
Gustav Dobos/Markus Gaisbauer/
Reinhard Saller
Naturheilverfahren: Leitfaden für
die ärztliche Aus-, Fort- und Weiter-
bildung, Schattauer Verlag,
Stuttgart 2002

Frank Meyer/Michael Straub
Die magischen 11 der heilenden Pflan-
zen, Gräfe und Unzer Verlag,
München 2011

Klaus Oberbeil
Kurkuma. Die heilende Kraft der Zau-
berknolle, Heyne Verlag,
München 2012

Helga Pohl
Unerklärliche Beschwerden? Chronische Schmerzen und andere Leiden
körpertherapeutisch verstehen und
behandeln, Knaur MensSana,
München 2010

Michael Pollan
Essen Sie nichts, was Ihre Großmutter
nicht als Essen erkannt hätte:
Goldene Regeln für gute Ernährung,
Verlag Antje Kunstmann,
München 2013

Pschyrembel
Naturheilkunde und alternative
Heilverfahren, Walter de Gruyter,
Berlin 2006

Ludger Rensing/Michael Koch/
Bernhard Rippe/Volkhard Rippe
Mensch im Stress, Springer Spektrum,
Heidelberg 2005

Franziska Rubin
Meine besten Gesundheits-Tipps
fürs Älterwerden, ZS Verlag,
München 2015

Franziska Rubin
Meine besten Hausmittel, ZS Verlag,
München 2016

Galina Schatalova
Wir fressen uns zu Tode: Das revolu-
tionäre Konzept einer russischen Ärztin
für ein langes Leben bei optimaler
Gesundheit, Goldmann Verlag,
München 2002

Gerdi Samel/Barbara Krähmer
Heilende Energie der ätherischen Öle,
Irisiana Verlag, München 2013

Ingeborg Siegfried/
Antje Müller-Schubert
Der gesunde Herzschlag: Herzerkrankungen bei Frauen – Symptome
rechtzeitig erkennen – Risiken vermeiden, Goldmann Verlag, München 2005

Volker Schmiedel/
Matthias Augustin
Handbuch Naturheilkunde,
Haug Verlag, Heidelberg 1997

Angela Schuh
Biowetter. Wie das Wetter unsere Ge-
sundheit beeinflusst, Beck Verlag,
München 2007

Markus Wiesenauer/
Suzann Kirschner-Brouns
Das große Homöopathie Handbuch,
Gräfe und Unzer Verlag,
München 2007

Markus Wiesenauer/Michael Elies
Praxis der Homöopathie, Hippokrates
Verlag, Stuttgart 1995

Jörg Zittlau
Ingwer. Natürlich gesund mit der
asiatischen Heilwurzel, Lüchow Verlag,
Stuttgart 2009

Adressen

Australische Buschblüten
Hier können Sie australische Blüten-essenzen bestellen:
www.essenzenladen.de
www.australian-bushflowers.com

Ayurveda
Infos sowieTherapeuten für ayur-vedische Therapien finden Sie unter:
www.ayurveda-verband.eu

Cholesterin und Co. e.V.
Patientenorganisation für Patienten mit familiärer Hypercholesterinämie oder anderen schweren genetischen Fettstoffwechselstörungen
www.cholco.org

Deutsche Diabetes Hilfe
Die gemeinnützige, unabhängige Dachorganisation bringt Menschen mit Diabetes und ihre Angehörigen sowie Ärzte, Wissenschaftler und Diabetesberater zusammen.
Geschäftsstelle
Albrechtstr. 9
10117 Berlin
Tel.: 030/201 67 70
E-Mail: info@diabetesDE.org
www.diabetes.org

Deutsche Herzstiftung
Hier können Sie kostenlos einen Online-Newsletter rund um die Erkran-kungen des Herzens bestellen:
www.herzstiftung.de

Deutsche Hochdruckliga e.V. DHL®
Am Herz-Kreislauf-Telefon erreichen Sie Experten zu allen Fragen rund um Bluthochdruck.
Deutsche Gesellschaft für Hypertonie und Prävention
Herz-Kreislauf-Tel.: 06221/58 85 55
E-Mail: inf@hochdruckliga.de
www.hochdruckliga.de

Frauengesundheit
Eine informative Seite zu vielen Krank-heiten und Beschwerden mit speziel-len Blick auf Frauen.
www.netzwerk-frauengesundheit.com

Herzschulen
In regionalen Herzschulen können Sie viele Dinge erfahren, die Ihrem Her-zen guttun – Bewegung, Ernährung, Entspannung.

Herzschule Hamburg
Kardiologische Praxis im Walddörfer Therapiezentrum
Wiesenkamp 22 B
22359 Hamburg
Tel.: 040/69 46 46 26
E-Mail: herzschule-hamburg@gmx.de
www.herzschule-hamburg.de

Havelhöher Herzschule
Kladower Damm 221, Haus 24
14089 Berlin
Tel.: 030/365 01 233/281
E-mail: info@herzschule-havelhoehe.de
www.herzschule.org

Herzschule Herdecke
Tel.: 02330/62-30 45
Email: innere@gemeinschafts-krankenhaus.de
www.gemeinschaftskrankenhaus.de

Herzschule Rostock
Dehmelstraße 23
18055 Rostock
Tel: 0381/25 22 19 25
E-Mail: info@heilende-medizin.de
www.heilende-medizin.de

Herzschule München
Altheimer Eck 12
80331 München
Tel.: 08801/22 31
E-mail: info@herzschule.muenchen.de
www.herzschule-muenchen.de

Internisten im Netz
Diese Webseite bringt verständlich aufgearbeitete medizinische Informa-tionen:
www.internisten-im-netz.de

Kneipp-Therapien
Hier finden Sie neben allgemeinen Informationen auch Adressen von Kneipp-Vereinen in Ihrer Nähe.
www.kneippbund.de

Stiftung Deutsche Depressionshilfe
Betroffene und Angehörige werden hier zu den Möglichkeiten im Versorgungssystem beraten:
Info-Tel.: 0800/334 45 33

Naturheilkunde
Auf den Internetseiten der jeweiligen Kliniken können Sie sich über deren Angebote informieren. Weitere Kran-kenhäuser finden Sie unter:
www.ugb.de/linktipps/medizin/naturheilkliniken

Charité Hochschulambulanz für Naturheilkunde
Charité Poliklinik
Luisenstr. 13
10117 Berlin
Tel.: 030/450 52 92 34
E-Mail: hochschulambulanz-naturheil-kunde@charite.de
www.hochschulambulanz-naturheil-kunde.de

Hochschulambulanz für Naturheilkun-de Immanuel Krankenhauses Berlin
Allgemeine naturheilkundliche Sprechstunde
Königstraße 63
14109 Berlin
Tel.: 030/80505 306
E-Mail: naturheilkunde.ambulanz@immanuel.de
www.naturheilkunde.immanuel.de

Poesietherapie
Berufsverband für Kunst-und Musik- und Tanztherapie (BKMT)
Tel.: 0251/86 15 00
www.bkmt.de

Institut für kreatives und therapeutisches Schreiben
www.ikuts.de

Psychotherapie
Hier finden Sie Psychotherapeuten in Ihrer Nähe:
www.psychotherapiesuche.de
www.bptk.de

© 2017 ZS Verlag GmbH
Kaiserstraße 14 b
D-80801 München

ISBN 978-3-89883-618-0
3. Auflage 2017

Projektleitung: Eva Dotterweich
Texte: Dr. med. Franziska Rubin, Gudrun Strigin
Rezepte: Martina Kittler
Lektorat: Gertrud Köhn
Covergestaltung: Eden & Höflich, www.edenhoeflich.de
Innenteilgestaltung: Georg Feigl, Irene Schulz
Cover- und People-Fotografie: Michael Wilfling,
weitere Abbildungen: siehe Bildnachweis S. 228
Bildredaktion: Henrike Schechter
Herstellung: Frank Jansen
Producing: Jan Russok
Druck & Bindung: optimal media GmbH, Röbel

Die ZS Verlag GmbH ist ein Unternehmen der Edel AG, Hamburg.
www.zsverlag.de | www.facebook.com/zsverlag

HINWEIS

Die Ratschläge in diesem Buch wurden mit größter Sorgfalt von Autorin
und Verlag erarbeitet und geprüft. Eine Garantie kann jedoch nicht über-
nommen werden. Ebenso ist eine Haftung der Autorin bzw. des Verlags
und seiner Beauftragten für Personen-, Sach- oder Vermögensschäden
ausgeschlossen. Erkrankungen mit ernstem Hintergrund gehören in ärztliche Behandlung! Bei bereits bestehenden Beschwerden kann das Buch
daher keinen fachärztlichen Rat ersetzen.

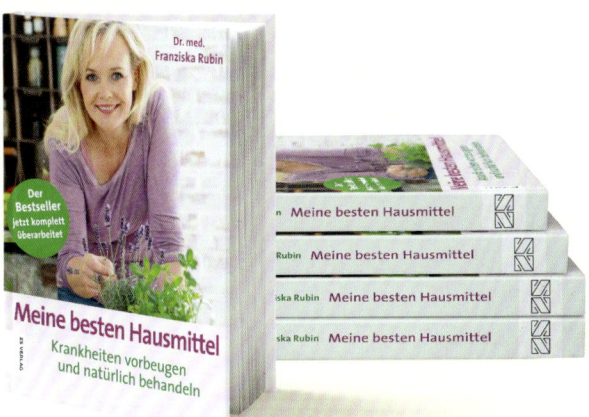
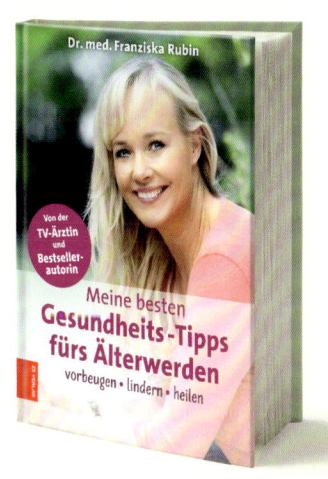
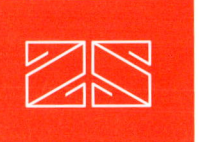